AF465890

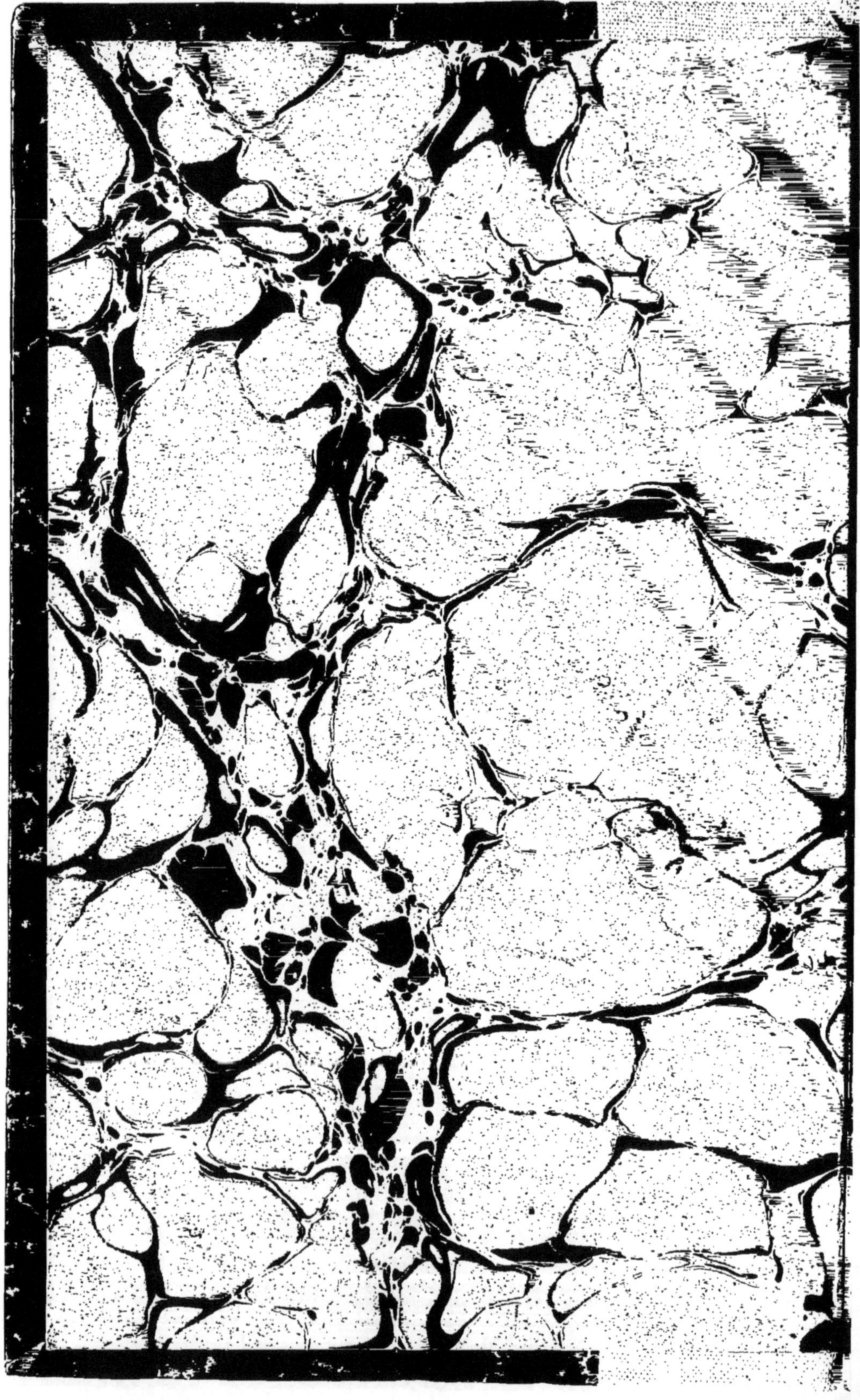

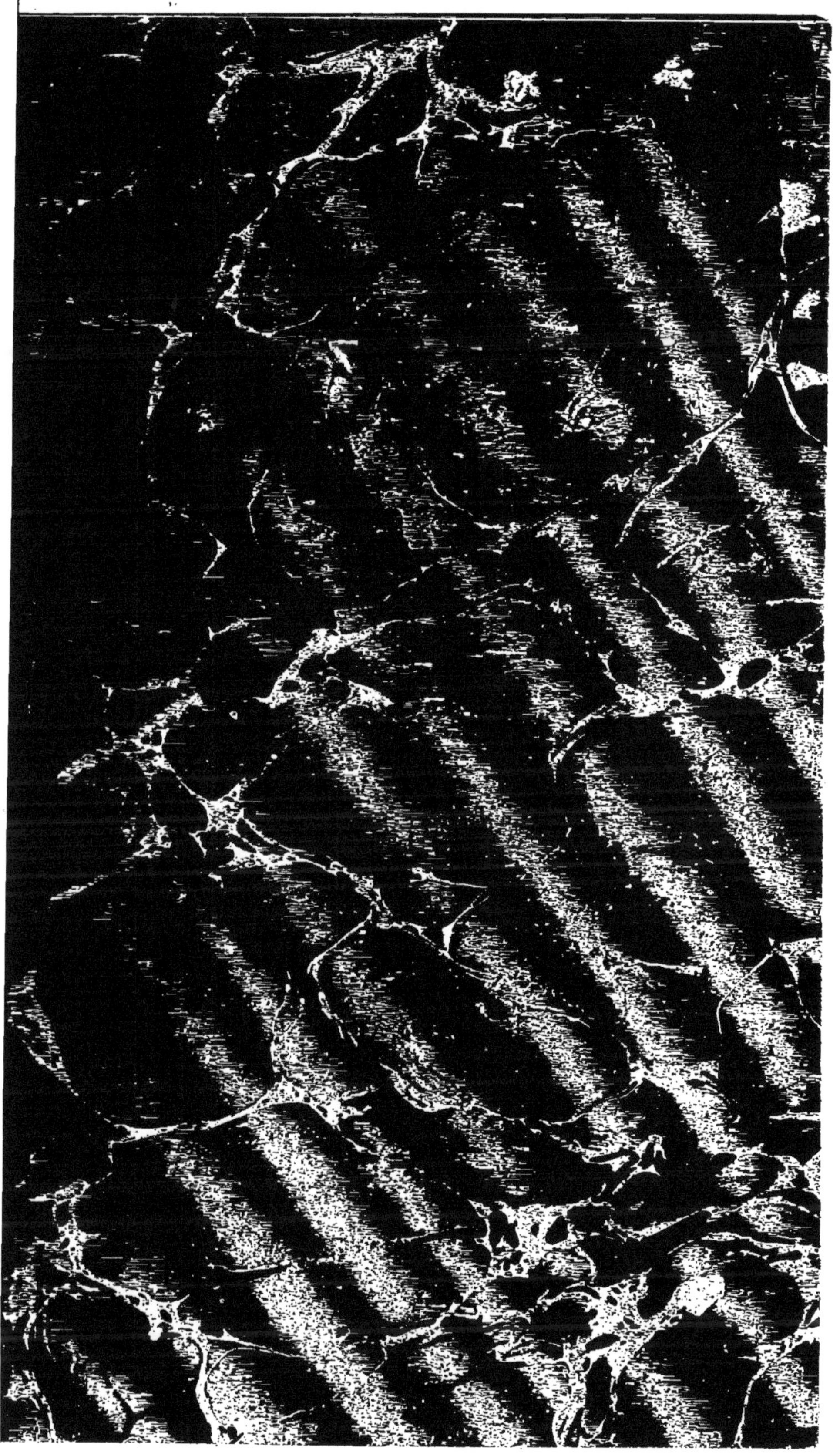

BIBLIOTHÈQUE COLONIALE

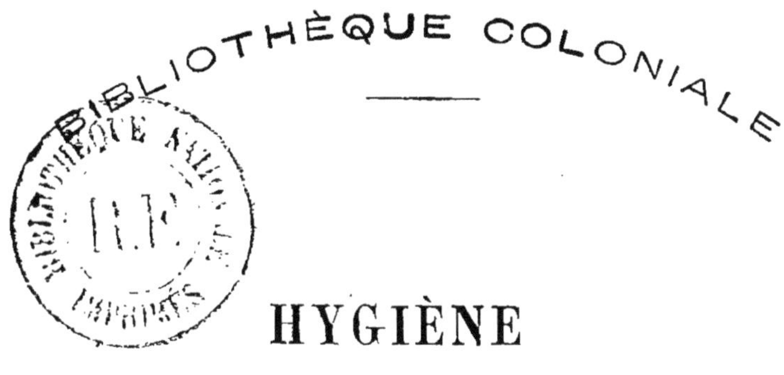

HYGIÈNE

DES

ÉTABLISSEMENTS COLONIAUX

BIBLIOTHÈQUE COLONIALE

HYGIÈNE COLONIALE, par Gustave REYNAUD, médecin en chef des colonies en retraite, professeur d'hygiène à l'Institut colonial de Marseille. Préface de A. KERMORGANT, inspecteur général du service de santé des colonies, membre de l'Académie de médecine. 1903, 2 vol. in-18 jésus, avec pl. hors texte et figures intercalées dans le texte, cartonné. 10 fr.

Chaque volume se vend separément :

I. — Hygiène des établissements coloniaux, 1 volume, avec 10 photogravures hors texte et 44 figures intercalées dans le texte, cartonné.. 5 fr.

II. — Hygiène des colons, 1 vol. avec 7 photogravures, et 52 figures intercalées dans le texte, cartonné............ 5 fr.

LES CULTURES COLONIALES, par H. JUMELLE, professeur à la Faculté des sciences de Marseille, chargé d'un cours de produits coloniaux végétaux à la Chambre de commerce. 1901, 2 vol. in-18 de 400 pages, avec 205 fig., cart. 10 fr.

Chaque vo ume se vend séparément :

I. — La culture des plantes alimentaires des colonies, 1 vol. in-18 de 430 pages, avec 104 figures, cartonné..... 5 fr.

Les plantes à tige ou racine alimentaire. — Les céréales. — Les légumes et les plantes p tagères. —Les fruits. — Les plantes à sucre. — Les plantes à épices et à aromates. — Le café, le cacao, le thé.

II. — La culture des plantes industrielles et médicinales des colonies, 1 vol. in-18 de 357 pages, avec 101 figures, cartonné.. 5 fr.

Les plantes textiles. — Les plantes oléagineuses. — Les plantes à caoutchouc et à gutta. — Les plantes à parfums et à vernis. — Les plantes tinctoriales et tanantes. — Les plantes médicinales. — Le tabac, les plantes à narcotique et à masticatoires. — Les plantes fourragères.

LES PRODUITS COLONIAUX D'ORIGINE ANIMALE, par H. JACOB DE CORDEMOY, professeur à l'Ecole de médecine, chargé d'un cours de produits coloniaux de la Chambre de commerce de Marseille, 1903, 1 vol. in-18 jésus, avec 92 figures intercalées dans le texte, cart..... 5 fr.

I. — Les produits alimentaires.

II. — Les produits industriels.

a) Les matières utilisées par l'industrie du vêtement, de la parure, de l'ornement ;

b) Les matières grasses, les cires, les gélatines, les parfums ; les matières résineuses et les matières tinctoriales.

LES PRODUITS COLONIAUX D'ORIGINE MINÉRALE. Géologie et minéralogie des colonies par Louis LAURENT, docteur ès sciences, professeur aux cours coloniaux de la chambre de commerce de Marseille 1903, 1 vol. in-18, jésus avec 12 photogravures hors texte et 56 figures intercalées dans le texte, cart........................ 5 fr.

POITIERS. — IMPRIMERIE BLAIS ET ROY.

Gustave REYNAUD

MÉDECIN EN CHEF DU CORPS DE SANTÉ DES COLONIES, EN RETRAITE
CHARGÉ DE COURS A L'ÉCOLE DE MÉDECINE DE MARSEILLE
PROFESSEUR D'HYGIÈNE A L'INSTITUT COLONIAL DE MARSEILLE
LAURÉAT DE L'ACADÉMIE DE MÉDECINE

HYGIÈNE COLONIALE

HYGIÈNE
DES
ÉTABLISSEMENTS COLONIAUX

Préface de M. A. KERMORGANT,
Inspecteur général du service de santé des Colonies,
Membre de l'Académie de médecine.

Avec 10 photogravures
ET 44 FIGURES INTERCALÉES DANS LE TEXTE

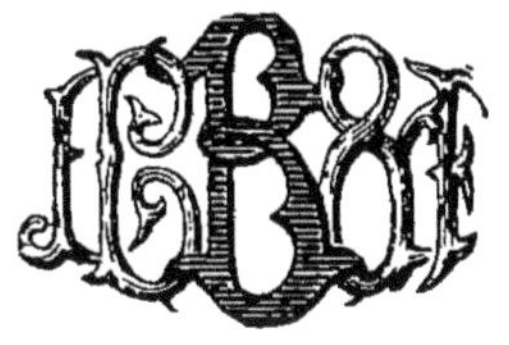

PARIS
LIBRAIRIE J.-B. BAILLIÈRE ET FILS
19, rue Hautefeuille, près du boulevard Saint-Germain.

1903

PRÉFACE

Le succès de toute colonisation dépend de la manière dont on la prépare, et le meilleur moyen de la faire réussir est tout d'abord d'instruire les colons sur les précautions indispensables qu'ils devront prendre pour conserver leur santé sous un climat nouveau.

Il est donc indispensable de leur donner des notions d'hygiène et de prophylaxie qui leur permettront de lutter avec avantage contre les ennemis qu'ils auront à combattre aux pays chauds.

C'est ce qu'a fort bien compris le docteur Gustave Reynaud en écrivant son premier volume intitulé : « *Hygiène des établissements coloniaux* » qu'il a complété par un second ayant pour titre : « *Hygiène des colons.* »

Notre collègue a entrepris là une œuvre immense qui a été déjà ébauchée, mais qu'il était nécessaire de compléter par suite des progrès incessants accomplis dans les sciences sanitaires et dans la connaissance des causes des principales endémies : paludisme, fièvre jaune, peste, etc., qui permettent aujourd'hui d'ajouter des notions capitales et précises à celles que nous ont laissées nos devanciers.

L'Européen qui émigre aux pays chauds se trouve en présence de deux ennemis contre lesquels il doit être armé, les agents météoriques et les agents telluriques; atténuer les premiers dans la mesure du possible, détruire ou éloigner les seconds, tel est le but à poursuivre.

Parmi les mesures à prendre pour arriver à ce résultat, les unes, celles qui incombent aux collectivités et à ceux qui les administrent, sont exposées, ainsi que des notions générales de climatologie et d'épidémiologie, dans le *premier volume*. Les secondes, qui peuvent être réalisées par les particuliers, sont groupées dans le *deuxième volume*.

Dans son *premier volume*, M. Gustave Reynaud donne tout d'abord un aperçu du rôle que peut jouer l'hygiène dans la colonisation, puis il passe à la description des caractères principaux et distinctifs des climats chauds, à leurs limites et à leur classification.

Un chapitre est ensuite consacré à la description des types de chacune des catégories de climats chauds; ce qui permet de se rendre compte de la variété qui existe, en réalité, sous l'appellation univoque de pays chauds.

Cette étude préliminaire de la climatologie, indispensable pour bien apprécier la puissance d'action du milieu nouveau où le colon européen est appelé à vivre, est complétée par un résumé des transformations physiologiques opérées par ce milieu.

Le chapitre VII est consacré à l'étude des agents

spécifiques des principales maladies endémiques englobés sous la rubrique d'agents telluriques. L'importance du rôle joué par les micro-organismes spécifiques justifie le développement donné à leur étude. Ces considérations générales sont suivies (chap. VIII) de l'énoncé des principes qui doivent présider au choix de l'emplacement pour la construction des habitations collectives et des villes coloniales; l'étude des différents types d'habitations coloniales et des détails de leur construction figure dans le deuxième volume.

Les derniers chapitres (IX et X) contiennent en substance les règles à observer par les administrations coloniales pour préserver la santé publique dans les agglomérations urbaines et dans les territoires de leur ressort. Les questions de voirie, d'éloignement des immondices, d'organisation sanitaire de la commune et de la colonie, des établissements hospitaliers, y trouvent leur place ; en outre, de nombreuses pages sont consacrées à la désinfection et aux sanatoria appelés à jouer un rôle des plus importants dans la colonisation.

La question des eaux potables est traitée dans le deuxième volume avec toute l'ampleur désirable.

Cet exposé des moyens de défense est complété par la reproduction abrégée des *Instructions pour empêcher la propagation des maladies transmissibles* — de la *Pratique de la police sanitaire maritime à l'arrivée* et de la *Police sanitaire des animaux*, notions qu'il était indispensable de résumer pour les membres des conseils et des services sanitaires.

De nombreuses planches et diagrammes intercalés dans le texte ou hors texte complètent cet ouvrage et contribuent à rendre plus explicites les descriptions qui y sont contenues.

En résumé, M. Reynaud a fait un livre des plus utiles qui pourra être consulté non seulement par les administrateurs, les colons et les militaires, mais aussi par les médecins qui y trouveront des renseignements pratiques émanant d'un homme qui a vécu longtemps aux colonies, qui a beaucoup vu et qui met aujourd'hui à la portée de tous le fruit d'une longue expérience. Aussi les deux volumes de notre collègue sont-ils appelés à faire désormais partie de la bibliothèque de tous ceux qui devront résider aux pays chauds.

A. Kermorgant,
Inspecteur général du service de santé des Colonies,
Membre de l'Académie de médecine.

Paris, le 30 mai 1903.

HYGIÈNE

DES

ÉTABLISSEMENTS COLONIAUX

CHAPITRE PREMIER

ROLE DE L'HYGIÈNE DANS LA COLONISATION

Mortalité dans les pays chauds. — Causes. — Rôle de l'hygiène dans la diminution de la mortalité.

Le mouvement d'expansion coloniale, qui a poussé, dans cette seconde moitié du XIXe siècle, toutes les nations de l'Europe hors des limites du vieux continent, a également déterminé en France un élan colonisateur. Notre empire colonial, que des guerres malheureuses avaient réduit, au début de ce siècle, à une étendue de cent mille kilomètres carrés avec 1 million d'habitants répartis dans les régions les plus malsaines, comprend aujourd'hui plus de 5 millions de kilomètres carrés peuplés par plus de 50 millions d'âmes.

Notre domaine d'outre mer est donc reconstitué, mais la gloire de l'avoir reconquis et de le posséder ne peut nous suffire ; nous avons le devoir de conserver et de mettre en valeur ces vastes territoires, de faire produire ces terres nouvelles afin d'ouvrir de nouveaux débouchés à notre industrie et à notre commerce qui voient se fermer devant eux, successivement et progressivement, les portes des marchés européens. Le salut de notre pays est attaché à cette œuvre.

Nous sommes loin de la conception coloniale qui faisait dire à Montesquieu : « l'effet ordinaire des colonies est d'affaiblir les pays d'où on les tire, sans peupler ceux où on les envoie. »

Pour le bien de notre pays il importe de diriger vers ces régions ouvertes à l'activité nationale des agriculteurs, des industriels, des commerçants et de faciliter leur tâche en constituant des centres d'enseignement où ils pourront puiser les notions utiles à leurs entreprises.

Au nombre des notions les plus indispensables à inculquer aux Européens qui vont habiter les régions chaudes il faut placer en première ligne les préceptes de l'hygiène qui est la « Science des rapports sanitaires de l'homme avec le milieu qui l'enveloppe et des moyens les plus propres à la conservation de l'individu et à la propagation de l'espèce ». L'hygiène est, en un mot, l'art de conserver la santé. — C'est principalement dans les terres chaudes que l'homme a besoin de recourir à l'hygiène pour protéger sa santé qui n'est nulle part aussi menacée. — Or s'il faut coloniser pour vivre, il faut d'abord vivre pour coloniser.

Telle est la nécessité qui s'impose non seulement aux individus, mais encore aux collectivités ; aussi les pouvoirs publics doivent-ils se préoccuper tout d'abord des questions sanitaires : il n'y a pas de bonne colonisation sans une bonne hygiène.

Pour satisfaire l'esprit moderne, en proie à un besoin impérieux de réalisations immédiates imposées par une concurrence vitale effrénée, l'hygiène, sous peine d'entraver les affaires ou d'être accusée de faire faillite, doit indiquer avec précision des moyens de préservation faciles à appliquer et à réaliser et d'une efficacité rapide et éprouvée.

Ses moyens d'action augmentent et se perfectionnent chaque jour grâce à la voie ouverte par le génie de Pasteur. Il importe d'en révéler la puissance au public qui connaît bien les dangers des entreprises coloniales, mais ne sait rien de leur prophylaxie et serait même en droit de n'avoir en elle qu'une médiocre confiance s'il en jugeait la valeur par les résultats sanitaires des dernières expéditions coloniales.

Comme préambule à l'étude de l'hygiène coloniale, il est utile de faire connaître par les résultats déjà obtenus le rôle considérable que l'hygiène peut jouer dans la colonisation grâce aux moyens, chaque jour perfectionnés, dont elle dispose depuis que ces procédés reposent sur des bases scientifiques solides.

I. — Mortalité élevée dans les pays chauds.

Quelle que soit la forme qu'elle ait revêtue, quels que soient les peuples qui l'aient tentée, la colonisation a toujours été meurtrière lorsqu'elle a été entreprise par les Européens dans cette zone du globe comprise entre les tropiques. — Colonisations par groupes nombreux, du XVe au XVIIIe siècle, tentées par des gens chassés de leur pays par la misère et la persécution, ou attirés par l'appât des richesses se lançant à la suite des hardis navigateurs ou d'audacieux *conquistadores* dans les terres des mondes nouveaux ; colonisation individuelle au XIXe siècle, s'effectuant lentement, par infiltration, à la suite d'explorations ou d'expéditions méthodiquement organisées par les Gouvernements, dans tous les cas, la colonisation des régions chaudes s'est heurtée aux mêmes obstacles. Si la colonisation moderne est plus méthodique et se trouve mieux armée par les progrès des arts contre les difficultés matérielles de l'occupation et de l'exploitation de ces régions nouvellement ouvertes à l'activité des nations civilisées, elle trouve néanmoins devant elle les mêmes adversaires, plus redoutables que les armes des peuples primitifs qui les occupent, le climat et les maladies endémiques contre lesquels elle ne pouvait lutter jusqu'à ces dernières années qu'avec des instruments imparfaits et une tactique incertaine. Un rapide coup d'œil jeté sur les résultats sanitaires de quelques-unes des tentatives de colonisation effectuées jusqu'à cette fin de siècle nous donnera la vraie mesure des sacrifices qu'elles ont coûtés alors qu'elles se faisaient en dehors de toute intervention de l'hygiène.

En 1670, Colbert dirige sur Madagascar un convoi de navires emportant 1000 colons et 4 compagnies du Royal-Marine sous la haute direction du Gouverneur général de la Haye. Cette nouvelle tentative de colonisation de Madagascar n'eut pas plus de succès que les précédentes dans la même île.

A la suite d'une expédition entreprise en pleine saison d'hivernage et de mauvais traitements infligés aux indigènes, la colonie fondée dans la baie de Saint-Augustin fut attaquée, cernée, affamée, et lorsque de la Haye s'échappa pour fuir dans l'Inde, on ne comptait plus que 63 colons.

Cent ans plus tard, en 1763, Choiseul fit un nouvel essai de colonisation de la Guyane; cette expédition, dite du Kourou, comprenant 12.000 colons eut un sort aussi lamentable que ses devancières. Deux ans après, il ne restait que 918 survivants, le climat avait dévoré les autres! — Pendant le cours du XIXe siècle les procédés de colonisation se transforment : elle devient individuelle à la suite des expéditions et des explorations méthodiquement conduites par les Gouvernements en quête de débouchés pour leurs nationaux. Mais les obstacles à l'organisation européenne sont encore dus à l'insalubrité des régions chaudes qui paraissent rebelles à l'adaptation des individus comme à l'implantation de la race. Le tableau suivant donnera une idée des pertes énormes occasionnées par l'occupation de quelques-unes des principales colonies européennes, fondées par des races très différentes.

	Périodes.	Décès annuels pour mille habitants européens.
Sénégal	1819-1855	106
Java	1819-1828	170
Indes anglaises	1800-1836	84
Cochinchine	1861-1862	101
Tonkin	1885	256
Algérie	1840-1849	63
Kameroun	1890-1895	112
Afrique Occidentale Allemande	1894-1895	89

Ces chiffres de mortalité sont les résumés de statistiques à peu près exclusivement militaires, c'est-à-dire s'appliquant à une population d'hommes adultes et choisis. Ils ne sauraient par suite être équitablement comparés au chiffre de la mortalité générale, en Belgique notamment, où elle ne s'élève qu'à 22 pour 1000 pour tous les âges. Il est plus juste de les comparer au chiffre de la mortalité moyenne des troupes européennes qui est descendu, en 1896, à 6 pour 1000 en France, et, en Belgique, à 4 pour 1000. Cette énorme différence a une terrible éloquence.

Les colonies européennes ne se développent qu'avec peine, à quelque nationalité qu'elles appartiennent, lorsqu'elles sont situées dans les régions insalubres. Le tableau suivant, donnant le chiffre de population de quelques-unes d'entre elles, en fournit la démonstration :

Chiffre de population blanche de quelques colonies européennes avant 1870 :

Saint-Louis (Sénégal)	un millier			
Saïgon	un millier (presque tous fonctionnaires)			
Résidence de Batavia	5.576	blancs	sur	517.000 hab.
Philippines (colonisées depuis 1572)	5.326	—	—	4.721.619 —
Guinée Espagnole	300	—	—	35.000 —
Indes anglaises	100.000	—	—	91 *millions*
Indes portugaises	2.000	—	—	372.000 h.

Ainsi se trouvent justifiées la réputation d'insalubrité qui s'étend à toutes les terres de la zone intertropicale et la crainte qu'éveille toute proposition d'entreprise à tenter dans ces régions. Cette opinion est particulièrement répandue en France, grâce aux événements politiques de la fin du siècle dernier et du commencement du XIXe, qui avaient restreint nos possessions d'outre mer aux coins les plus malsains du globe, grâce aussi, il faut bien le dire, aux récentes expéditions du Tonkin et de Madagascar, qui, conduites avec un absolu dédain des lois les plus élémentaires de l'hygiène, nous ont valu des désastres sanitaires tels qu'ils auraient compromis irrémédiablement tout mouvement colonisateur dans notre pays si des intérêts supérieurs et une évolution économique générale n'y avaient poussé.

Cette zone chaude du globe, si funeste aux Européens, est, en effet, le foyer des maladies épidémiques les plus redoutables : choléra, peste, fièvre jaune, et aussi et surtout celui de maladies endémiques qui, par leur généralisation, leur virulence, leur gravité, leur nature, ne se prêtant à aucune accoutumance, opposent l'obstacle le plus difficilement surmontable à l'expansion européenne. J'ai nommé le paludisme, la dysenterie, l'hépatite, la filariose, l'anémie, pour ne citer que les dominantes. Tels sont les ennemis d'autant plus redoutables à combattre qu'ils sont insaisissables et toujours présents. Les Hovas, menacés par les armées françaises, avaient compté surtout sur leur Général *Tazo, la fièvre paludéenne*, pour les arrêter. Un marabout du Sénégal disait judicieusement à nos officiers : « Votre plus grand ennemi à vous, blancs, c'est le soleil; c'est aussi le plus grand auxiliaire des noirs, vos ennemis. Vous avez vos canons et vos fusils ; ils ont le grand astre et, à mon avis, s'ils savaient en profiter, c'est encore eux qui seraient les mieux partagés. »

II. — Causes de mortalité.

L'action efficace de l'hygiène repose sur la connaissance précise des causes des maladies. Les maladies graves, si généralisées qu'on rencontre aux pays chauds, sont-elles fonction inévitable de l'action physique du climat de ces régions ? Sont-elles indissolublement et fatalement liées à la nature des climats chauds ? — L'Européen qui se prépare à se transporter sous les tropiques doit-il subir cette insalubrité comme une fatalité dépendant de la nature même du climat nouveau dont il supportera l'action ? C'est l'opinion généralement répandue, et qui dit « pays chauds » dit par cela même « pays malsain ». Il importe de discerner si les causes de cette insalubrité ne sont pas d'ordres divers et si, parmi les agents de ces maladies, il n'en est pas que l'homme ait le pouvoir de détruire ou d'éviter. En un mot, il y a une question capitale à élucider : existe-t-il des maladies évitables ?

Les découvertes étiologiques contemporaines, ayant fait toucher du doigt les vraies causes des maladies, permettent de projeter quelque lueur dans ce chaos et de répondre sans hésitation :

1° L'insalubrité n'est pas nécessairement liée à la nature du climat chaud ;

2° Il y a des maladies évitables dans les pays chauds.

Il faut aux pays chauds distinguer deux ordres d'influences morbides : 1° *l'influence des agents météoriques ;* 2° *l'influence des agents provenant du sol* ou *agents telluriques.*

1° Influence des agents météoriques. — Les agents du 1er ordre constituent l'action climatérique proprement dite et jouent un rôle de préparation dans la production des endémies dont les agents du 2e ordre, ou telluriques, sont les générateurs véritables. — « Les pays chauds, a dit Jules

Rochard, ne sont pas rebelles à l'acclimatement par le fait de leur température, mais par l'insalubrité de leur sol. »

a) *Agents météoriques.* — La première catégorie d'agents influents est constituée par les forces immanentes, immuables, et, par suite, inévitables de l'atmosphère. Susceptibles surtout de créer une préparation morbide, capables d'engendrer seulement quelques maladies, dites climatériques, ordinairement légères, et dont le nombre est restreint chaque jour par les déterminations microbiennes, ces agents sont incapables de produire eux-mêmes une des endémies graves. Pour celles-ci il faut un « primum movens », un agent infectieux que le sol recueille ou recèle.

La chaleur, l'humidité, la pression barométrique, les vents, la succession des saisons, la luminosité, la tension électrique constituent cette première catégorie d'agents morbides.

Quelle est, en dernière analyse, leur action sur l'organisme de l'Européen nouvellement transporté dans ce milieu ?

L'action physiologique est due principalement à l'association de la chaleur élevée et de l'humidité en forte tension s'exerçant en permanence. Par cet effet, après une période d'excitation générale et passagère à l'arrivée dans les pays chauds, survient un alanguissement général de l'organisme, action déprimante sur le système nerveux, régulateur de toutes les fonctions, caractérisée par l'apathie, la torpeur intellectuelle et physique; ralentissement des échanges nutritifs et respiratoires, affaiblissement des fonctions digestives ; diminution de la fonction urinaire et exagération des sécrétions de la peau et du foie ; équilibre instable de la peau et du foie; équilibre instable de la température susceptible d'être troublé par des causes extérieures ou par les actes de la vie; telles sont les conséquences directes et immédiates de l'action climatérique simple, dégagée des contingences morbides.

L'excès de cette action, sa persistance ou l'insuffisance de résistance de l'organisme peuvent produire comme résultats définitifs : des troubles digestifs (embarras gastriques, dyspepsie, diarrhées légères), des éruptions cutanées (la bourbouille), parfois des insolations ou coups de chaleur, véritables traumatismes accidentels, l'anémie dite « essentielle », moins générale qu'on peut le croire si on élimine scrupuleusement les anémies secondaires succédant au paludisme, aux entérites, à la filariose, à l'ankylostomiase, etc.; enfin des fièvres climatiques saisonnières dont le nombre est restreint de plus en plus par les déterminations chaque jour plus précises de l'étiologie.

Tels sont les méfaits dont est capable et coupable l'action climatérique pure livrée à ses propres forces. Les efforts de l'organisme pour résister aux perturbations constituent le travail dit *d'acclimatation*, dont la durée est indéterminée et représente une période d'équilibre physiologique instable que l'hygiène doit s'attacher à écarter. C'est en cela surtout que consiste le rôle de l'hygiène vis-à-vis du climat. Nous verrons plus loin le nombre et la valeur des moyens qu'elle met en œuvre pour y arriver.

La part des agents atmosphériques dans la genèse des maladies tropicales est donc restreinte et l'Européen semble ne pas devoir rencontrer, de ce fait, de grands obstacles à son installation.

Mais, dira-t-on, existe-t-il en quelque endroit de la zone tropicale des régions où l'action climatérique se trouve pure, isolée, dégagée des agents telluriques qui produisent les endémies graves? Cette distinction n'est-elle pas purement théorique? La séparation de leurs influences existe-t-elle naturellement ou a-t-elle pu être produite par le travail et le génie de l'homme? Cette distinction n'est pas une simple vue de l'esprit; elle existe dans la nature et l'homme a pu la réaliser par ses travaux.

Il est, en effet, des pays, peu nombreux il est vrai, où

elle se montre complète, donnant la preuve irrécusable de l'innocuité du climat chaud lorsque le sol est salubre. Il suffira de citer parmi les îles de la Polynésie, Tahiti et la Nouvelle-Calédonie, dont le climat est un éternel printemps et dont la salubrité égale celle des plus belles contrées de l'Europe.

A peu de distance, dans le même archipel, à peu près sous la même latitude que la Nouvelle-Calédonie, l'archipel des Nouvelles-Hébrides est un foyer de paludisme grave. L'atmosphère est la même pour les deux pays : les agents telluriques seuls sont différents.

Ne voit-on pas dans les îles du Cap-Vert une population d'origine européenne se livrer impunément à tous les travaux du sol, tandis qu'en face, sur le continent africain, à peu près sur le même parallèle, les Européens sont décimés par la fièvre.

Il est également intéressant de comparer la population clairsemée et dégénérée de race portugaise, qui végète sur le littéral de Mozambique, à l'extraordinaire développement de la population hollandaise du Transvaal.

Il convient aussi de signaler, dans les Antilles, la parfaite salubrité de la petite île Saint-Barthélemy, où prospère et se maintient sans apports nouveaux une population blanche d'origine normande.

Il est une autre preuve de l'innocuité de l'action météorique, plus remarquable encore, car elle se rencontre sur une immense étendue du globe, c'est la bonne santé dont jouissent les équipages des navires parcourant ces mers tropicales tant qu'ils sont soustraits à l'influence des terres.

Les navires de guerre qui ont pu croiser pendant plusieurs années dans les mers tropicales et ramener en France un équipage indemne ne se comptent plus. Tandis que les troupes du corps expéditionnaire de Madagascar (1895-1896) payaient un effroyable tribut à la mort, les équipages des navires de la station navale, qui croisaient sur les côtes de l'île, n'avaient qu'une mortalité à peine supérieure à celle des équipages de navires stationnés en France (Burot et Vincent).

Ne voit-on pas chaque jour rentrer au port de Marseille de grands paquebots, revenant du Brésil, de l'Afrique et de l'Asie, avec des équipages qui, quoique soumis aux plus rudes travaux sous le ciel des tropiques, ont été épargnés par les endémies des terres où ils ont abordé, parce qu'ils mettent rarement pied à terre dans les régions dangereuses.

Au contraire, les navires obligés de stationner dans les ports insalubres, foyers de dysenterie ou de paludisme, mouillés sous le vent des terres ou s'approvisionnant d'eau malsaine, ont eu leurs équipages décimés par les endémies locales.

L'équipage de mon navire, *l'Antilope*, sur lequel je fus pendant deux années en station à Saïgon, en Cochinchine, fut ravagé par la fièvre et la dysenterie au point qu'il fallut le renouveler trois fois en deux ans.

D'autre part, l'équipage du *Lagalissonnière*, dont la santé s'était maintenue parfaite au cours de deux années de croisière dans les régions tropicales (1875-1876), se vit atteint de dysenterie, après avoir mouillé en rivière de Saïgon et paya fort cher ce séjour accidentel dans la rivière d'un pays si insalubre à cette époque.

Les deux phases si différentes de la navigation de ce navire sont une preuve éclatante que l'action météorique pure, telle qu'elle existe en plein océan, est à peu près inoffensive et que les endémies viennent des terres.

2° Influence des agents telluriques. — Les dangers provenant des agents telluriques sont les plus graves ; ils se rencontrent, malheureusement, dans la presque totalité des terres chaudes, mais il dépend de la volonté de l'homme de les atténuer en partie.

Que sont ces agents qui engendrent la dysenterie, le béribéri, le paludisme, l'hépatite, la fièvre jaune, le choléra, etc.? Grâce à Pasteur, nous savons aujourd'hui quelles sont les causes premières de ces endémies des pays chauds.

Successivement la nature microbienne du choléra, du tétanos, de la lèpre, de la dysenterie, de la fièvre jaune, de la peste, a été précisée. Les microorganismes, générateurs du bériberi et de la « maladie du sommeil » sont entrevus, bien que leur spécificité ne soit pas définitivement déterminée. Les parasites de la filariose, de l'ankylostomiase, de la bilharziose sont bien connus. Enfin, la belle découverte de Laveran nous a révélé la nature parasitaire du plus redoutable et du plus universel ennemi de l'Européen, le paludisme (Drs G. Reynaud et Kermorgant).

Ainsi, la plupart des maladies endémiques ou épidémiques des régions tropicales sont dues à l'importation, dans l'organisme, d'un parasite, d'un germe animé venant du dehors. Leur formation, les conditions favorables à leur développement, leur mode de transmission et l'état de l'organisme humain propice à leur réceptivité étant connus, il est possible de les combattre efficacement,

1° *Conditions favorables au développement des parasites infectieux.* — Plusieurs de ces maladies ne sont pas absolument spéciales aux pays chauds. Quelques-unes (paludisme, dysenterie, lèpre, ankylostomiase) ont, en Europe, des foyers de plus en plus restreints grâce à un assainissement progressif. D'autres (choléra, peste, fièvre jaune), transportées parfois hors de leur pays d'origine, font irruption dans les régions tempérées où elles donnent la mesure de leur terrible puissance, mais elles sévissent aux pays chauds avec une fréquence, une généralité et une virulence telles qu'elles empruntent à cet habitat de prédilection des caractères particuliers. Leur intensité, leur modalité varient suivant les conditions de lieu, de saisons, de milieu humain.

L'existence des plus importantes d'entre elles est liée à la nature du sol, à sa richesse en matières organiques, à sa constitution alluvionnaire, à son degré d'humidité. Elles sont modifiées, ou même supprimées avec autant de succès qu'en Europe par l'aménagement progressif des terres.

Le développement de ces maladies microbiennes ou parasitaires est grandement favorisé par l'action atmosphérique tropicale. C'est une part très importante du rôle joué par la chaleur humide. Sans aller jusqu'à dire que la pullulation de ces germes est fonction des climats chauds, il est nécessaire de constater qu'ils y trouvent l'optimum thermique qui la favorise.

Il est une autre condition favorable à l'action pathogène des microorganismes, c'est l'état du milieu humain sous les tropiques. « Sans nul doute, disait Pasteur au sujet du renforcement de virulence de quelques microbes, les germes des microbes « de certaines maladies sont partout répandus. « L'homme les porte sur lui ou dans son canal intestinal « sans grand dommage, mais prêts également à devenir « dangereux lorsque, par des conditions d'encombrement et « de développement successif à la surface des plaies ou des « corps affaiblis, ou autrement, leur virulence se trouve « progressivement renforcée ». Cette observation s'applique exactement au développement des endémies des pays chauds si favorisées par la débilitation des Européens. Les perturbations physiologiques, déterminées par le transport dans un milieu nouveau et prolongées pendant un temps indéterminé, diminuent la résistance de l'Européen à l'égard des germes infectieux. Pendant cette période troublée, il est à la merci d'un oubli des règles de l'hygiène capable d'augmenter le trouble normal et de le mettre en instance de maladies en ouvrant la porte aux germes qui l'enveloppent et l'assaillent.

3o PROCÉDÉS DE DÉFENSE EMPLOYÉS PAR L'HYGIÈNE. — Par quels procédés l'hygiène peut-elle entraver l'évolution des maladies infectieuses ou combattre l'action climatérique?

a) *Atténuation de l'influence météorique.* — Quoique l'influence des agents météoriques soit immuable et inévitable, l'hygiène peut intervenir dans la période dite d'acclimatation pour faciliter les transformations qui s'opèrent, et, dans la suite, pour atténuer les effets que l'organisme éprouve du fait de l'action constante de la chaleur humide. Elle y parvient en indiquant l'époque la plus favorable pour l'arrivée. Dans un second volume nous dirons les conditions d'aptitude physique que doivent remplir les colons, les lieux d'habitation où la chaleur humide est plus supportable; nous tracerons les plans de la maison les plus propres à protéger contre les influences extérieures; nous fixerons les règles d'alimentation qui préviendront les excès funestes aux fonctions digestives troublées; nous déterminerons les vêtements les plus favorables au bon fonctionnement de la peau indispensable pour le maintien de l'équilibre thermique. Dans ce second volume nous édicterons aussi les règles auxquelles l'Européen doit se soumettre en vue de cette existence nouvelle, de ses occupations journalières, afin de se plier aux exigences du climat nouveau, d'en subir le minimum d'effet (1). Ainsi seront évités en grande partie les coups de chaleur, les fièvres climatiques, les troubles digestifs qui, peu dangereux par eux-mêmes, sont surtout à craindre parce qu'ils préparent la voie à l'entrée des germes infectieux.

b) ***Lutte contre les agents telluriques.*** — La genèse des maladies infectieuses comprend trois stades distincts : la formation des agents infectieux; la transmission de ces agents du lieu de formation à l'organisme qui doit les recevoir; un organisme en état de réceptivité. L'hygiène peut lutter contre eux dans l'une de ces trois phases. Production, transmission, réception indiquent les trois moyens que l'hygiène devra employer isolément, successivement ou simultanément dans cette lutte. Ces trois modes d'action sont les suivants :

(1) Voyez G. Reynaud, *Hygiène des Colons.*

I. — Supprimer ou modifier le milieu où se forment les agents morbides ;

II.—Rendre l'organisme humain réfractaire à l'infection.

III. — Empêcher la transmission par l'isolement ou en agissant sur les véhicules ;

I. — Empêcher la production. — Il s'agit de transformer le milieu tellurique qui recèle et nourrit les germes infectieux.

Les déboisements rationnels, la culture réglée, les plantations, les amodiations du régime des eaux sont les moyens mis en usage, ils dépendent de l'activité humaine. « Les mauvaises qualités du sol, a dit Rochard, sont locales et tributaires de la volonté humaine dans une mesure qui va croissant avec les progrès des arts et de son industrie. » Si les conditions de milieu sont très défavorables, comme dans les immenses bassins du Congo, de l'Amazone, du Gange, du Mékong, il faudra de longues années pour amener une transformation notable, ce sera l'œuvre de plusieurs générations.

Les premiers occupants doivent borner leur ambition à sauvegarder leur santé assez longtemps pour exploiter les richesses naturelles du pays et y implanter le commerce et l'industrie de la métropole. Dans ce but, ils se contenteront d'améliorer les terres contiguës à leur demeure et d'établir leur habitation dans un lieu et dans des conditions qui les préservent des dangers du voisinage.

De nos jours, le génie de l'homme arrive à réaliser, dans ces travaux d'appropriation du sol, des transformations qui sont de véritables révolutions.

Les preuves de l'efficacité des transformations du sol abondent.

Le peuplement des terres et la prospérité des colonies ont été liés dans tous les temps et sous tous les climats à la transformation du sol. Il n'est pas douteux que, lors de l'arrivée des légions de César sur les bords de l'Escaut, la Belgique ne possédait pas le degré de salubrité dont elle jouit aujourd'hui. Ces mêmes légions eurent à lutter contre la fièvre avant de fonder dans le nord de l'Afrique ces colonies florissantes, dont les magnifiques vestiges surgissent actuellement du sol sous la pioche des archéologues et qui jouèrent, grâce à leur richesse, au chiffre et à la valeur de leurs habitants, un rôle si important dans les destinées de Rome.

Regardons plus près de nous. La salubrité des États-Unis du Sud n'a-t-elle pas été profondément et avantageusement transformée depuis l'époque où les premiers colons anglais partis pour coloniser la Virginie furent décimés par une mortalité désespérante (Bancroft) jusqu'à nos jours où nous voyons la Louisiane, la Floride, la Nouvelle-Orléans, n'avoir plus qu'une mortalité de 24 p. 1000 parmi les blancs (contre 39 p. 1000 parmi les noirs), tandis que la natalité s'est levée à 30 p. 1000, grâce à l'assainissement progressif des villes et du sol.

Il faut aussi citer l'assainissement progressif de Java poursuivi avec une méthode rigoureuse par les Hollandais qui ont réussi à abaisser la mortalité de leurs troupes blanches de 170 p. 1000 (1819-1828) à 16 p. 1000 (1892) (Stokvis).

La comparaison entre la salubrité du delta du Tonkin, cependant formé d'alluvions et coupé de rizières et de canaux, mais cultivé et draîné, et l'insalubrité des terres montagneuses, mais boisées et incultes du Haut-Tonkin, fournit une démonstration remarquable de ce que peut la culture pour l'assainissement du sol.

Il y a près de nous une terre, devenue bien française, l'Algérie, dont l'évolution s'est faite en moins de 50 ans et dont les phases successives de prospérité et de ruine, de salubrité et d'insalubrité, prouvent jusqu'à l'évidence ce que peut la puissance de l'homme pour transformer un sol inhospitalier.

Les colonies romaines, leurs cultures, leur civilisation, œuvre de sept siècles, avaient disparu sous le flot des barbares et, sous la domination arabe, l'Algérie n'avait plus retrouvé sa prospérité. En 1830, la France à son tour colonisa le nord de l'Afrique, où elle ne trouva, en y apportant sa domination, que des ruines, le désert et les maladies.

Au début de l'occupation, le général Bugeaud a pu dire que les seules colonies qui s'étendaient étaient les cimetières des Européens. Aux détracteurs de l'expansion coloniale, aux Français qui refusent à notre race toute faculté colonisatrice, il est permis de répondre aujourd'hui que la mortalité des soldats européens est passée de 63 p. 1000 (1840-1849) à 11 p. 1000 (1880-1889) et que l'excédent annuel des naissances sur les décès est de près de trois mille (1882-1884) ; c'est-à-dire que la population de l'Algérie, suivant cette progression, doublerait en 56 ans, tandis que celle de la France ne peut doubler qu'en 141 ans. — Tel est le résultat dû au desséchement, aux cultures rationnelles, aux plantations qui ont modifié le sol en rendant impossible ou difficile le développement des germes nocifs. Les éléments du climat, tels que la chaleur élevée, n'ont pas changé, mais, à eux seuls, ils sont impuissants à rendre la colonisation impossible.

Nous pouvons citer un exemple contraire : une terre autrefois salubre a cessé de l'être par suite d'une modification de la nature du sol.

L'île de la Réunion, justement appelée autrefois la Perle de la mer des Indes à cause de son climat réparateur et des richesses si variées de son sol, a vu sa salubrité disparaître à la suite de l'abandon partiel de cultures et de la souillure du sol dans les agglomérations urbaines. L'Algérie avait subi la même décadence après l'invasion barbare. — Ces deux possessions, qui jouissent d'un climat chaud immuable, ont donc passé par des alternatives de salubrité et d'insalubrité suivant que leur sol a été mis en culture ou a été laissé en friche.

Ainsi les mauvaises qualités du sol sont dépendantes de la volonté humaine dont la puissance s'accroît chaque jour par suite du progrès dans les arts. Mais ces transformations très lentes ne peuvent être le fait d'un individu ni même d'une génération lorsqu'elles s'appliquent à de grandes étendues.

Les sociétés et les gouvernements sont seuls en mesure d'exécuter des projets à si longue échéance.

Les colons, industriels, commerçants ou planteurs n'ont, en général, qu'une préoccupation : y faire prospérer leurs propres affaires ; aussi se soucient-ils moins de planter pour leurs enfants que de récolter pour eux-mêmes immédiatement. Préoccupés de vivre, ils remettent à d'autres temps l'établissement d'une famille et l'implantation de leur race. Pour atteindre ce but ils ont surtout recours aux deux autres catégories de procédés que l'hygiène met à leur disposition.

II. — Rendre l'organisme réfractaire. — Pour y arriver on comptait exclusivement autrefois sur le résultat final des perturbations ou transformations physiologiques subies par l'Européen qui devaient aboutir à la constitution d'un nouvel équilibre organique, en un mot sur l'acclimatement. C'était le procédé de l'adaptation au milieu qui devait assurer la conservation de l'individu en lui donnant la résistance aux influences climatériques et infectieuses. Pour hâter l'adaptation, on ne craignait pas de recourir aux pratiques les plus désastreuses, telles que la saignée, qui devaient procurer promptement une anémie jugée nécessaire ! C'était la résistance par l'acclimatement qui était la seule base de l'hygiène coloniale jusqu'à ces dernières années parce qu'on admettait que les agents météoriques engendraient seuls les maladies.

Ce qu'on sait de cette adaptation, possible et probable en

fin de compte, suffit pour démontrer qu'elle est lente, inégale, imparfaite et qu'elle exige,pour être complète, l'aide de la longue sélection qui a permis, après plusieurs siècles, l'implantation,dans les régions tropicales, des races noires, sémites ou malaises, qui y ont prospéré.

Cette adaptation, si lente, procure-t-elle au moins des immunités à l'égard des endémies ? Il n'en est rien. A part le typhus amaril, dont une première atteinte,si légère soit-elle, confère une préservation durable pendant de longues années aux indigènes et aux nouveaux arrivés s'ils ne quittent pas le pays pendant un long intervalle de temps, les autres maladies ne possèdent pas le même privilège et l'adaptation définitive au climat météorique n'en préserve pas; au contraire,une première atteinte de dysenterie, d'hépatite, de paludisme, prédispose à une seconde.

Si les indigènes et tous les hommes de race colorée jouissent réellement d'une certaine tolérance d'une immunité *relative* à l'égard du paludisme, ils doivent peut-être cette supériorité à des infections atténuées, et surtout à une longue sélection, mais ils la perdent partiellement s'ils sont transplantés ou soumis à une impaludation très virulente par des travaux de terre. En revanche, ces mêmes individus présentent une prédisposition particulière à contracter le choléra, la peste, la dysenterie, le béribéri, la lèpre, la « maladie du sommeil », l'éléphantiasis, qui les frappent avec plus de fréquence et plus de gravité que les Européens. Ils doivent cette particularité à leur misère physiologique et à l'absence de toute hygiène.

En examinant de plus près les causes réelles de la supériorité dont paraissent jouir les Espagnols, Grecs, Italiens, Maltais dans la colonisation des terres chaudes... on reconnaît qu'elle tient beaucoup moins à un privilège de race consistant seulement en une accoutumance à la chaleur, qu'au soin qu'avaient les premiers occupants du Mexique, de la Bolivie, du Pérou, du Brésil, de s'établir sur les hauteurs. A cette cause de succès venaient s'ajouter la proximité du pays d'origine et surtout la sobriété qui les rapproche des Sémites et des Mongols en leur assurant les mêmes avantages. Les Méridionaux n'ont pas d'immunité native pour les maladies endémiques, nous n'en voulons pour preuve que l'insuccès de la colonisation des Espagnols et des Portugais à Manille, sur les côtes de Guinée, aux Indes, et à Mozambique.

L'acclimatement et l'indigénisation ne donnent donc pas des garanties efficaces au colon européen. Son avenir repose entièrement sur une prophylaxie active, rationnelle; sur une hygiène méthodiquement appliquée. Il doit organiser la résistance par l'hygiène qui consolidera et maintiendra l'intégrité de l'organisme. La réceptivité moindre, l'immunité relative que les Européens manifestent dans les régions chaudes à l'égard de la peste, du choléra, du béribéri, démontrent son efficacité. Cette résistance repose sur une alimentation substantielle et rationnelle, sur la propreté, le choix judicieux d'une habitation, la durée et l'opportunité des travaux, la limitation des fatigues imposables, en un mot sur tous les procédés d'hygiène générale que nous avons énumérés plus haut.

III. — Empêcher la transmission. — Que la transformation du sol exige de longues années de travail ou soit restreinte à une petite étendue, que le colon européen ne soit qu'un habitant de passage exploitant le pays ou un cultivateur attaché au sol, que les circonstances, telles qu'une expédition ou une occupation passagère, rendent l'assainissement du sol impossible, dans tous les cas l'hygiène intervient efficacement pour mettre l'Européen à l'abri des attaques des germes infectieux en recommandant de bâtir les habitations dans des endroits éloignés des foyers des maladies endémiques, en les construisant de manière à les mettre à l'abri des émanations du sol, en indiquant les aliments susceptibles de véhiculer les germes nocifs, en fournissant les meilleures eaux potables ou les moyens de les assainir, en guidant l'Européen dans le choix et la conduite des travaux qu'il exécute. D'autre part elle réduira à néant la contagion par la désinfection des objets contaminés, par l'isolement des malades, par la recommandation de s'éloigner des maisons souillées et de détruire tous les animaux ou les insectes susceptibles de véhiculer les germes morbides.

Cette part de l'homme dans la lutte contre les agents morbides est mise en évidence lorsque des circonstances extraordinaires telles qu'une expédition, une occupation récente, ou l'incurie des administrations publiques, viennent annihiler ou désorganiser l'action de l'hygiène. La France compte des expéditions coloniales si nombreuses dans cette seconde moitié du siècle qu'il nous sera malheureusement trop facile de trouver des exemples des conséquences qu'entraîne la méconnaissance ou le mépris des lois de l'hygiène. L'expédition du Mexique a coûté 140 décès p. 1000 hommes d'effectif; l'occupation de la Cochinchine, 115 p. 1000; celle du Tonkin de 80 à 256 p. 1000; l'expédition du Dahomey, 121 p. 1000. Les colonnes du Soudan occasionnaient chaque année une mortalité de 200 à 280 p. 1000. La dernière expédition de Madagascar a dépassé toutes ses devancières par le chiffre des pertes qu'elle a occasionnées et qui s'est élevé à 333 décès p. 1000!

Et pourtant dans cette même zone torride, dans les mêmes pays, dans les mêmes circonstances de guerre, l'hygiène a donné la mesure de son efficacité même avant toute modification du sol. Au Soudan français, il a suffi au colonel Galliéni d'améliorer l'hygiène du soldat européen pour faire tomber en moins de deux années la mortalité de 221 à 116 p. 1000.

Le corps d'occupation du Tonkin qui avait une mortalité de 256 p. 1000 en 1885, n'a plus qu'une mortalité de 16 p. 1000 en 1898. La morbidité a suivi la même marche décroissante, de 1512 pour mille d'effectif en 1886, elle est tombée à 852 en 1898 (fig. 1 et 2).

Un exemple bien remarquable de la puissance des mesures de prophylaxie contre les endémies des pays chauds est l'état sanitaire des troupes anglaises en expédition dans le pays des Ashantis (1873), si notoirement insalubre. Sa mortalité ne dépassa pas le taux de 18 p. 1000. Ce chiffre est particulièrement instructif si on le compare à celui des troupes françaises, à Madagascar 22 ans plus tard, alors que celles-ci auraient dû bénéficier des progrès considérables accomplis dans les sciences médicales pendant cette fin de siècle.

Partout les mesures préventives contre la transmission des maladies endémiques donnent des résultats excellents dans les pays chauds. A Java, le forage de puits artésiens fait tomber les pertes par dysenterie dans l'armée hollandaise de 13 p. 1000 (1869-1878) à 0,7 p. 1000 (1884-1888), soit une réduction du vingtième. La dysenterie a beaucoup diminué à Saïgon depuis qu'on a doté la ville d'une eau de bonne qualité.

La mortalité par dysenterie en Cochinchine est descendue à 4 p. 1000 (1890-1896). En 1894 et 1895, il n'y a eu qu'un décès par dysenterie et par an sur un effectif de 1200 h. d'infanterie.

Le kakké (béribéri) disparaît dans la marine de guerre, au Japon, à la suite d'une amélioration du régime alimentaire. La morbidité, qui était de 231 à 404 p. 1000 (1878-1883), se réduit à quelques cas isolés et même à l'absence de tout cas depuis 1885.

Si la défense est plus difficile vis-à-vis des fièvres paludéennes, ces *febri sacræ* ou *divæ* auxquelles les Romains consacraient jadis des inscriptions votives et des autels pour faire fléchir leurs rigueurs, c'est qu'on ne connaît qu'incomplètement l'évolution de l'hématozoaire qui les occasionne c'est que la transformation des foyers d'origine ne s'impro-

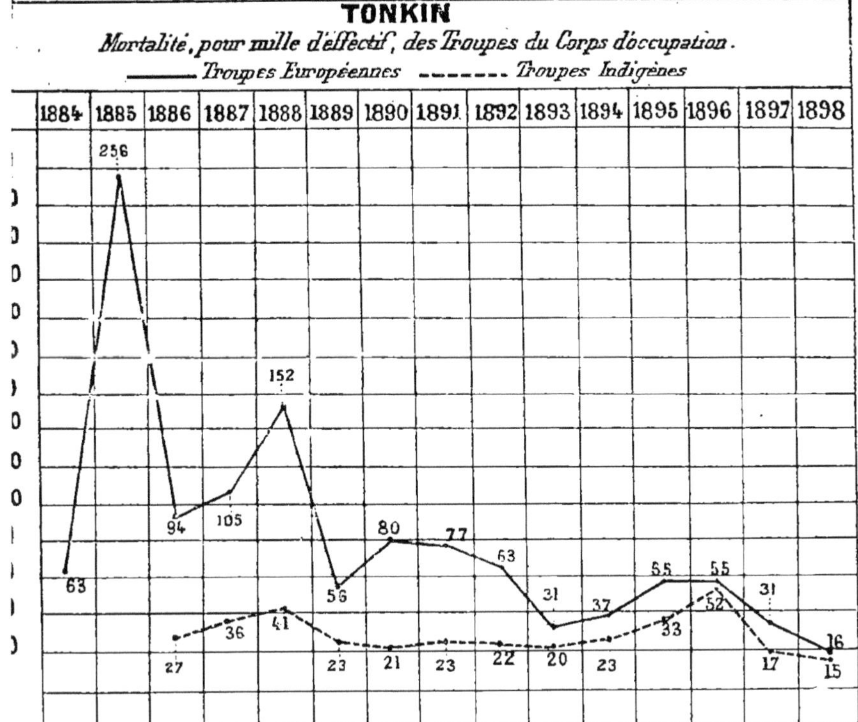

Fig. 1. — Mortalité au Tonkin. — Mortalité générale.

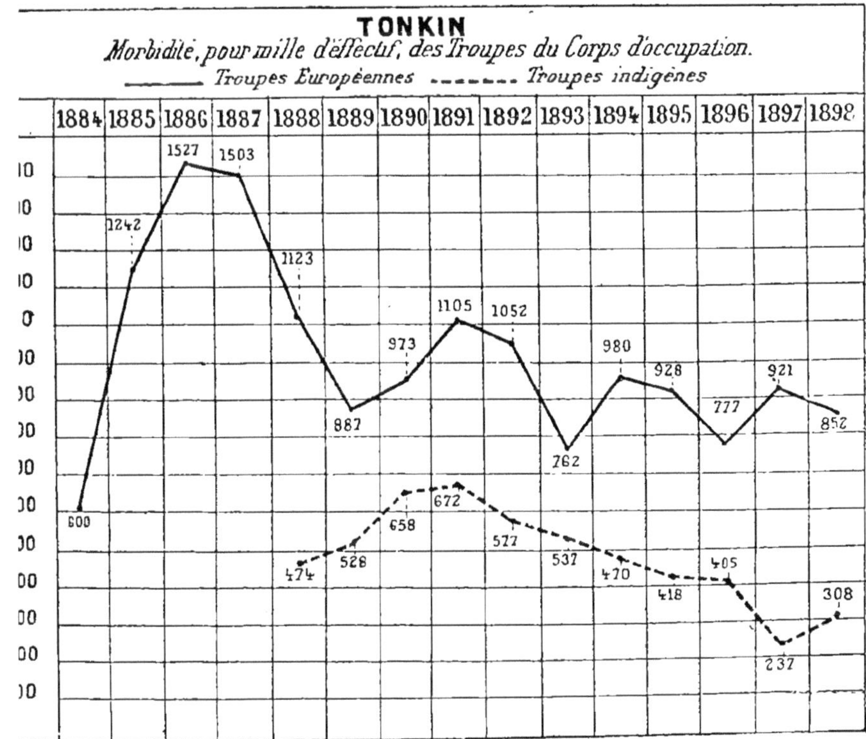

Fig. 2. — Mortalité au Tonkin par maladies endémiques.

vise pas, c'est que la prophylaxie est plus difficile. On peut cependant l'entreprendre avec plus de succès maintenant que nous savons que certains insectes sont susceptibles de les véhiculer. L'éloignement et la destruction des moustiques, qui portent et inoculent les germes, constitueront un des moyens principaux de défense auquel on joindra l'as-

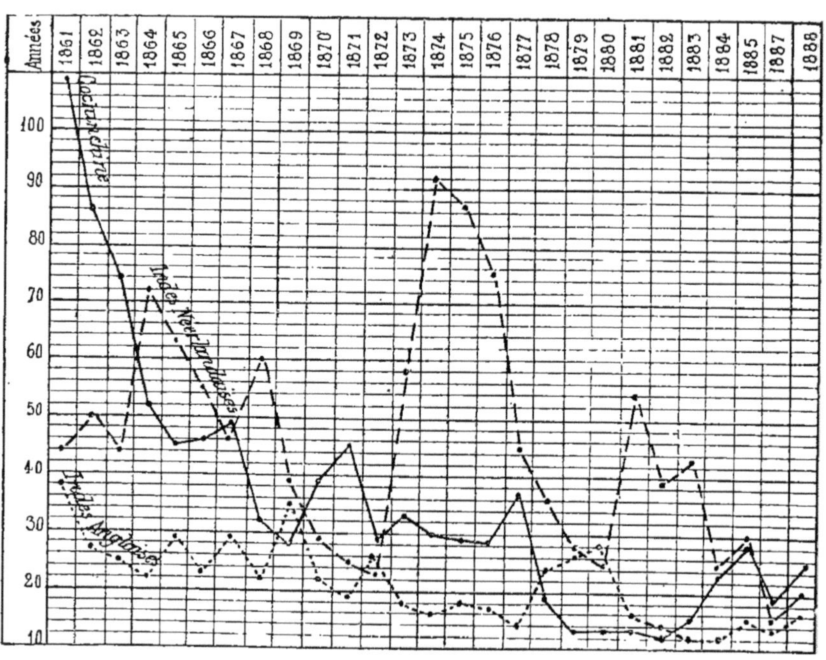

Fig. 3. — Morbidité comparée de la Cochinchine et des Indes Anglaises et néerlandaises p. 1000 hommes d'effectif, d'après le Dr Bonnafy, médecin de la marine (*Arch. méd. nav.*).

sainissement du sol. C'est grâce à l'ensemble de ces précautions et de ces transformations que la mortalité des garnisons de l'Algérie est descendue à 11 p. 1000, que, dans les Indes Anglaises, la mortalité des troupes Européennes est tombée de 84 à 14 p. 1000, que, dans les Indes Hollandaises, les soldats de race blanche ont aujourd'hui une mortalité inférieure à celle des soldats indigènes (16 p. 1000 au lieu de 24 p. 1000) alors qu'ils avaient une mortalité de 170 p. 1000 au commencement du siècle, et que a mortalité de la Cochinchine française est descendue de 15 à 11 p. 1000 (1870-1896) (voir figure 3).

Conclusions. — Aussi pouvons-nous dire avec raison que l'hygiène est capable d'accorder à l'Européen une protection efficace contre les maladies endémiques des pays chauds, obstacles dangereux à son établissement, mais qui ne sont pas indissolublement liés au climat et que le temps et le génie de l'homme font disparaître en transformant le sol. Cette constatation rassurante est faite pour favoriser l'expansion coloniale.

Mais cette œuvre demande de l'énergie, du courage et de la science. « Si les premiers âges du monde, a dit Rochard, nous avaient légué l'histoire de leurs souffrances, elle nous apprendrait ce qu'il a fallu d'efforts, de temps et de sacrifices pour transformer l'Europe et ce qu'a coûté à nos pères l'héritage qu'ils nous ont laissé. » L'histoire dira avec exactitude ce que nous a coûté la conquête des vastes domaines coloniaux que notre génération laissera à celles qui vont suivre.Elle pourra donner le dénombrement de nos soldats, des explorateurs, des colons tombés les premiers sur ces routes glorieuses qu'ils ont jalonnées de leurs cadavres pour donner à la France le Soudan, le Tonkin, Madagascar, le Congo, le centre même du continent africain. Elle dira aussi que bien des sacrifices auraient été épargnés si la vulgarisation des progrès scientifiques et des leçons de l'expérience avaient pu vaincre les routines obstinées, mettre la force brutale au service des esprits éclairés et réformer les institutions et les pratiques, causes véritables des fautes qui font payer si cher ces conquêtes. Pour prévenir le retour de ces débuts de colonisation, si désastreux qu'ils impriment chaque fois un temps d'arrêt à l'expansion coloniale, il importe que les lumières utiles soient répandues. Suivant l'expression de Ribeiro devant le Congrès d'hygiène de Vienne, en 1887, « l'avenir des pays chauds dépend de l'instruction des colons ».

LIVRE PREMIER

CHAPITRE II

DÉFINITION, LIMITES ET CLASSIFICATION DES PAYS CHAUDS

I. — Importance des agents climatériques

« La météorologie ne borne pas son action à la production de l'infectieux épidémique ; elle agit puissamment aussi et peut-être essentiellement sur l'organisme pour la détermination de l'aptitude morbide. Sans les modifications physiologiques qu'elle imprime aux sujets non acclimatés la cause infectieuse n'aurait peut-être pas de prise (1). » Cette observation de Dutroulau, dont la science moderne a confirmé la justesse, en attribuant aux agents atmosphériques une double action sur la formation des agents infectieux et sur l'état de réceptivité de l'organisme humain, indiquait exactement l'importance qu'il faut accorder à l'étude de la nature des agents météoriques et à l'étendue comme à la succession des modifications ou impressions que l'organisme en éprouve. Elle est telle que l'hygiène des Européens dans les régions chaudes doit être précédée d'un exposé des conditions climatériques de ces régions. « Si c'est le sol qui domine la pathologie de l'habitant des pays chauds, c'est le ciel qui en régit la physiologie (2). »

(1) A. Dutroulau, *Traité des maladies des Européens dans les pays chauds*. 1868, page 429.

(2) Féris, *Etude sur les climats équatoriaux en général* (*Archives de médecine navale*. 1879).

Définition. — Les pays chauds peuvent être définis : *les ays du globe qui reçoivent à la fois la somme la lus constante de chaleur, qui ont des saisons à faibles carts de température, mais différenciées entre elles par a chute ou par l'absence des pluies, qui sont balayés ar des vents réguliers, les alizés, ont une humidité xcessive à forte tension, de faibles pressions barométriques, une luminosité excessive, une électricité atmoshérique intense, un sol riche en matières organiques et ropice aux fermentations.*

Cette définition complexe résume les caractères de la zone haude. Les phénomènes atmosphériques caractérisent les *limats généraux ;* les particularités topographiques caracérisent les climats partiels.

La thermalité, malgré les variations qu'elle subit suivant es conditions locales, reste l'élément principal, constant, rédominant, susceptible d'une appréciation mathématique ouvant servir de base à une véritable classification, mais utour duquel il faut grouper les éléments secondaires, tels que régimes des saisons, des pluies, des vents, humidité, ression atmosphérique, qu'il domine et qu'il entraîne dans es variations. Ces éléments forment un faisceau indivisible ar ils sont tous la résultante des perturbations que le soleil mprime à l'atmosphère dans ses déplacements, traînant à a suite un cortège de vents, de pluies et de chaleur qu'il listribue périodiquement et proportionnellement à son éloignement apparent de l'équateur.

II. — Limites de la zone chaude.

On comprend généralement sous le nom de *pays chauds* ceux qui sont compris dans cette zone que délimitent au nord et au sud les isothermes de 23° ou encore qui s'arrêtent au nord et au sud aux parallèles de 23°, 27', 24'', c'est-à-dire aux tropiques du Cancer et du Capricorne. A cette zone, formant un anneau gigantesque autour du globe, il convient de joindre les terres immédiatement situées au delà des tropiques qui s'en rapprochent par leur température élevée et la modalité des saisons. Nous indiquerons plus loin l'étendue de cette zone frontière.

C'est la marche du soleil, son mouvement de va et vient de l'un à l'autre tropique, avec son cortège de nuages, de pluies et de vents, qui délimite à la surface du globe cette zone immense où les conditions de la vie sont si différentes du reste de la surface terrestre. Ces pays compris entre les tropiques, en effet, ont comme caractéristiques de recevoir une somme constante et très élevée de chaleur parce qu'ils reçoivent deux fois par an des rayons verticaux du soleil et le reste du temps des rayons très rapprochés de la verticale, parce que les jours et les nuits sont d'une durée à peu près toujours égale (12 heures environ). Ils sont aussi caractérisés par le passage périodique de l'anneau nuageux qui accompagne le soleil et déverse les pluies aux époques des plus fortes chaleurs. Le soleil, dans son mouvement d'oscillation, arrivant chaque année à 2 positions symétriques par rapport à un lieu donné, il en résulte qu'un édifice allongé dans la direction est et ouest aura ses deux façades échauffées par les rayons solaires dans les régions intertropicales, tandis qu'une seule façade est échauffée dans les régions tempérées.

Le cortège de pluies, de calmes et de vents que le soleil entraîne avec lui dans son déplacement oscillatoire forme au-dessus du globe comme une ceinture à plusieurs bandes qui déverse sur toutes les régions au-dessus desquelles elle passe la chaleur et les pluies, suivies des vents et de la fraîcheur, distribuant ainsi des saisons successives réglées par la marche du soleil et aussi par l'étendue de cet anneau.

Parmi les bandes qui composent cette ceinture la plus remarquable est la bande moyenne, le Cloud Ring des Anglais, le pot au noir des marins français, produit sur place par l'évaporation des eaux sous l'influence de la chaleur (évaporation énorme capable de saturer l'air de vapeur d'eau puisqu'à 30e un mètre cube d'air peut contenir 30 gr. d'eau), produit aussi par l'apport considérable d'humidité charriée au nord et au sud par les vents alizés qui pressent cette bande en sens contraire. Elle se présente au-dessus des régions équatoriales sur une largeur de 10° sous forme de nuages épais comme une bague autour de la terre. Dans la zone terrestre qu'elle recouvre tombent des pluies diluviennes, telles, en certaines régions, que la hauteur annuelle de l'eau tombée, mesurée au pluviomètre, s'élève jusqu'à 2 mètres en Indo-Chine, à 6 mètres sur la chaîne des Ghâttes occidentales, à 12 et 15 mètres sur les flancs de l'Himalaya. Elle est accompagnée par ces calmes équatoriaux si redoutés des marins qui naviguent à la voile.

Au nord et au sud cette zone médiane est bordée par une zone de vents constants, au nord, les alizés soufflant du N.-E., au sud les alizés soufflant du S.-E., s'étendant dans chaque hémisphère jusqu'au 30 parallèle, séparés l'un de l'autre par la zone de calmes et de pluies. C'est cet ensemble de bandes juxtaposées qui, accompagnant le soleil dans ses déplacements, régit la climatotologie des pays sur lesquels il passe. Là où se trouve la bande nuageuse règne une saison chaude et pluvieuse; lorsqu'elle est passée, arrivent les vents alizés qui la suivent immédiatement et une saison sèche et fraîche s'établit; une saison sèche étant déterminée par les alizés de N.-E. et l'autre saison sèche par les alizés de S.-E., avec une alternance régulière. Ainsi est établie la succession des saisons.

L'anneau nuageux et venteux suit le soleil à faible distance, mais cette distance est plus accentuée sur les océans que sur les continents, le sol étant plus sensible que les mers à l'action calorifique du soleil (1).

Ainsi se trouve délimitée à la surface du globe, par cet

(1) Féris, *loc. cit.*, — voir *Thermal Charts.*

ensemble de phénomènes atmosphériques, une zone ayant des caractères climatériques bien tranchés.

A cette zone chaude, formant un anneau autour du globe, il convient de joindre les terres les plus voisines des tropiques. La zone chaude ainsi élargie au nord et au sud ne saurait être indiquée par une limite précise, telle qu'un parallèle géographique, car bien des conditions locales, en modifiant la climatologie particulière de chaque région, en rendent le contour irrégulier, l'éloignant ici ou le rapprochant là-bas des latitudes plus élevées. Cependant, on peut dire approximativement qu'elle est entièrement comprise entre le 36° de lat. nord et le 32° de lat. sud.

Il y a prédominance de chaleur dans l'hémisphère Nord. La zone chaude s'élève plus en latitude boréale qu'en latitude australe, parce que les surfaces continentales sont plus étendues dans l'hémisphère boréal que dans l'austral.

Mais il est un autre facteur de cette prédominance de la thermalité au nord, c'est que le mouvement du soleil n'est pas uniforme : sa marche se ralentit vers le solstice boréal et s'accélère vers le solstice austral, de tel sorte que le printemps et l'été de l'hémisphère Nord ont ensemble une durée de 8 jours plus longue que celle des 2 autres saisons. C'est l'inverse au sud. Il en résulte que l'équateur thermique, représenté par la ligne isotherme de 28°, se trouve presque en entier situé au nord de l'équateur géographique.

III. — Subdivision des climats chauds.

Ce qui precède suffit pour montrer que toutes les parties de la zone chaude n'ont pas des caractères uniformes, et tandis que les terres avoisinant l'équateur ont une température constante et élevée mais sans grands écarts, des pluies diluviennes, 4 saisons à alternance régulière mais

(1) Féris, *loc. cit.*, — voir *Thermal Charts*.

avec de faibles variations de chaleur et d'humidité de l'une à l'autre parce que le soleil n'en est jamais beaucoup éloigné; au contraire, près des tropiques la température atteint des hauteurs plus considérables parce que l'écran de nuages, moins épais et moins constant, absorbe moins de chaleur, mais a des écarts considérables; de plus, les saisons tendent à se fusionner deux à deux avec des différences très marquées de la saison sèche à la saison humide, en raison de l'éloignement considérable du soleil qui se trouve dans l'autre hémisphère, à l'autre tropique, pendant la saison sèche. Enfin au delà des tropiques les saisons s'accentuent davantage, les pluies sont rares et les brises sont variables.

Ainsi se dessinent trois types de climats (Rochard; Le Roy de Méricourt, Feris, Layet, Just-Navarre) :

1° Une zone climatérique *équatoriale ;*

2° Une zone climatérique *tropicale*, dans chaque hémisphère, au nord et au sud de la précédente;

3° Une zone climatérique *prétropicale*, dans chaque hémisphère.

— La distribution de ces trois types de climats chauds à la surface du globe peut être représentée par cinq anneaux juxtaposés, enserrant la sphère terrestre et superposées dans l'ordre suivant en allant du nord au sud :

1.	Zone prétropicale Nord............	Climat	prétropical.
1.	— tropicale —............	—	tropical.
1.	— équatoriale —......... ...	—	équatorial.
1.	— tropical Sud................	—	tropical.
1.	— prétropicale Sud............	—	prétropical (v. fig. 4).

— Deux bandes désertiques, traversant le monde au sud et au nord des climats tropicaux, les séparent des climats prétropicaux et tempérés. Ces zones sont privées d'eau parce que le *pot-au-noir* s'arrête sur leurs confins et, d'autre part, elles sont desséchées par les alizés. La bande qui parcourt l'hémisphère Nord s'étend en diagonale des plaines de l'Afrique occidentale aux plateaux de la

Chine orientale, formant un vaste arc de cercle à concavité tournée au nord-ouest. Elle comprend une grande partie du Sahara, le sud de l'Egypte et de l'Arabie, les hautes

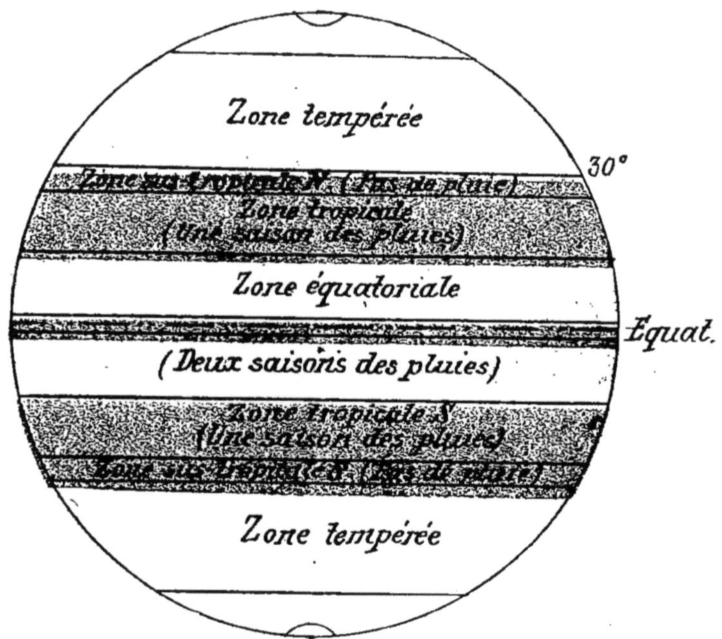

Fig. 4. — Zones des climats chauds.

terres de l'Iran, de vastes régions de la Tartarie et de la Chine, et le désert de Gobi.

L'hémisphère Sud a les déserts de Kalahari en Afrique, les déserts Victoria, Gibson, Great-Sandy en Australie, le grand Chaco en Amérique (Reclus).

Les caractères principaux des trois types de climats chauds sont résumés par le tableau suivant :

Caractères principaux des trois types de climats chauds.

	Climat Equatorial du 5° lat. S. au 12° lat. N.	Climat tropical de la zone équatoriale aux tropiques	Climat prétropical des tropiques au 36° lat. N. et au 32° lat. S.
Température moyenne annuelle	27°6 à 28°	23°	21°.
Moyenne des maxima	30°	31°	26°.
Moyenne des minima	24°	20°	15°5.
Variations nycthémérales	faibles	de 12° à 19°	considérables.
Variations saisonnières	faibles	assez fortes	fortes.
Hauteurs barométriques moyennes	moins de 760 m/m. (peu variable)	plus de 760 m/m (peu variable)	plus de 760 m/m variables
Vents	calmes	alizés	variables.
Saisons	2 saisons pluvieuses 2 saisons sèches	1 saison pluvieuse 1 saison sèche	1 saison chaude. 1 saison sèche fraîche. 2 petites saisons intermédiaires. luminosité excessive.
Pluies	abondantes	moins abondantes	sécheresse.
Humidité	constante, forte tension	pendant saison chaude. — Forte tension	sécheresse.
Types de climats	Congo Guyane Cochinchine Dahomey	Guadeloupe Sénégal Tonkin Réunion	Egypte. Etats-Unis du Sud. Algérie. République Argentine Nord.

Le climat équatorial pourrait être légitimement subdivisé en 2 zones secondaires dont l'une, zone mixte, participant des caractères de la zone tropicale voisine, aurait une petite saison sèche extrêmement courte (V. figure 4).

Dans chacune de ces espèces de climats il existe d'ailleurs une grande variété de climats régionaux qui empruntent leurs caractères spéciaux à la position insulaire, maritime ou continentale des terres, à l'inclinaison du sol vers un océan balayé par des vents constants ou parcouru par des courants marins, à la constance ou au retour périodique des vents brûlants du désert, à la direction des chaînes montagneuses interceptant ou retenant les nuages et les vents, déviant les cours d'eau au limon fécondant. — Ces climats régionaux peuvent être ramenés en définitive à quelques types principaux que nous ferons connaître après l'étude des caractères généraux des agents climatériques.

CHAPITRE III

ÉLÉMENTS MÉTÉORIQUES DES CLIMATS CHAUDS. SAISONS

Les éléments qui ont une activité prépondérante dans la météorologie intertropicale sont : la *luminosité*, la *thermalité*, l'humidité, la pression barométrique, l'électricité atmosphérique.

I. — Luminosité.

L'intensité de la lumière va en diminuant à mesure que la latitude augmente (moyenne actinométrique annuelle = 48° à Paris ; et 56° 5 à Banana, au Congo). Très vive dans les régions prétropicales et pendant la saison sèche (du 15° lat. N. au-dessus du tropique du Cancer et du 18° lat. S. au 30° lat. S.) la luminosité est moins vive pendant la saison pluvieuse et dans la région équatoriale, atténuée par les vapeurs de l'atmosphère. C'est surtout dans les régions désertiques du Soudan et de l'Arabie que la luminosité est extrême et difficilement tolérable, car il n'y a aucun écran de vapeur d'eau interposé entre le soleil et le sol.

La luminosité excessive détermine un travail pigmentaire de la peau et aussi des combinaisons bio-chimiques inconnues jusqu'ici, mais qui peuvent être mortelles si l'exposition à la radiation solaire se prolonge.

II. — Thermalité.

Les climats chauds sont caractérisés par une température moyenne annuelle élevée et généralement constante.

Mais la marche de la température varie d'une zone à l'autre: la moyenne annuelle va de 15 à 30° suivant les points considérés.

a) *Climats équatoriaux.* — La thermalité de la région équatoriale se fait remarquer : — 1° par la constance à une hauteur peu variable aux environs de 28° ; — 2° par son élévation relativement peu forte (Féris).

« La différence thermométrique entre le mois le plus chaud de l'année est, pour chaque parallèle :

A 0° latitude	S.	....	1° 50
— 10°	— N.	....	2° 25
— 20°	— —	....	6° 50
— 30°	— —	....	12° 25 »

La température moyenne présente donc une constance remarquable dans la zone équatoriale pendant la durée de chaque saison et de chaque nycthémère (écart moyen annuel compris entre 5° et 6° au Congo).

Les variations *diurnes*, de 3° à 5° sur le littoral africain et à Madagascar, sont de 6° à 9° sur les plateaux élevés de l'intérieur.

Cette constance de la thermalité à une hauteur médiocre est due à l'écran de vapeur d'eau atmosphérique, substance *athermane*, qui absorbe la chaleur et protège le sol.

Mais ce même écran de vapeur, qui a absorbé pendant le *jour* une partie du calorique, s'opposera pendant la *nuit* au rayonnement du sol et dégagera même une partie de sa chaleur propre, chaleur de vaporisation égale à 540 calories, qu'elle restitue le soir, en repassant à l'état liquide, maintenant ainsi pendant une partie de la nuit une température aussi pénible que pendant le jour.

Ainsi la température reste fixe à un degré élevé comparativement aux climats européens ; elle atteint ou dépasse

150 fois au moins 30° de chaleur ; et reste 200 fois environ par an au-dessus de 20° la nuit, au Congo (Dr Lancaster).

L'équateur thermique de 28° est contenu dans la zone équatoriale, située à peu près en entier dans l'hémisphère boréal sauf au niveau de la presqu'île de Malacca et en Océanie où il fait un court trajet dans l'hémisphère austral.

Les tracés ci-joints (fig. 5) traduisent la marche de la thermalité dans quelques localités équatoriales, et l'influence des causes secondaires modifiant la thermalité.

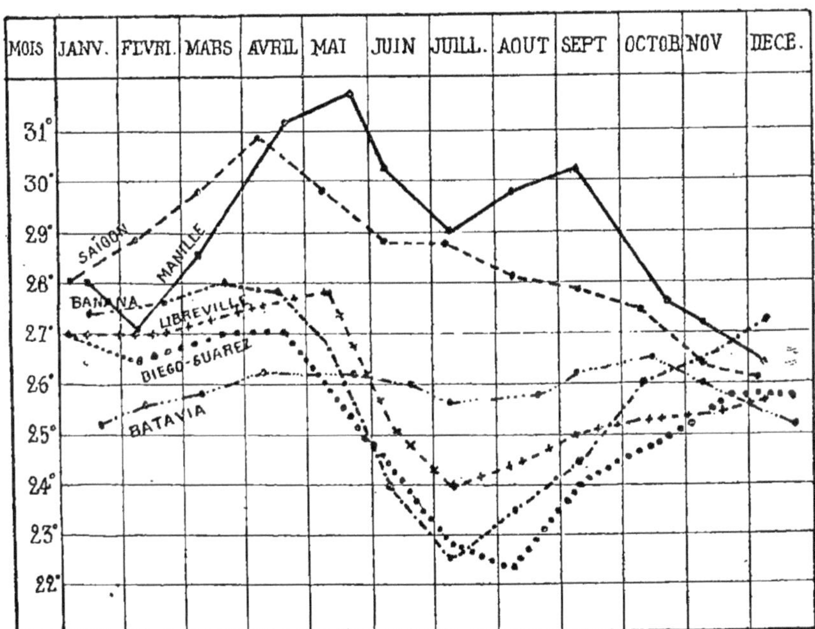

Fig. 5 — Graphique des courbes thermiques des zones équatoriales

b) *Climats tropicaux.* — La thermalité des régions *tropicales* a des amplitudes plus considérables et atteint des degrés plus élevés dans le cours de la *saison chaude* que dans les régions équatoriales. Moyenne annuelle = 23° ; moyenne des mois les plus froids = 20° ; moyenne des mois les plus chauds = 29°5 (écarts moyens de 9°) ; mais les écarts extrêmes vont de *34°* à *36°* (de *40°* à 6° au Tonkin ; de *44°* à 7°9 au Sénégal). Le thermomètre dépasse 30°, 125 à 130 fois par an ; la chaleur de l'hivernage est lourde, énervante en proportion de l'état hygrométrique. Les variations journalières, faibles pendant l'hivernage (6° à 7°), sont considérables pendant la saison sèche et fraîche (moyenne

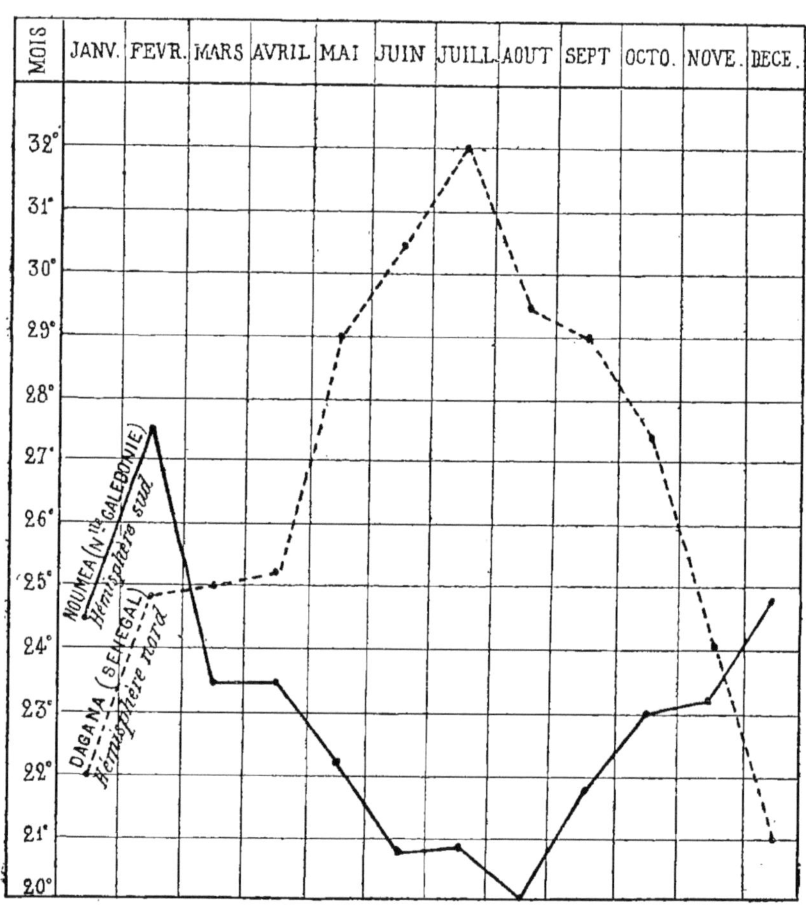

Fig. 6. — Courbe thermique des régions tropicales nord et sud.

10°7 ; — mais pouvant être de 24° au Soudan : 12 degrés matin, 36° à midi). Ces écarts saisonniers et diurnes de la température, si influents sur la santé des Européens, caractérisent cette zone (fig. 6).

c) *Climats prétropicaux.* — Les caractères de la zone tropicale s'accentuent dans la zone prétropicale avec une thermalité toujours inférieure, sauf quelques amplitudes exceptionnelles.

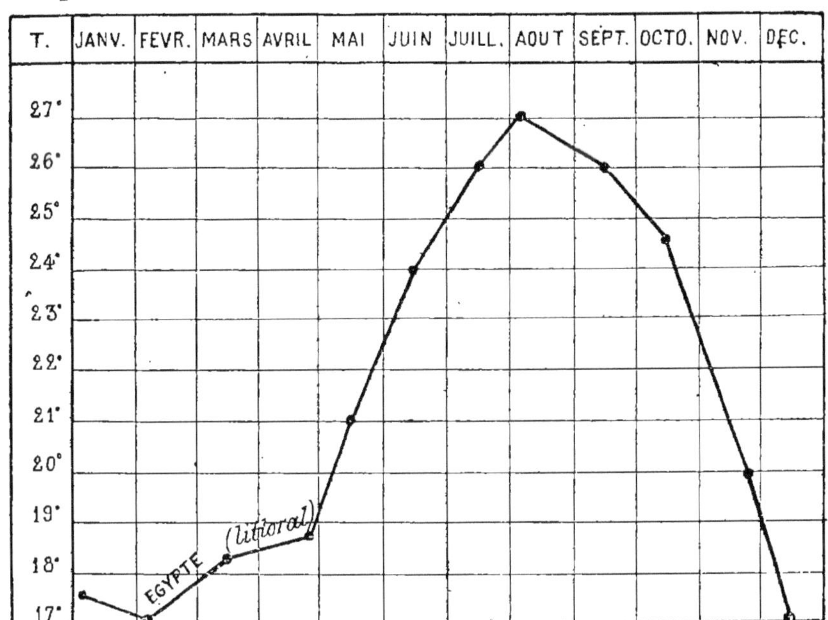

Fig. 7. — Courbe thermique de la région prétropicale.

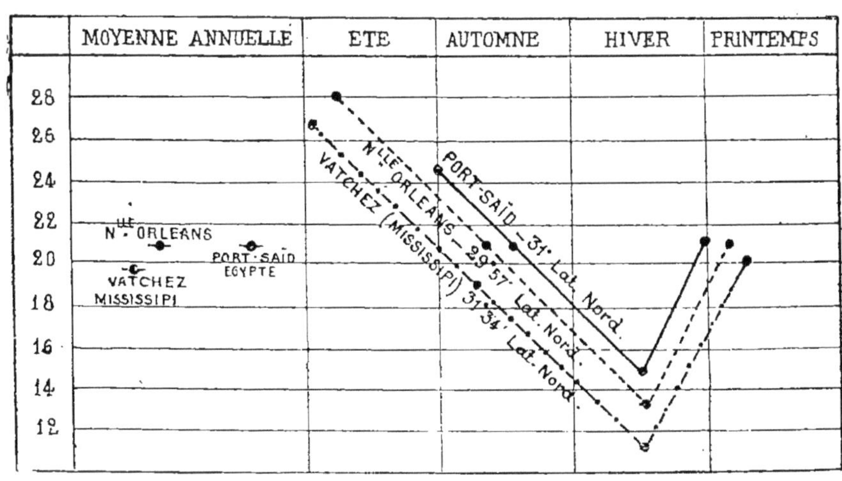

Fig. 8. — Courbe thermique des saisons de la région prétropicale (moyennes saisonnières).

Moyenne annuelle = 20° environ ; les écarts entre les *moyennes* des saisons d'hiver et d'été sont de 10° à 16°

suivant les régions (ils ne sont que de 6o aux Canaries); mais les écarts entre les extrêmes de température sont considérables (mois le plus froid = 4°; mois le plus chaud = 31°) (voir les figures 7 et 8).

Causes locales des modifications de la thermalité. — La thermalité est modifiée par la topographie du lieu, le voisinage des surfaces d'eau, les courants marins ou aériens la nature du sol.

a) *Altitude.* — La température diminue à mesure qu'on s'élève; l'air s'échauffant au contact du sol et par rayonnement, les couches d'air sont d'autant moins chaudes qu'elles sont plus élevées. L'abaissement est estimé, suivant les zones, à 1° pour 150 m. ou 170 m. (Ch. Martius), pour 200 m. (Helmholtz) ou 219 m. sous l'équateur. L'altitude nécessaire pour la formation des glaciers augmente à mesure qu'on s'avance vers l'équateur (5.900 mètres sur la Kénia (Afrique), sur le Chimborazo (Amérique) (voir fig. 9, d'après Le Dantec).

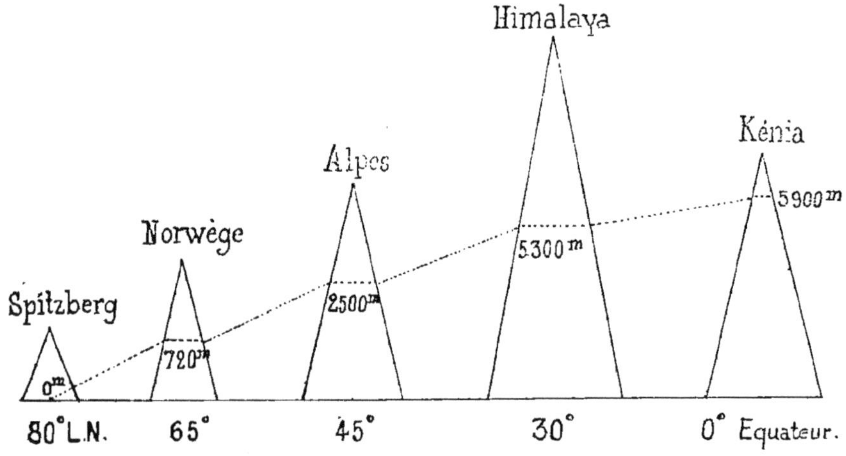

Fig. 9. — Hauteur des glaciers aux différentes latitudes,

Cet abaissement de la température par l'altitude a une grande importance pour l'hygiène parce que l'Européen pourra se soustraire dans les hauteurs à l'action déprimante du climat des terres basses (15 à 17° sur les plateaux du *Mexique* et *d'Abyssinie*, au lieu de 30° sur le littoral ; —

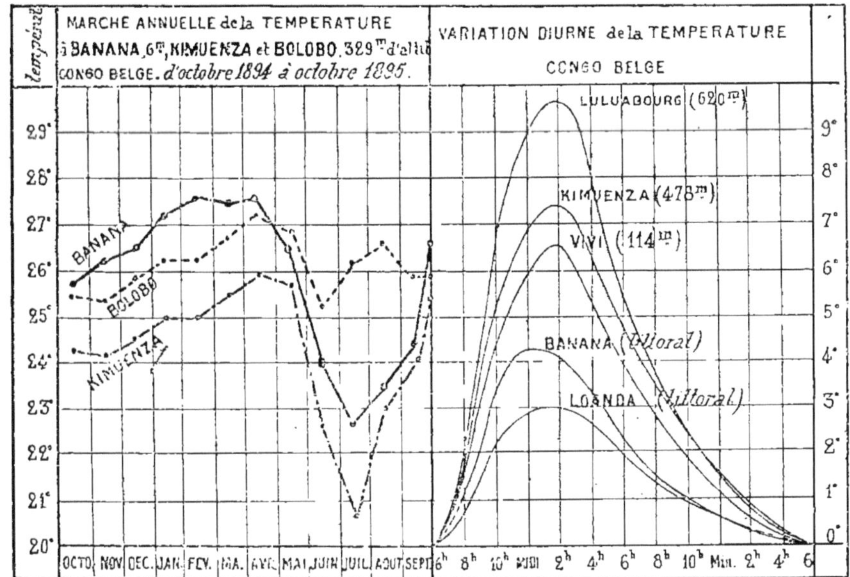

Fig. 10. — Marche de la température suivant la position continentale et suivant l'altitude.

18° à 19° sur les hauts plateaux de Madagascar à 1402 m. d'altitude, au lieu de 29°07, moyenne annuelle de Majunga) (voir figure 10). *L'altitude corrige la latitude.* — Les variations saisonnières sont plus élevées dans les hauteurs que dans les vallées ou sur le littoral (de 0° à + 25 à la Réunion). Les variations diurnes sont très grandes (20° à la Réunion et au Congo belge).

b) *Voisinage de la mer.* — Le voisinage des grandes surfaces d'eau régularise et atténue la thermalité. Les mers sont peu influencées par les variations de la chaleur qu'elles conservent. Le littoral des îles et des continents a, de ce fait, une thermalité constante (écarts thermiques maxima de 6 degrés aux *Canaries*, de 11° à Port-Saïd) (voir fig. 11).

c) *Courants marins.* — Les îles et le littoral des continents subissent l'influence des courants marins. Les côtes occidentales de l'Amérique, de l'Afrique et de l'Australie dans l'*hémisphère Sud* ont une température moyenne in-

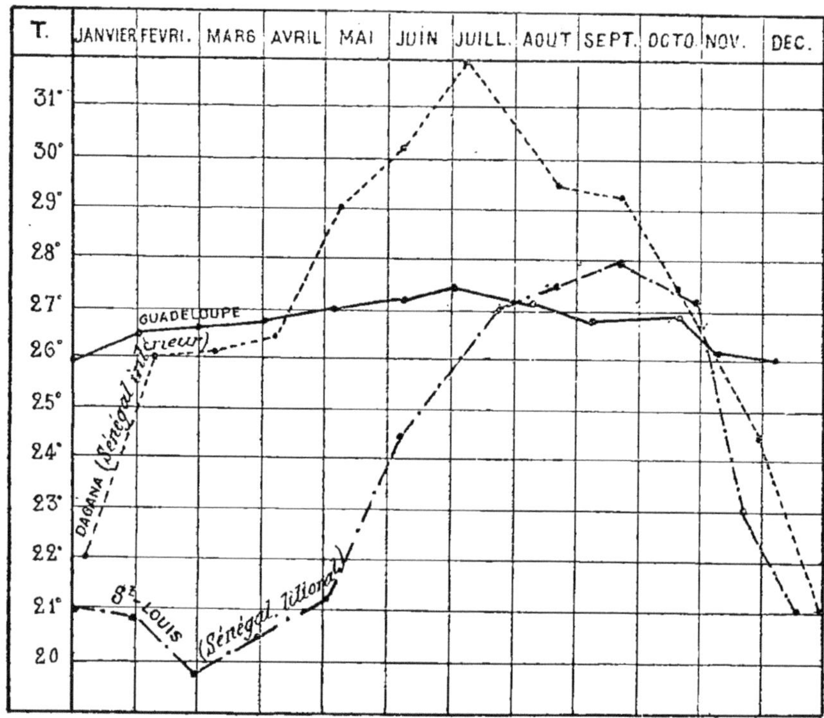

Fig. 11. — Influence de la position insulaire, maritime ou continentale sur la thermalité.

férieure à celle des côtes orientales qui leur correspondent dans les continents (à *Zanzibar :* température variant de 28° à + 25° ; — à *Loanda :* température variant de + 25° à + 19°). Cette différence est due au passage des courants *froids* qui, se détachant du grand courant polaire antarctique, remontent, l'un sur la côte occidentale d'Amérique (courant de Humbold); le second le long de la côte occidentale de l'Afrique Sud ; l'autre sur la côte occidentale d'Australie, refroidissant et égalisant la température, et donnant lieu à la formation de bancs de brume épais. Arrivés à l'équateur ces courants s'infléchissent à l'ouest traversant les océans et vont former les courants *chauds* qui baignent les côtes orientales des mêmes continents.

Dans l'hémisphère Nord ce sont les *côtes orientales* des continents qui sont refroidies par les deux courants *froids*, bien moins importants, qui se détachent du courant polaire arctique. — Les courants chauds venus du golfe des Antilles, du golfe de Bengale, viennent baigner les côtes occidentales.

Climats marins et continentaux. — D'après ce qui précède il est facile de comprendre combien diffèrent les climats des terres continentales et ceux des terres baignées par la mer, soumises à l'influence des courants d'eau froide ou chaude, balayées par les brises de mer ou les grands vents réguliers. Les premières, *terres à climat continental*, ont des écarts considérables de la thermalité, *des climats variables* dus aux irradiations considérables de la surface du sol et aux conflits des phénomènes atmosphériques déterminés par la topographie accidentée. Les secondes, *terres à climat marin*, ont leur thermalité régularisée par la température peu variable des masses d'eau qui les baignent; elles ont le bénéfice de la salubrité des brises marines, mais ont une atmosphère plus humide : il en résulte un *climat constant* et relativement tempéré.

d) *Nature du sol.* — La thermalité est d'autant plus élevée que le sol absorbe plus les rayons calorifiques du soleil. Le sol sablonneux a le pouvoir absorbant le plus considérable (11° 2 en moyenne de plus que l'air, à Kimnenza, Congo). L'humus a le pouvoir d'absorption, le plus faible. La végétation l'augmente.

III. — Humidité.

Par son abondance, sa constance, sa tension, l'humidité constitue un des caractères dominants des climats chauds.

A l'exception de l'Arabie, de la partie occidentale de l'Australie, des déserts du centre de l'Asie, des déserts du Sahara, de ceux de moindre étendue de l'Afrique et de l'Amérique méridionales, qui ne sont jamais visitées par l'anneau nuageux résultant de l'excessive évaporation des eaux de la mer, des lacs et des fleuves sous les latitudes chaudes, les régions chaudes sont toutes caractérisées par l'abondance de l'humidité atmosphérique. On peut juger de la quantité de vapeur d'eau que peut contenir l'atmosphère tropicale lorsqu'on sait qu'à la température de 30° 1 mètre cube d'air peut contenir 30 gr. d'eau.

C'est sur les côtes et sur les versants exposés aux vents du large que l'humidité atteint son maximum.

L'atmosphère des pays chauds contient souvent plus de 85 centièmes et rarement moins de 60 centièmes d'humidité. S'il est vrai que la moyenne annuelle d'humidité dans les pays chauds (78 centièmes à Banana; 79,2 en Cochinchine) est à peu près la même que dans les pays tempérés (74 centièmes en Belgique), il faut remarquer que l'humidité de la Belgique correspond à une température moyenne de 10°, tandis que celle des pays chauds correspond à des températures de 26° à 27°. De plus, tandis que le maximum d'humidité en pays tempéré est contemporain de la saison froide, il correspond dans les pays chauds à la saison chaude et ce maximum est fréquemment atteint (voir figures 12 et 13).

Le degré hygrométrique varie suivant la chaleur et suivant les saisons (voir figure 14).

Tension de la vapeur d'eau. — Le degré de tension de la vapeur d'eau exerce une influence prépondérante sur l'organisme. Elle est beaucoup plus élevée dans les pays chauds (18 à 20 millim. au Congo et aux Antilles; 22 millimètres 64 à la Guyane) que dans les pays tempérés (8 millimètres à Bruxelles). Variant avec la température et l'humidité relative elle atteint son maximum pendant la saison chaude; diminue sur les hauteurs (4 millim. de moins au Camp-Jacob qu'à la Basse-Terre, Guadeloupe). Elle atteint son maximum sur les villes du littoral recevant les vents du large (Rio-de-Janerio).

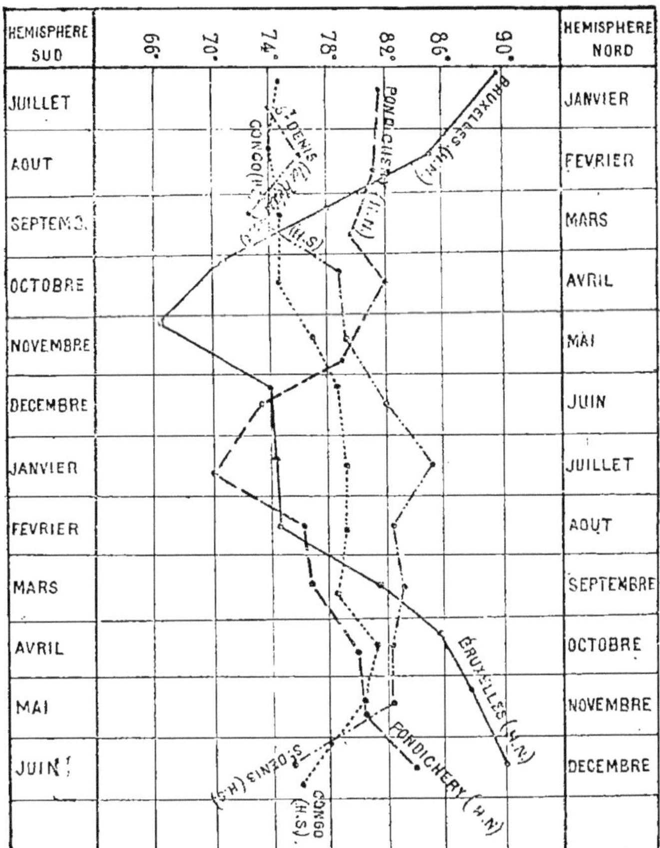

Fig. 12. — Courbes hygrométriques et saisons correspondantes dans les deux hémisphères.

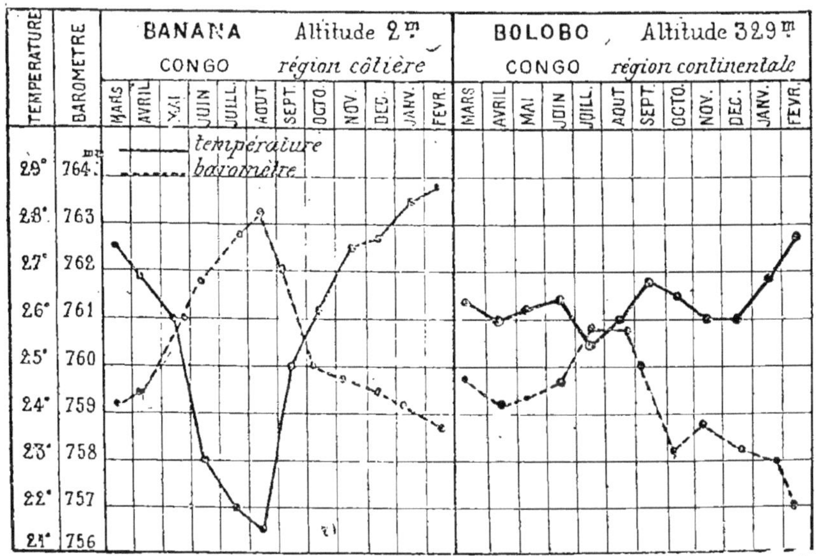

Fig. 13. — Graphiques comparatifs de la marche du thermomètre et du baromètre.

Sous l'effet d'un vent soufflant d'une région désertique (Khamsin, Harmattan), l'humidité subit un abaissement

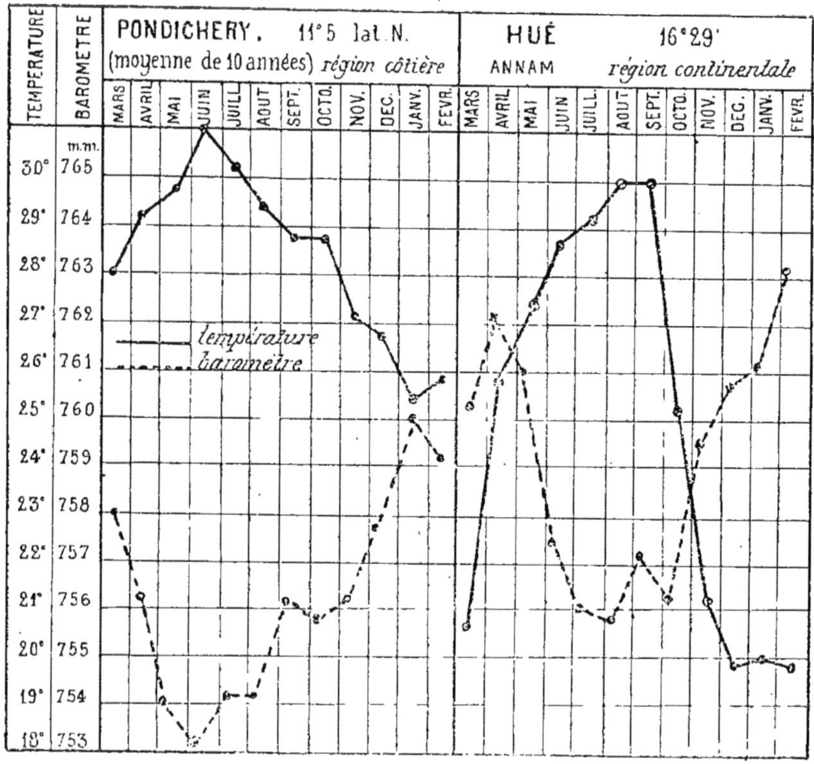

Fig. 14. — Région tropicale.

considérable (38 centièmes et 7 millim. de tension au lieu de 66 centièmes et 15 millim. de tension en moyenne au Sénégal).

L'humidité diffère d'une zone à l'autre ainsi qu'il suit :

Zone équatoriale : l'humidité relative de 66 à 98 centièmes; la tension de 20 à 28 millim.

Zone tropicale : l'humidité relative de 56 à 87 centièmes; la tension de 13 à 24 millim.

Zone prétropicale : l'humidité relative de 18 à 60 centièmes; la tension souvent au-dessous de 13 millim.

IV. — Saisons et Pluies.

1° *Saisons.* — L'apparition régulière de pluies abondantes ou leur redoublement à une certaine époque de l'année caractérise une saison dite *humide* ou *hivernage*. Elle est aussi appelée *saison chaude*, car ces pluies coïncident avec le passage du soleil sur l'hémisphère correspondant. « Elle précède et suit avec des périodes de transition plus ou moins marquées, la *saison dite sèche* par opposition, ou *saison fraîche* parce qu'elle coïncide avec la présence du soleil dans l'autre hémisphère (1). » L'alternance de la sécheresse et de la pluie est la caractéristique de la climatologie intertropicale. Il n'y a pas un hiver et un été avec des saisons intermédiaires comme en Europe, mais une ou deux saisons où il pleut beaucoup et où il fait très chaud et une ou deux saisons durant lesquelles il pleut moins, sinon pas du tout et qui est moins chaude ou fraîche.

Théoriquement les saisons se répartissent ainsi :

Zone équatoriale.	2 saisons de pluies 2 — sèches.
Zones tropicales et prétropicales.	1 saison des pluies. 1 — sèche.

La cause de ces différences est dans le mouvement apparent du soleil au-dessus du globe terrestre. Il est des régions qui voient passer le soleil deux fois par an, à intervalles réguliers et éloignés, à leur zénith : ce sont les régions équatoriales. Près des tropiques, les deux passages du soleil sont plus ou moins rapprochés de telle façon que leurs effets s'ajoutent, unissant bout à bout la durée d'influence de chacun d'eux ou les confondant en partie. Là où

(1) Dr Layet, Etudes d'hygiène intertropicale (*Arch. med. navale ;* t. XXVII).

est le soleil, là aussi est l'anneau nuageux, le premier déversant la chaleur, le second déversant des pluies torrentielles, apportant avec eux la saison chaude et humide. Ils sont suivis par les vents alizés qui apportent les temps secs et chassent les nuages du ciel.

Dans le cas où les deux passages du soleil sont très espacés il y a deux saisons de pluies séparées l'une de l'autre par deux saisons sèches alternant régulièrement, mais de durée inégale; un même lieu est balayé par les alizés du N.-E. pendant une saison sèche et par les alizés du S.-E. dans la seconde saison sèche.

Dans le second cas, près des tropiques, les deux saisons des pluies, s'ajoutant ou se confondant, n'en font plus qu'une et la saison sèche également devient unique, s'allonge, dure tant que le soleil est dans l'hémisphère opposé à celui du point que l'on considère. Un même lieu n'est balayé que par un alizé, celui du N.-E. dans la région tropicale N.; celui du S.-E. dand la région tropicale S. *Ainsi la saison sèche et fraîche* règne au *tropique Nord* pendant que la saison *chaude et pluvieuse* règne au *tropique Sud* (Réunion; Sénégal).

La saison des pluies dans *la zone tropicale* est plus longue au voisinage de la zone équatoriale que près des tropiques.

Dans la *zone équatoriale* il y a une grande et une petite saison des pluies, une grande et une petite saison sèche.

1° La *grande saison des pluies* se produit alors que le soleil arrive au zénith du lieu en remontant du sud au nord;

2° Inversement la *petite saison des pluies* a lieu avec le retour du soleil du nord au sud;

3° La *grande saison sèche* se produit lorsque le soleil est en marche vers le tropique le plus éloigné du point que l'on considère, tropique Sud pour les points situés dans l'hémisphère Nord; tropique Nord pour les points situés dans l'hémisphère Sud. Elle est caractérisée par l'établissement des alizés venant de l'hémisphère où l'air se trouve;

4° La *petite saison sèche* a lieu quand le soleil marche vers le tropique situé dans le même hémisphère que le lieu considéré. Elle est caractérisée par l'établissement des alizés venant de l'hémisphère opposé.

La raison de la prédominance de la saison des pluies amenée par la marche ascendante du soleil du sud au nord réside dans la prédominance des mers dans l'hémisphère Sud. Le soleil exerce sur cette partie du monde une action évaporatrice considérable qui charge l'atmosphère d'humidité augmentée par les apports des alizés du S.-E. Le soleil s'avance ainsi vers le nord avec un anneau de nuage très épais déversant sur son parcours des eaux abondantes. Au contraire, dans le nord, les surfaces océaniques étant moins étendues, l'anneau nuageux ne pourra pas refaire intégralement sa provision d'eau ; il redescendra appauvri et ne déversera que des pluies moins abondantes dans son parcours du nord au sud.

Pour les mêmes raisons la saison des pluies des régions tropicales *Nord* est plus abondante et plus prolongée que dans le *Sud*.

Les tableaux suivants résument la distribution des saisons dans les zones équatoriales et les zones tropicales.

I. — *Tableau des saisons équatoriales*

POSITION DU SOLEIL	HÉMISPHÈRE NORD — TYPE		HÉMISPHÈRE SUD — TYPE		VENTS
		Saisons de la Guinée		Saisons du Gabon	
1° Soleil marchant au Nord de l'Equateur :	Grande saison des pluies..............	15 avril à 1er août			Alizés de Sud-Est
De l'Equateur au Tropique Nord.	Petite saison sèche....	1er août à 1er octobre.	Grande saison sèche...	16 mai à 1er octobre.	
Du Tropique Nord à l'Equateur.	Petite saison des pluies.	1er octobre à 15 décembre.			
2° Soleil marchant au Sud de l'Equateur.			Petite saison des pluies	1er octobre à 15 décembre.	Alizés de Nord-Est
De l'Equateur au Tropique Sud..	Grande saison sèche...	15 décembre à 15 avril.	Petite saison sèche....	15 décembre à 31 janvier.	
Du Tropique Sud à l'Equateur.			Grande saison des pluies.	1er février à 16 mai.	

II. — *Tableau des saisons tropicales.*

		Saisons du Tonkin		Saisons de l'île de la Réunion	
1° Soleil au Nord de l'Equateur.	Saison des pluies, hivernage............	15 avril à 15 octobre.	Saison sèche fraîche...	1er mai à 31 octobre.	Alizés de Sud-Est.
2° Soleil au Sud de l'Equateur.	Saison sèche fraîche...	15 octobre à 15 avril.	Saison des pluies, hivernage.	1er novembre à 30 avril.	Alizés de Nord-Est

Quantité annuelle des pluies suivant les latitudes.

LOCALITÉS	LATITUDES	TEMPÉRATURES MOYENNES		VENTS PLUVIEUX	JOURS DE PLUIE	QUANTITÉ de PLUIE TOMBÉE
		Saison sèche	Saison des pluies			
Belgique	51° *nord*	10° moyenne annuelle				0 mètre 700
France		12°				0 816
Port-Saïd	31° 16 N.	15°	25°		61	0.062
Cuba (la Havane)	23° 9	26° moyenne annuelle		E.-N.-E. (Alizés)	102	1.196
Calcutta	22° 33	22°.5	28	S.-O. (Mousson)	80	1.928
Guadeloupe	16	26.3	27	E.-S.-E. (Alizés)	211	2.608
Sénégal	15	20	26	N. N.-O. (Alizés)	30	0.397
Pondichéry	11.5	26.3	29.8	S.-O. (Mousson)	80	1.187
Saïgon	10.46	27	29	S.-O (Mousson)	180	2.000
Côte-d'Or (Grand-Bassam)	6 à 5	28° moyenne annuelle		S.-O. (Mousson)	126	3.500
Guyane (Cayenne)	4.56	28.4	27.6	N.-N.-E.--E.-S.-E.	156	3.800
Gabon (Libreville)	0.23	26.43 moyenne annuelle		S. — S.-S.-E.	138	2.392
Bornéo	— 0° —	27.8		O -N.-O.	219	3.500
Java (Batavia)	de 6° à 7° *sud*	25.7		O.-N.-O.	155	1 803
Congo (Banana)	de 6° à 9°	25.9			105.2	0 m. 765 mm.
Madagascar (Diego-Suarez)	12°	25°6	27°2	N.-O.-N.	79	0 m. 727
Ile de la Réunion	20° à 21°	23	26.64	E.-N.-E.	80	1.157
Nouvelle-Calédonie	23°	20.1	26.8	E.-S.-E.	125	1.100

2° *Pluies.* — La quantité d'eau déversée sur les régions intertropicales est considérable, ainsi que le prouvent les tableaux ci-joints (fig. 15 et 16).

Localités	France	Marseille	Port-Saïd	la Havane	Calcutta	Guadeloupe	Sénégal	Pondichéry	Saïgon	Gd Bassam	Guyane	Gabon	Bornéo	Batavia (Java)	Banana (Congo)	Diégo-Suarez (Madagascar)	Réunion	Nlle Calédonie
Latitud.	43°51 Nord	43°	31°	23°9	22°	16°	15°	11°5	10°46	6°à5°	4°56	0°23	0° Équateur	6°7 Sud	6°	12°	20°	23°

Fig. 15. — Quantités annuelles de pluies suivant les latitudes.

Cette quantité varie beaucoup d'une année à l'autre dans un même pays.

Les pluies ne se répartissent pas sur toute l'année comme dans certaines régions européennes. Elles apparaissent à des époques déterminées (8 mois de pluie au Congo, en Cochinchine, à Madagascar) et leur établissement intermittent joue un rôle important dans l'apparition de certaines maladies endémiques (choléra, paludisme).

Il peut survenir en saison sèche quelques averses analogues aux giboulées de mars. Cette distinction est moins prononcée dans l'intérieur des continents.

Un autre caractère des pluies intertropicales est leur courte durée. Elles tombent par averses qui durent exceptionnellement plus de 12 heures (si l'on excepte le Tonkin et les hauts plateaux). — Elles sont comparables aux pluies d'orages dans l'été européen, accompagnées de phénomènes électriques, et de bourrasques de vents, arrivant parfois de points opposés et déterminant des coups de vents tour-

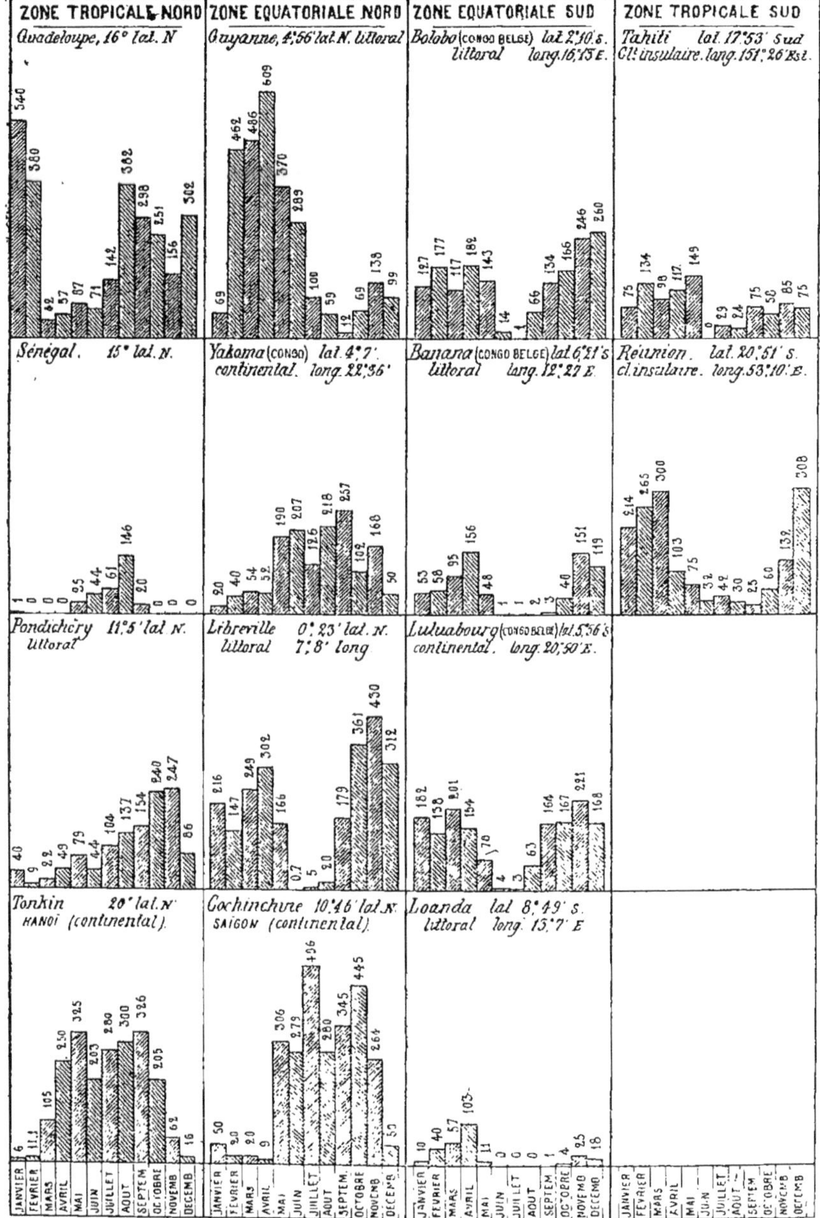

Fig. 16. — Distribution annuelle des pluies dans la zone intertropicale.

nants (*tornades*) d'une violence extrême, très dangereux pour les maisons et surtout pour les navires en mer.

La quantité d'eau qui tombe dans des averses dépasse fréquemment 50 mm. et atteint jusqu'à 100 mm. et même 163 mm. (à Bolobo, Congo Belge). Elles ont une fréquence plus marquée après midi, de 3 heures du soir jusqu'au coucher du soleil, après un commencement de journée marqué par un ciel sans nuages.

a) *Causes des modifications dans la chute des pluies.* — Les pluies deviennent plus abondantes et plus continues à mesure qu'on s'enfonce dans l'intérieur des terres, qu'on se rapproche de l'équateur, au voisinage des grandes forêts (forêts du Brésil, de l'Aruwimi, de l'Afrique centrale, de l'Archipel malais).

Les chaînes de montagnes refroidissent les masses nuageuses, d'où des chutes de pluie très abondantes. Il est des chaînes de montagnes qui forment une barrière que les nuages ne franchissent pas : chaîne des Ghattes, Himalaya, Cordillières, etc.) Il en résulte des pluies abondantes sur un versant (Brésil ; vallée de l'Amazone, forêts du Sikkim, du Teraï) et la sécheresse sur le versant opposé (déserts du Pérou, du Thibet, du Benguela, etc.).

b) *Grêle. Brouillards.* — La *chute de grêle* est un phénomène exceptionnel qui a été observé quelquefois à l'intérieur du continent africain.

Les *brouillards* dépendent des dispositions locales du sol, se montrant surtout dans les rizières, les deltas, les vallées encaissées, le long des cours d'eau, au voisinage des forêts.

Ils se produisent pendant la nuit et se dissipent le matin. Leur intensité est en raison directe de la pureté atmosphérique pendant la première partie de la nuit et du rayonnement qu'elle provoque et en raison inverse de la tension de la vapeur atmosphérique. Rarement les brouillards sont assez intenses pour persister toute la journée (53 jours par an à Rio-de-Janeiro).

L'influence attribuée à la présence du brouillard dans la

propagation du paludisme oblige l'Européen à se protéger contre eux.

V. — Orages et Electricité.

Obéissant aux mêmes lois générales que les pluies, les orages et les phénomènes électriques sont beaucoup plus fréquents en saison chaude (21 orages pendant l'hivernage sur 25 à Rio-de-Janeiro) on compte jusqu'à 140 jours d'orage dans l'année dans la Malaisie et l'Afrique Equatoriale. — Les orages avec pluie se produisent généralement dans la soirée et la nuit.

Ozone. — La richesse de l'atmosphère en ozone est plus grande sous les tropiques que dans les pays tempérés (moyenne : 6,3 à Loando, Congo, — 4,7 à Uccle, Belgique : — Dr Lancaster). — Le degré ozonométrique est plus élevé en saison sèche et pendant la nuit. Son influence sanitaire est difficilement saisissable dans ces proportions.

VI. — Barométrie.

La pression barométrique est plus basse qu'en Europe et a des oscillations à faibles amplitudes, en dehors des ouragans (moyenne : zone équatoriale = 759 ; zone tropicale = 767 mm. ; — amplitudes extrêmes : zone équatoriale 3 à 4 millim. ; zone tropicale de 12 à 15 millimètres). Le minimum se manifeste au cours de la saison chaude et le maximum pendant la saison sèche.

La faible tension barométrique est due à l'échauffement et à la dilatation de l'air et aussi à la substitution d'une certaine quantité d'air sec dans l'atmosphère. Il en résulte une gêne respiratoire sur laquelle nous reviendrons plus tard.

VII. — Vents.

Les vents modifient les effets de la chaleur, apportant ou chassant des particules solides chargées de germes morbides. Les plus généraux sont les alizés.

Alizés. — Ces vents réguliers (*trade wind's*) soufflent des tropiques vers l'équateur sur une zone de 20 à 25 degrés et suivent les oscillations du soleil et de son anneau nuageux, formant deux grands courants aériens l'un au nord de l'équateur, alizés du N.-E, l'autre au sud, alizés du S.-E. — Lorsque, sur leur parcours, ces vents, chargés des nuages récoltés au-dessus des océans, rencontreront une terre, ils modifieront son climat : s'ils viennent de traverser une vaste étendue d'eau ils apporteront la pluie ; si, au contraire, ils ont traversé une vaste étendue de continent, ils arriveront dépouillés d'humidité (vents d'Est au Pérou); Si le continent traversé est chaud et sablonneux ils arriveront secs, brûlants et chargés de poussières (l'harmattan de Guinée, le pampero de la Plata).

a) *Déviations des alizés ; moussons*. — La rencontre et l'échauffement des terres modifient la direction des alizés : ainsi les alizés de N.-E. deviennent de N.-N.-O. et O. sur la côte occidentale lorsque le soleil échauffe le continent Africain, et les alizés de S.-E. deviennent les moussons de S.-O. dans l'océan Indien, lorsque le soleil échauffe le continent Asiatique. D'une manière générale, tous les lieux situés sur les *côtes occidentales* voient leur saison des pluies s'établir avec des moussons ou des courants atmosphériques déviés des alizés, tandis que, sur les côtes orientales, la saison des pluies s'affirme par les vents alizés eux-mêmes.

Brises locales. — Les brises locales, déterminées par la différence dans la rapidité d'échauffement et de refroidissement entre la surface du sol et celle de la mer, influent sur le climat des localités maritimes. Très faible dans les régions équatoriales très humides, ce phénomène est très accentué dans les régions sablonneuses de la zone tropicale où le rayonnement nocturne est considérable.

b) *Véhiculation des poussières et des germes.* — Le vent rend la chaleur plus supportable par l'évaporation cutanée qu'il provoque et en diminuant l'humidité atmosphérique.

Il peut exercer une influence sanitaire considérable comme véhicule des poussières et des germes. Le vent peut chasser les germes, mais il peut aussi les apporter. Un courant d'air de 4 mètres à la seconde suffit à détacher d'une surface liquide et à transporter jusqu'à une faible distance des molécules liquides ou des poussières sèches détachées du sol par une force quelconque. Ces molécules solides ou liquides sont des «porte-microbes ». Les vents venant de l'intérieur des terres, ayant passé sur des marécages, sont particulièrement dangereux. Au Sénégal, sur les bords de la mer Rouge, dans les plaines de l'Amérique du Sud, le vent soulève d'épais nuages de poussière minérale à la fin de la saison sèche.

Les vents venant du large sont salubres. L'air marin est, en effet, pauvre en micro-organismes (4 à 5 germes à peine pour 10 mètres cubes en plein Océan, — d'après Miquel, Fischer). La mer dévore les germes. Leur nombre augmente à mesure qu'on se rapproche des côtes et peut aller jusqu'à 40 ou 45 germes sous l'influence des vents soufflant du large, mais ce bénéfice ne s'étend qu'à une zone étroite, car pendant sa course au-dessus des terres le vent se chargera de germes et pourra devenir insalubre si ces germes sont pathogènes. Ainsi les vents de mer coïncident avec l'hivernage et la recrudescence de l'insalubrité dans l'intérieur des terres au Gabon, Congo, Dahomey, Brésil, etc... Ces vents sont particulièrement dangereux au commencement et à la fin de la saison des pluies, pendant les périodes où la terre est alternativement sèche et humide, où les bords vaseux des marais sont exposés à l'assèchement.

c) *Ouragans* (*typhons* dans les mers de Chine ; *cyclones*, dans l'Océan Indien ; *ouragans* aux Antilles). — Ces coups de vent, d'une violence considérable et occasionnant de véritables désastres, se font sentir surtout sur les côtes et sur les îles. Ils se produisent à l'époque des changements de moussons. Ils intéressent l'hygiène par les pluies torrentielles qu'ils déterminent. Les inondations qui les suivent ont été fréquemment le signal d'épidémies de paludisme.

VIII. — Le Sol.

Le sol agit sur la salubrité des régions chaudes par sa configuration, par sa composition, par le mode d'écoulement des eaux. D'une manière générale, l'insalubrité règne là où les pluies sont abondantes et le sol formé d'alluvions, sans déclivité, coupé de canaux et de marécages.

Les terres du littoral, des vallées basses ou encaissées, des dépressions centrales, sont généralement formées d'alluvions fréquemment inondées, occupées par des nappes d'eau stagnante sur de vastes étendues, couvertes de hautes herbes ou de forêts, maintenues en état d'humidité constante.

Les fleuves des tropiques (Niger, Ogooué, Congo, Zambèze, Amazone, Mississipi, Gange, Indus, Mé-Kong, Song-Koï, etc., etc.) roulent des masses d'eau considérables (100.000 m^3 d'eau à la seconde, pour *le Congo* à l'époque des crues) et une masse sédimenteuse telle qu'à leur embouchure la terre gagne, en certaines régions, jusqu'à 50 mètres par an (Hong-Yen, au Tonkin, port de mer au XVIIe siècle, est aujourd'hui à 6 lieues de la mer). A chaque inondation les eaux de ces fleuves opèrent un colmatage de 30 à 50 centimètres sur les terres qu'elles recouvrent (Tonkin).

Ces cours d'eau forment à leur embouchure de vastes *deltas* (delta du Tonkin = 125 kilomètres de longueur et 120 kilom. de base) composés de terres alluvionnaires, inondées, coupées de canaux. Des îles boueuses, sans cesse en formation, en obstruent l'entrée. Sur leurs bords, des plaines de joncs, des savanes mobiles, cachant sous elles un sol mobile, s'étendent sur de vastes surfaces. Des *lagunes*, résultant du conflit des eaux de la mer et du fleuve, forment de longs chapelets (Madagascar) ou de vastes surfaces d'eau stagnante et mixte (côte occidentale d'Afrique, Colombie) le long des côtes. A l'intérieur, le long de leur parcours, les fleuves remplissent, à l'époque de leurs crues, toutes les dépressions du sol qui deviennent ainsi des *marécages* à niveau variable, à bords et fonds vaseux s'exhaussant sans cesse (lacs d'Avon et de Denham au Dahomey).

Sur les côtes qui subissent le mouvement des marées (Indo-Chine), les eaux de mer remontent le lit des fleuves, refoulent les eaux douces, se mélangent avec elles et recouvrent ainsi une grande étendue des terres basses des deltas.

Les terres basses des vallées et dépressions centrales sont également inondées à l'époque des crues périodiques, au moins une fois par an. Les détritus charriés par les eaux qui descendent des hauteurs s'accumulent dans les bas fonds (vallées de l'Amazone, du Congo, etc.).

Le caractère de composition le plus général des dépôts artificiels qui forment les terres basses du littoral ou des vallées et sur lesquels reposent les alluvions les plus récentes consiste dans la présence, en fortes proportions, de latérite (oxyde ferrique à divers états d'hydratation), produit de désagrégation des roches des sous-sols des hautes régions, qui, mélangée aux détritus végétaux, donne aux terres basses une teinte variant du rouge brun au rouge jaunâtre qu'on retrouve dans le bassin du Congo, en Indo-Chine, dans l'Inde, etc., etc.

Les *hauts plateaux* présentent parfois des conditions aussi insalubres que les terres basses des tropiques. Les vastes plateaux ou dépressions, compris entre les grandes ondulations des régions montagneuses, sur les versants à pentes douces, exposés aux vents humides des océans, offrent des marécages étendus, des surfaces inondées pendant une grande partie de l'année (vallée du Mangoro à Madagascar). Les grandes dépressions des massifs montagneux, situés au centre des continents ou des grandes îles, forment des lacs dont les rives sont vaseuses, dont les eaux débordent à l'époque des grandes pluies (lacs Tanganika, Albert Victoria, Tchad, lac Itasy, près de Tananarive, à 1177 m. d'altitude.)

Ce qui vient d'être dit s'applique au littoral et aux vallées des grandes îles (Grandes Antilles, Malaisie, Madagascar, etc.)

Les petites îles, au moins celles qui sont d'origine volcanique, sont généralement affranchies de ces grandes surfaces marécageuses. Parfois, sur la côte, dont les plages sont formées de sable volcanique et corallin, se trouvent des réservoirs d'eau stagnante, véritables lagunes formées par l'obstacle qu'opposent à l'écoulement des eaux les ceintures de récifs, de coraux qui entourent ces îles.

Ainsi la présence d'immenses étendues de terres alluvionnaires inondées, de marécages, de lagunes, de lacs à bords vaseux est la caractéristique des terres basses ou des dépressions centrales sur les hauteurs dans la zone intertropicale.

Les fermentations les plus dangereuses y sont très actives, trouvant leur aliment dans l'abondance des détritus organiques, dans l'humidité constante, favorisées par une température toujours élevée. L'infection palustre y règne en maîtresse. Les germes du choléra, de la dysenterie, de la fièvre jaune, du typhus, etc., s'y multiplient et y acquièrent une redoutable virulence. Le voisinage de la mer et l'influence de ses brises pures et rafraîchissantes atténuent légèrement, sur une zone étroite du littoral, les dangers inhérents aux terres basses. Mais, dans les vallées encaissées et dans les vastes dépressions centrales inondées et boisées, ces dangers se présentent avec toute leur formidable puissance. — Le refuge le plus sûr pour l'Européen sera dans les montagnes, sur les plateaux à sol déclive, dans les petites îles à sol volcanique. C'est là qu'il pourra vivre en sécurité ou chercher un abri temporaire et refaire sa santé compromise par le séjour dans les terres basses quand il y est retenu par ses affaires.

CHAPITRE IV

TYPES PRINCIPAUX DES CLIMATS RÉGIONAUX

Classification. — Dans chacune des trois zones de climats chauds les localités sont loin de présenter des caractères climatériques uniformes. Elles sont différenciées par les conditions de voisinage de la mer, de pluies, de vents, de configuration du sol.

Les conditions qui résultent de la proximité ou de l'éloignement des océans sont des plus influentes et permettent de distinguer dans chaque zone trois catégories de climats régionaux :

1° Climat côtier;

2° Climat continental { de plaine, d'altitude ;

3° Climat insulaire.

Nous examinerons dans chacune des zones des climats chauds un type de chacune de ces catégories.

I. — Zone équatoriale.

L'Afrique équatoriale nous fournira les types de cette zone. Cette vaste étendue du continent africain qui va du 5° lat. N. au 13° lat. S. présente trois parties distinctes :

1° *Une région maritime*, située à l'embouchure des fleuves Congo, Ogooué, Gabon, s'étendant de l'océan Atlantique jusqu'aux pieds des monts de Cristal;

2o *Une région centrale*, qui n'est autre que le fond du bassin du Congo, vaste cuvette alluvionnaire dont les bords s'élèvent graduellement et inégalement (de o m. 50 à 1 m. par kilom.) jusqu'à 400 et 700 mètres;

3o *Une région montagneuse*, constituée par les massifs qui forment les rives de la cuvette, de cette ancienne mer intérieure parcourue par le Congo.

A. — *Climat côtier de l'Afrique Equatoriale.*

Topographie. — Constitution du sol. — Les localités de Boma et Banana, dans le Congo Belge, celles de Libreville et Loango (1), dans le Congo Français, peuvent être rapprochées dans une description commune.

Le sol bas, vaseux ou sablonneux, coupé de marigots, inondé au moment des crues, est formé par les alluvions que charrient les cours d'eau considérables qui y débouchent. Par place se rencontrent quelques monticules, mais le terrain ne s'élève qu'à partir d'une certaine distance de la côte.

Libreville, chef-lieu du Congo français,est établi sur la rive droite de l'estuaire du Gabon, qui mesure en ce point environ 7 milles de large (2). Les habitations sont édifiées sur des monticules recouverts d'un terrain argilo-sablonneux; entourés de bas-fonds occupés par des dépôts alluvionnaires et couverts d'une riche végétation.

Le poste de *Loango* est également construit sur une petite colline de 40 m. d'altitude, au fond de la baie du même nom, et entouré, au nord, au sud et à l'est, par des marais. Une lagune se trouve à une extrémité de la baie. Partout une végétation abondante couvre les fonds.

(1) Libreville—	Long. = 7°,6 E.	— Lat. = 0°,23 N.	— Alt. = 32 m.
Loango	— — — 9°,25	— — — 4°,38 S.	— — — 40 —
Banana	— — — 13°,30	— — — 6°,0 id.	— — — 2 —
Boma	— — — 13°,6	— — — 5°,51 id.	— — — 24 —

(2) Dr Duvigneau. *Guide médical au Congo.* Paris, 1901.

Boma, capitale du Congo Belge, est située sur la rive droite du bas Congo, étagée sur une colline à pente douce, formant le centre d'un amphithéâtre de montagnes qui, en raison de leur faible élévation et de leur éloignement, n'arrêtent pas les vents régnants.

Plus au sud, *Banana* est à l'embouchure même du Congo sur une langue de sable que la mer baigne à l'Ouest et qu'une crique de 800 à 1000 m. de largeur baigne à l'Est.

Température. — La moyenne annuelle de ces quatre stations varie peu de l'une à l'autre (24°,4 à Loango; 26°,43 à Libreville). Celle de Banana, 25°,5, peut être considérée comme la moyenne de la région.

Les plus *hautes* températures sont observées en février, mars et avril (34°, 34°,5, 36°). Les plus douces sont observées en juin, juillet et août (17° à Libreville, 15°,5 à 16°,6 à Banana, 13° à Boma et à Loango).

Pendant 168 à 170 jours par an, le *thermomètre dépasse 30°*. Les écarts absolus du thermomètre atteignent 17°,6, mais restent ordinairement entre 13° et 16°.

Les écarts nycthéméraux sont de 9°,2 vers le mois de novembre et atteignent jusqu'à 12 à 23°,9 de juin à septembre (saison sèche). A Loango et Boma, on a vu le thermomètre descendre jusqu'à 13° pendant les mois de juin, juillet, août. Vers le mois de juin, l'abaissement thermique moyen et les oscillations produisent une sensation si brusque que les vieux Africains disent : « *Il va geler.* » C'est l'époque des accès de fièvre bilieuse, hématurique.

Humidité. — L'humidité est excessive et constante : moyenne annuelle 77 à 78, ce qui n'a rien d'étonnant si l'on considère que cette région est couverte de canaux, de lagunes, de marécages et surtout baignée par une branche du grand courant froid ascendant antarctique. Les forêts qui couvrent les terres basses contribuent à retenir l'humidité.

Les oscillations sont très peu étendues.

Saisons. — La région entière présente théoriquement

4 saisons, 2 pluvieuses et 2 sèches. Mais la séparation entre ces 4 saisons n'est pas aussi nette dans la réalité et leur date d'apparition comme leur intensité est quelque peu différente d'un point à un autre et aussi dans une même localité. Elles sont plus régulières au Gabon qu'à Loango et à Banana.

La *grande saison sèche* débute assez régulièrement vers le commencement ou le milieu du mois de mai par des matinées froides qui impressionnent fortement les anciens colons, puis l'abaissement de la température s'accentue peu à peu. Le ciel, grisâtre le matin, ne se découvre que vers 9 ou 10 heures, des brouillards très intenses couvrent la côte, surtout à Boma. Quelquefois, une légère bruine (Cacimba) tombe pendant 5 à 10 minutes. Cet état atmosphérique dure jusqu'au mois d'août. Vers le mois de septembre les pluies commencent à apparaître, mais la *saison pluvieuse* ne commence franchement qu'en octobre pour finir au mois de mai. Dans cette période s'intercalent 3 ou 4 semaines pendant lesquelles ou bien il ne pleut pas ou il pleut très peu, sans que cette diminution concorde rigoureusement avec la plus forte déclinaison du soleil. C'est ce qui représente la *petite saison sèche*. Elle se place généralement en décembre ou janvier, selon la latitude.

Les pluies tombent principalement en octobre, novembre partie de décembre, mars et avril. Novembre et avril sont les mois où se montre le maximum. Mais la différence entre la quantité de pluie tombée pendant la grande et la petite saison des pluies n'est pas toujours aussi marquée que le voudrait la théorie. Si, en octobre et novembre, on observe un plus grand nombre de jours de pluie, en mars et avril la quantité de pluie tombée en 24 heures peut atteindre son maximum, à cause des grandes chutes d'eau orageuses qui caractérisent cette saison.

Le nombre des jours de pluie et l'abondance des chutes d'eau suit une progression en allant du sud au nord.

	Nombre de jours de pluie.	Quantité d'eau en millimètres.	
Banana...	105...	764	(moyenne de 5 années) (1890-1894).
Loango...	100...	800	(— 2 —) (1875-1877).
Libreville.	138...	2.392	(— 3 —) (1896-1898).

La quantité de pluie tombée en un seul jour peut atteindre 98 mm. (Banana, en nov. 1894) et même 166 mm. 7 (Libreville, avril 1899).

Il est des mois (juin, juillet, août) où on n'observe que 1, 2 à 4 jours de pluie. Quelquefois, dans le sud, trois mois entiers se passent sans qu'on puisse recueillir 1 millim. d'eau (en 1893 à Banana; en 1895 à Loango). A peine y a-t-il alors des bruines légères et passagères. Quelques années se font remarquer par une sécheresse extrême : ainsi à Loango, de mai 1884 à février 1885, il n'y a pas eu une seule pluie (Dr Gros, cité par Dr Duvigneau).

Ordinairement, après les pluies de longue durée, on observe de 1 à 3 jours complètement beaux pendant lesquels le thermomètre monte à l'ombre à 33° ou 36° et au soleil à 60° ou 66°.

Orages tornades. — Les pluies de l'hivernage sont accompagnées d'orages et de bourrasques de vents. Le nombre des jours d'orages et de tonnerres est proportionnel à la quantité de pluie tombée. C'est à partir du mois d'octobre que se produisent les orages ; mais c'est principalement en février, mars et avril qu'ils éclatent avec le plus de fréquence. Les jours de tonnerre sans orages sont plus nombreux et suivent les mêmes lois. Les orages se multiplient et deviennent plus violents à mesure qu'on va de la côte vers l'intérieur. Orages et manifestations électriques viennent à peu près tous de l'est au N.-E. Il est exceptionnel de voir des orages venir de l'ouest.

Les orages venant de l'est s'accompagnent parfois de coups de vent qu'on appelle des *tornades*, en raison des changements brusques de direction que subit le vent au cours de la tourmente parfois très violente. La pluie tombe diluvienne donnant jusqu'à 30 millim. d'eau en 45 minutes. En moins d'une heure tout est terminé. Pendant la tornade la température baisse de 5 à 6 degrés, mais remonte assez vite à son chiffre normal, 5 à 6 heures après l'orage (1).

Vents. — Le régime des vents est à peu près uniforme sur tout le littoral, de juin à octobre (saison sèche) les vents soufflant tous à peu près de la partie S.-O. En additionnant les vents du sud et ceux de l'ouest on voit que ce quart de la rose des vents fournit à lui seul les 90 centièmes des vents régnants et sur ce total les vents de mer représentent 80 p. 100, fait important pour la salubrité du pays.

Les vents d'E., S.-S.-E., N.-E. sont ceux qui amènent le plus souvent les orages. Ils sont bien moins fréquents que les autres et accompagnent la mauvaise saison.

Les vents les plus forts règnent en août, septembre et octobre. La nuit et les matinées sont caractérisées par des calmes, principalement pendant la période des chaleurs.

Valeur sanitaire. — L'influence rafraîchissante et assainissante du courant marin froid ascendant qui baigne le littoral congolais, et celle des vents d'ouest, vents de mer, prédominants, sont telles que la situation sanitaire des stations comme Banana, Boma, est considérée comme assez bonne.

Les affections intestinales y sont rares et ne se rencontrent guère que chez des agents passagers ayant contracté l'affection dans une autre station. La situation est meilleure à Banana, bâti sur une langue de sable, à 2 mètres seulement au-dessus du niveau de la mer, qu'à Boma, où la partie basse de la ville est entourée de marigots et où la fièvre sévit avec gravité après les inondations, pendant et après la saison chaude. Cependant, les maladies fébriles revêtent

(1) Etienne, *Climatologie du Congo.*

rarement un caractère grave et hémoglobinurique. Ces stations seraient énormément assainies par le comblement des marais.

Il en est de même à Loango.

La situation sanitaire de Libreville est moins favorable. La température plus élevée, l'abondance des pluies, les marécages nombreux autour de la station contribuent à la rendre plus insalubre. Néanmoins M. Duvigneau est d'avis que la réputation d'insalubrité faite au climat du Congo Français est exagérée (1). Les vents régnant sur le littoral, la durée de la saison sèche offrent à l'Européen des facilités d'acclimatation. Il faut tenir compte dans l'appréciation des résultats sanitaires donnés par la colonie des libertés que les Européens prennent trop souvent avec l'hygiène, libertés dangereuses en Europe, mais désastreuses en Afrique équatoriale.

L'assainissement du sol amendera beaucoup l'intensité du paludisme qui y sévit. Quelques-uns des marais environnant Libreville ont été draînés et transformés en jardins (Kerellé, pénitencier, Milice, Jardin d'essai). Espérons que cet exemple sera suivi.

B. — *Climat continental* (Equatorial)

Type : Mobaye (Congo Français) (2).

Latitude, 4° 13' N.; longitude, 18° 53' E.; altitude, 460 mètres.

Situé un peu au nord de la station belge de la Nouvelle-Anvers, le poste français de Mobaye a une climatologie qui se rapproche de celle de la station belge, mais avec des caractères plus tranchés.

(1) « Cette colonie, en effet, bien que placée sous l'équateur, présente, dans la plus grande partie des régions qui la composent, des conditions climatologiques au moins aussi avantageuses que celles que l'on trouve dans plusieurs de nos possessions occupant une latitude plus élevée. » — Dr Duvigneau, *loc. cit.*

(2) Dr Duvigneau, *Guide médical au Congo.*

Elevé sur la rive droite de l'Oubanghi, sur un monticule faisant saillie dans le fleuve et qui n'est que la terminaison d'un massif montagneux granitique étendu vers le nord, Mobaye est entouré de vallées à sol argileux et fertile, très cultivé par les indigènes.

Saisons et pluies. — Les saisons sont plus tranchées qu'au sud. De la fin de *novembre à mars* on observe une *véritable et grande saison sèche.* Les *premières pluies* apparaissent au mois de *mars* et commencement d'*avril.* Puis pendant la seconde moitié d'avril et le commencement de mai, elles cessent. Cette *petite saison sèche* est marquée par de hautes températures.

A partir de *juin* les *pluies sont* régulières et tombent plus fréquentes, abondantes et accompagnées d'orages en *août, septembre et octobre.*

Température. — La température a des écarts journaliers considérables en *saison sèche ;* de *30°* moyenne de la journée, elle s'abaisse parfois jusqu'à *10°* pendant la 2e moitié de la nuit.

La petite *saison sèche* (fin avril-mai) a des températures de 36° à 39° le jour et de 18° la nuit (près de Ziber, le Dr Cureau a constaté, en *saison sèche,* au mois de décembre, des *écarts de 32°* entre le maximum (38°) et le minimum (6°) .)

Pendant la saison des pluies, la température du jour va de 25° à 29°.

Orages et vents. — Les orages sont très fréquents pendant les mois pluvieux. Les *tornades,* venant de l'est, se produisent surtout en mars et avril.

Les vents de S.-E., rarement ceux d'O. et S.-O., accompagnent la saison des pluies. — La saison sèche est caractérisée par un vent d'E. aussi desséchant que l'*harmatan* de Guinée.

Les rives de l'Oubanghi sont inondées sur une grande étendue pendant les hautes eaux de septembre à octobre.

Au Baoulé (du 6° au 8° lat. N.), région continentale au nord de la colonie de la côte d'Ivoire, à Timbo, capitale du Fouta-Djallon, localité à climat continental (par 10° 31' lat. N.), à 650 m. d'altitude, les saisons sont encore plus tranchées. — La *grande saison sèche* dure de novembre à mars et une *petite saison sèche* existe à la fin de juillet et commencement d'août. — Les pluies tombent d'avril à juillet (*grand hivernage*) et de septembre à novembre (petit hivernage) ; cette saison pluvieuse est plus fraîche et plus supportable pour l'Européen qu'au Sénégal. C'est que l'écart journalier des températures est très marqué et assure le repos de la nuit.

A Timbo, de janvier à juin, le thermomètre ne descend pas au-dessous de 15°. Mais de la fin de novembre à janvier la sensation de froid est si vive qu'il faut se vêtir de drap pendant le jour et se protéger avec deux couvertures pendant la nuit dans des cases foulah très bien construites (D. Miquel).

Ces hautes régions des possessions françaises de l'Afrique Occidentale, en dépit de leur sol argilo-ferrugineux et des puissantes assises argileuses qui constituent le sous-sol, présentent, comme le haut Oubanghi, des conditions climatériques favorables à la colonisation européenne.

C. — Climat insulaire.

Type : Konakry

Lat. N., 9°30'; long., 16°05'; altitude, 9 mètres.

L'îlôt de Konakry (1), chef-lieu de la Guinée Française, bien que situé très près du littoral, a les attributs du climat insulaire. Séparé seulement de la terre ferme par un chenal de 200 m. qu'on franchit à pied sec à marée basse, il se trouve placé à l'extrémité d'un promontoire de la côte de Guinée, étroit et long de plus de 30 kilomètres, de telle sorte

(1) Dr Drevon, *le Pays des Soussous* (*Arch. de Médecine navale et coloniale*. 1894).

qu'il est, en réalité, baigné de tous côtés par l'atmosphère marine. Sa longueur totale est de 3 kilomètres seulement.

A la surface, le sol est formé d'une couche superficielle d'humus et de couches sous-jacentes argilo-sablonneuses, poreuses, reposant sur des agglomérats de cette roche argilo-ferrugineuse si commune sur toute la côte occidentale d'Afrique. Sans ondulations il s'incline en pentes douces vers la mer de sorte que les eaux des pluies abondantes de l'hivernage n'y stagnent pas. Aussi, n'y a-t-il ni mares, ni flaques d'eau. Une végétation épaisse recouvre l'île.

Le climat de Konakry, par la distribution de ses saisons, se rapproche de celui des régions tropicales, l'année étant partagée en 2 saisons principales : 1 grande saison sèche et 1 grande saison pluvieuse, séparées par des périodes de transition qui sont les époques les plus malsaines de l'année, périodes d'orages et de tornades.

L'*hivernage* proprement dit dure 5 mois, de la 2e quinzaine de mai au 15 octobre environ. Les pluies sont continues, les vents soufflent du sud.

Une 1re *période de transition* s'étend du 15 octobre à la fin de novembre.

La *saison sèche* dure 4 mois, de décembre à mars; la pluie a cessé; l'île est balayée par les brises de S.-O et N.-O. ou par les vents de N.-E. en décembre et janvier. C'est la période la plus saine, *quoique la plus chaude*.

Une 2e période de transition dure du commencement d'avril au milieu de mai.

La durée de chacune de ces saisons est indiquée avec leurs températures moyennes dans le tableau suivant :

Saison des pluies	15 mai à 15 octobre....	Temp.	moyen.	24°99
1re période de transition	15 octobre à fin novembre.	—	—	26°69
Saison sèche	décembre à mars.......	—	—	26°87
2e période de transition	avril à 15 mai.........	—	—	27°64

Fait curieux et constaté aussi à Fernando-Po, le minimum

de chaleur coïncide avec le maximum des pluies. A ce moment règnent les vents du sud.

Le vent de N.-E., l'*harmatan*, vent chaud du désert, n'élève que médiocrement la température parce que l'atmosphère est encore chargée de vapeur d'eau qui forme écran. — Les plus grandes chaleurs coïncident avec les plus grandes sécheresses (février-mars) et avec les brises de S.-O. et N.-O., qui chassent les brumes.

Les écarts diurnes sont en moyenne de 6° à 8°, avec un maximum de 12 degrés. Ces faibles amplitudes de la température sont propres aux climats marins. Sur les plateaux de l'intérieur, les écarts diurnes du thermomètre vont de 11° à 18°8. Ils atteignent même 30 degrés sur les hauteurs du Fouta-Djallon (8° le matin, 38° au milieu du jour) (Drevon).

Le nombre des jours de pluie à Konakry a été de 157 par an, donnant une hauteur d'eau *de 5 mètres 32* (Drevon). C'est en juillet que se trouve le maximum des jours de pluie et les plus fortes précipitations.

Les *tornades*, caractéristiques des périodes de transition, sont généralement, mais non toujours, accompagnées de pluies abondantes. Dans ce cas la température peut s'abaisser en moins de 5 minutes de 34° à 22°. L'atmosphère est d'une pureté parfaite après ces orages. On en compte de 38 à 50 par an.

Les *vents* de N.-O. passant à l'O.-S.-O. dans la soirée, soufflent pendant la saison sèche. Ils ne sont autres que les alizés de N.-E. déviés par l'échauffement du continent africain et le contour des côtes. Ils faiblissent la nuit et sont remplacés par des brises de terre. La période intermédiaire, de 10 à 11 h. du matin, est marquée par une accalmie très pénible.

A partir du mois de juin les brises viennent du S.-O. au S.-E., ces dernières amenant la pluie.

Vers la fin d'août à septembre les brises de N.-O. recommencent à souffler, mais faiblement.

Les vents d'est, rares, accompagnent les tornades.

D'une manière générale, l'îlôt de Konakry est considéré par le Dr Drevon comme un sanatorium pour les colonies européennes du littoral voisin.

II. — Zones tropicales.

A. — *Climat côtier* (Saint-Louis, Sénégal)

Latitude, 16° 01' N. ; longitude, 18° 50' O.

Située dans une île fluviale, à l'embouchure du fleuve le Sénégal, à l'abri d'une langue de sable qui la sépare de la mer, la ville de Saint-Louis présente un type de climat tropical marin, sec, modifié d'un côté par les vents de terre d'E. et de N.-E. et d'un autre côté par les courants marins chauds qui descendent le long de la côte occidentale d'Afrique.

Elle est environnée de marécages formés par les débordements du fleuve dont les eaux, s'accumulant dans les dépressions du sol, sablonneux et alluvionnaire à la surface, rocheux et caillouteux dans la profondeur, déposent des couches de limon et de débris végétaux auxquelles s'ajoutent les déjections et les ordures abandonnées sur les rives du fleuve par la population de la ville.

Le climat se fait remarquer par l'inconstance de la température, fait en opposition avec le caractère constant des climats marins.

L'année est partagée en 2 grandes saisons :

1° Une sèche et fraîche, de décembre à mai ;

2° Une chaude et pluvieuse, de juin à novembre.

En réalité les mois de juin et de novembre, très peu pluvieux, constituent des époques de transition.

La *première saison*, sèche, sans pluie, si l'on excepte quelques rares pluies fines insignifiantes, est fraîche et très agréable sur le littoral, sauf pendant les jours de vent d'est où les variations de température peuvent atteindre 20°. Le Sénégal offre alors un aspect aride et désolé.

Pendant la *seconde saison*, ont lieu les pluies torrentielles, des orages, coups de vents, etc. La température est élevée, sans variation. C'est l'époque des crues et des débordements du fleuve.

Température. — Moyenne annuelle = 23°7; moyenne de la saison sèche = 20°7; moyenne de la saison chaude = 26°7.

Les extrêmes maxima ne dépassent pas 41° et les extrêmes minima ne descendent pas au-dessous de 9°2. Quand les vents d'Est règnent, le thermomètre monte parfois à l'ombre jusqu'à 40°.

Fait intéressant, au Sénégal, c'est pendant la saison sèche qu'on observe le plus souvent ces maxima considérables et aussi les minima les plus forts. Cette saison est caractérisée par des écarts de température qu'on ne trouve pas à un degré aussi élevé dans le delta tonkinois.

Pluies. — Les pluies tombent à peu près exclusivement pendant les 4 mois du milieu de l'hivernage. Elles tombent alors par fortes et courtes averses, accompagnant les orages d'une durée de 1/4 d'heure à 2, 3 ou 4 heures au plus, à la suite desquelles le soleil est très ardent. Le nombre moyen des jours de pluie est de 35 et la quantité annuelle d'eau recueillie est de 415 millimètres.

Cette proportion du nombre des jours et de l'abondance des pluies est bien inférieure à celle de Pondichéry (72 jours de pluie donnant 1214 millim.) et encore plus à celle de Haï-phong (127 jours de pluie donnant 1800 millimètres).

Humidité. — Des différences semblables existent dans l'humidité atmosphérique. La fraction de saturation de vapeur d'eau est annuellement de 73 à Saint-Louis (79,20 à Pondichéry; 80 à Haïphong). La tension de la vapeur d'eau est de 16,7 millimètres (23,6 à Pondichéry). Mais ces moyennes ne sauraient donner une idée des changements brusques de l'humidité atmosphérique qui donnent au climat de Saint-Louis un caractère qui, avec la sécheresse relative, le différencie de la plupart des autres climats côtiers plus constants.

Dans la saison sèche, lorsque les vents de N.-E. à E. soufflent (l'*harmatan*), la tension de la vapeur d'eau peut descendre à 1, 2 ou 3 millimètres seulement. Mais ces oscillations annuelles, qui peuvent dépasser 30 millimètres, ne correspondent pas exactement à des oscillations thermométriques aussi considérables.

Le climat de Gorée, petit îlot situé dans la rade de Dakar, est à peu de chose près identique à celui de Saint-Louis.

Dans les 2 localités, la saison fraîche est agréable aux Européens et permet leur rétablissement. La température n'est pas aussi élevée que pourrait le faire croire le vocable usité de « température sénégalienne ». De plus, les fortes chaleurs ne sont pas constantes. L'humidité est beaucoup plus faible que celle de la généralité des régions équatoriales. Aussi, en dehors des épidémies de fièvre jaune, le bas Sénégal peut être considéré comme possédant un climat très tolérable pour l'Européen qui jouit pendant 5 mois de fraîcheurs réconfortantes.

Pathologie. — La salubrité varie d'une saison à l'autre. D'après Dutroulau, c'est toujours le 2e trimestre qui est le moins chargé de malades et de décès; le 4e qui l'est le plus, le troisième se rapproche du 4e et en est comme la préparation. Le premier est la transition de la période la plus malsaine à la période la plus salubre (1). C'est aux mêmes constatations qu'est arrivé le Dr Clarac, dans ses savantes études sur le climat de Dakar (2).

(1) Dutroulau, *Maladies des Européens dans les pays chauds*. J.-B. Baillière, édit. 1868, p. 13.

(2) Clarac, *Note sur le paludisme à Dakar* (*Annales d'hyg. et méd. coloniales*, 1er trimestre 1898).

Toutes les maladies endémiques des pays chauds se trouvent au Sénégal. Mais les fièvres paludéennes simples et pernicieuses occupent le premier rang. Si elles ne fournissent pas un aussi grand nombre de décès que dans les forêts de l'Indo-Chine, cependant elles déterminent à la longue une cachexie grave. C'est au moment de la cessation des pluies qu'elles sévissent avec le plus d'intensité; c'est-à-dire pendant le 4e trimestre.

Le paludisme représente environ 50 p. 100 de la morbidité générale. Mais la mortalité n'est nullement en rapport avec la morbidité.

La dysenterie, souvent fort grave en raison de la mauvaise qualité des eaux potables, n'est pas contemporaine des fièvres. Elle est surtout intense lorsque celles-ci déclinent. Les vents du N.-E. et les variations brusques de la température favorisent l'action de la cause première, qui est l'impureté de l'eau. L'hépatite accompagne la dysenterie dans ses évolutions.

La fièvre jaune, d'abord épidémique, paraît s'être constitué un foyer secondaire sur le littoral sénégalais.

La ville de Saint-Louis, comme celle de Dakar, verra sa situation sanitaire s'améliorer rapidement à partir du jour où les marais qui l'avoisinent seront desséchés, où la voirie des rues sera réglementée, où le sous-sol ne sera plus bouleversé inconsidérément, et enfin à partir du jour où les habitants seront largement approvisionnés d'eau de bonne qualité.

La population, de 15.980 habitants en 1878, s'élevait en 1891 à 20.173 (dont 4.054 de population flottante). Cet accroissement, déjà notable, sera encore plus considérable lorsque ces mesures d'assainissement élémentaires seront mises à exécution.

B. — *Climat continental.*

Type : Soudan.

Du 12° au 16° lat. N.

Sur la même latitude que le Laos (du 14° au 16° lat. N.), le Soudan présente cependant une climatologie qui diffère notablement de celle de l'intérieur de la péninsule indo-chinoise : tandis que le Laos représente le climat continental des régions boisées et humides, avec son sol formant une vaste cuvette couverte de marécages et de forêts, fréquemment inondé par les crues du Mékong et du Sé-Kong, qui laissent après eux d'épaisses couches de limon fertilisant, le Soudan français, dans la partie occidentale de l'intérieur du continent africain représente le climat des *régions tropicales sèches*, dénudées et peu fertiles.

Le Laos, grâce à ses forêts et à son humidité, n'a que des écarts assez faibles dans les températures diurnes ou saisonnières. Au Soudan il n'en est plus de même, les variations étendues et brusques du climat se produisent avec force.

L'année au Soudan est partagée en deux saisons nettement tranchées : l'une très sèche, du 1er novembre à avril; l'autre très pluvieuse et chaude, d'avril à octobre. Cependant les mois d'octobre et d'avril peuvent être considérés comme des périodes de transition.

Cette vaste région, qui comprend la vallée du haut Sénégal et celle du haut Niger, présente des aspects bien différents dans ces deux saisons successives. Dès la fin d'octobre, le ciel est débarrassé de nuages, à peine voilé le matin par des brumes quelquefois intenses, qui se dissipent vers 7 h. m. pour se reformer le soir et se résoudre en une rosée abondante. Le vent d'Est souffle, desséchant tout, remplacé parfois par les brises d'Ouest qui charrient quelques nuages et des orages venant de la mer et donnent même quelques petites pluies accidentelles en janvier. On a donné le nom de *petit hivernage* à cette époque de l'année. L'irrégularité de ces phénomènes ne justifie pas cette appellation (Treille). L'aspect du pays pendant cette saison est désolant. Le sol, argilo-siliceux, friable, exposé aux ardeurs du soleil, a une teinte jaunâtre uniforme, les sources sont taries, tout est brûlé, et l'incendie allumé par les hommes détruit ce que la nature a épargné. Çà et là quelques arbres rabougris à l'écorce rongée par le feu, ou, au fond des ravins, un peu de verdure, s'abritant dans ces replis de terrain, forme quelques bosquets qui recouvrent une terre humide où se donnent rendez-vous d'innombrables fourmis, scorpions, cent-pieds, etc. (Lota).

La journée est très chaude, de 33 à 36° et même 40° à 46° à l'ombre (Lota) (1). Mais le thermomètre baisse rapidement le soir. Il est alors à 18° et 19° dès 8 heures du soir et, parfois même, à 9° et 8°. On a même observé 2° 5 dans la plaine de Koundou (Lota).

La chaleur va croissant de novembre au milieu d'avril dans la région du Niger et jusqu'au milieu de mai dans le bassin du Haut-Sénégal.

Les variations de température sont plus accentuées qu'au Laos, où le thermomètre, à 25° le soir, est à 18° le matin, soit 7 degrés de différence et où il ne descend pas plus bas qu'à 13° ou 14° le matin (janvier 1894).

La saison des pluies du Soudan, de juin à octobre, s'annonce par des chaleurs accablantes, interrompues par des tornades venant du S.-E. Les pluies tombent alors très abondantes, faisant rapidement déborder les cours d'eau. Bientôt le bas pays est submergé ne laissant voir au-dessus de l'eau que quelques monticules surmontés de touffes d'arbres élevés. Le cours du fleuve se confond avec les nappes d'eau qui couvrent les plaines. La température reste constante à une moyenne élevée de :

(1) « Dans les caisses que nous transportons à dos de mulet les bougies fondent et se déforment. »

27 à 28° le matin,
40 à 44° à 2 h. soir,
29° à 32° à 9 h. soir.

L'atmosphère, chargée d'électricité et d'humidité, est suffocante. Cette saison est malsaine comme la période de desséchement du sol d'octobre à décembre.

Dès que le niveau des eaux s'est abaissé, le sol se couvre de graminées qui sont caractéristiques de la région. Leur apparition est très rapide et exubérante en raison de l'absence des vastes forêts. Par places seulement se trouvent quelques arbres rabougris ou, le long des ruisseaux, de la verdure et des arbres élevés. Cela ne rappelle en rien les immenses forêts noyées du Laos. — Mais si le sol est plus pauvre au Soudan il est cependant assez malsain, quoiqu'à un moindre degré. A la fin de la saison des pluies des quantités de marigots, de cuvettes formées par un sol argileux reposant sur des roches dures contiennent de l'eau stagnante et sont autant de foyers de paludisme et de dysenterie. Cet état du sol, si différent de celui qu'on observe dans les régions sablonneuses et désertiques du Sahara, est la cause de la différence de salubrité qui existe entre les deux régions Africaines. Dans le Sahara, les agents météoriques agissant seuls, il n'y a que des maladies occasionnées par l'excès de chaleur, la privation, la soif. Dans la partie du Soudan français que nous venons d'étudier, les maladies endémiques trouvent des conditions telluriques favorables et y acquièrent, pendant la saison pluvieuse (de juin à décembre), une redoutable puissance. La bonne saison s'étend de décembre à mars. Elle est funeste aux indigènes.

C. — *Climat insulaire* (Guadeloupe).

Latitude = 16° 40 N. ; longitude = 64° 9 O.

Comme la Martinique et la Réunion, la Guadeloupe est une île volcanique. Elle est divisée en deux parties distinctes :

l'une, la partie est, la « *Grande-Terre* », basse, faiblement mamelonnée, présente de nombreuses nappes d'eau stagnante, retenues sur un sol riche en humus et formé à la surface par des sédiments calcaires. L'autre, à l'ouest, la *Guadeloupe proprement dite*, montagneuse, volcanique, a des pentes rapides, surtout la côte ouest. Le littoral est présente quelques plaines étroites, marécageuses, couvertes de palétuviers. — Les terres du littoral, inondées, avec leurs canaux à eaux saumâtres, sont des foyers de paludisme et de fièvre jaune.

Dans les hauteurs, couvertes de grands bois, sillonnées de ravins où coule une eau excellente, la salubrité est parfaite. C'est là que sont les sanatoria du Camp-Jacob et du Matouba.

Saisons. — 2 saisons principales : — juillet à fin octobre = saison chaude (hivernage) ; — décembre à fin mai = saison fraîche.

Les mois de juin et novembre représentent deux saisons intermédiaires. D'ailleurs, les saisons ne sont séparées que par de faibles différences de température. Les vents et les pluies sont à peu près constants.

Température. — La température est remarquable par sa régularité.

Moyenne annuelle = 26° 6° ;

Moyenne mensuelle la plus élevée (août) = 27°66.

— — — basse (janvier) = 25°70.

Différence — — — = 1°36.

Les amplitudes extrêmes ont un écart de 12°. Les variations diurnes moyennes en saison fraîche sont de 2°6 et les extrêmes sont de 6°.

Humidité. — Moyenne = 80 centièmes, ne descendant pas au-dessous de 61°.

Tension moyenne minima = 18mm 71.

— — maxima = 22mm 91.

Pluies. — Les précipitations d'eau sont considérables :

En 1854 : — jours de pluie = 164 jours ; — quantité de pluie = 3 m. 221 ;

En 1855 : quantité de pluie = 2 m. 608.

Vents. — Les alizés d'est sont dominants, soufflant en toute saison avec plus ou moins de force, venant du nord en saison fraîche, du sud en saison chaude.

Les vents d'ouest, soufflant rarement et surtout pendant la nuit, sont très pénibles. — Les orages et les ouragans sont fréquents de juin à septembre.

L'altitude apporte des modifications notables au climat du litttoral de la Guadeloupe. Sur les pentes du Camp-Jacob, établi sur le versant ouest de la Soufrière, à 545 mètres, le thermomètre marque en moyenne 5 degrés de moins qu'à la « Basse-Terre », mais les variations nycthémérales ne sont pas plus grandes et les variations saisonnières le sont un peu moins. La fraction de saturation de vapeur d'eau est un peu plus élevée (85,9), mais la tension de la vapeur est bien moins forte (16 mm.), condition favorable qui, avec la plus grande constance et la plus grande force des vents, corrige les inconvénients de l'humidité et contribue, avec l'inclinaison du sol, à assurer la salubrité de cette station montagneuse.

Les Antilles françaises ont un littoral insalubre où la fièvre paludéenne et la dysenterie sont endémiques. La ville de la Pointe-à-Pître est un foyer de paludisme grave. Cette affection occasionnait 63 p. 100 des maladies parmi les troupes européennes qui y tenaient garnison (1850-1852). Elle occasionnait près de 1/4 des décès. La dysenterie y revêtait des formes particulièrement graves, occasionnant près du tiers de la totalité des décès dans la garnison. L'hépatite en est fréquemment le conséquence.

Les périodes de mortalité élevées correspondaient aux épidémies de fièvre jaune qui frappaient la colonie à intervalles rapprochés. La moyenne de la mortalité pendant les périodes de fièvre jaune était de 11,50 p. 100 ; celle des périodes intermédiaires était de 6,68 p. 100, c'est-à-dire la moitié moindre (Dutroulau).

Cette situation s'est énormément améliorée dans ces dernières années depuis que les troupes sont casernées à peu près complètement dans les hauteurs. De 1894 à 1897, les troupes européennes, à l'effectif total moyen de 235 h., ont fourni :

1 décès.......... en 1894
1 — 1895
3 — .... 1896 (fièvre jaune)
4 — .... 1897 (2 par fièvre jaune).

Cette transformation dans l'état sanitaire des Européens n'est due qu'aux mesures de prophylaxie, et non à une transformation des conditions sanitaires des villes et du sol, qui n'a pas été tentée.

III. — Climats prétropicaux.

A. — *Climat côtier.*

Type : Port-Saïd et Alexandrie (Egypte).

Ces deux villes, très voisines en longitude, sont situées à peu près sur la même latitude.

	Longitude.	Latitude.
Alexandrie...........	27°,35' est.........	31°,13' N.
Port-Saïd.............	29°,58' est.........	31°,16' *id.*

Elles ont l'une et l'autre un climat marin, des pluies rares et une atmosphère humide modérément chaude, mais peu constante. Leurs caractéristiques météorologiques sont semblables.

Constitution du sol. — Elles sont bâties aux embouchures du Nil. La presqu'île sur laquelle est élevée la ville d'Alexandrie formait autrefois l'île si célèbre de Pharos. — La ville de Port-Saïd est également bâtie dans le golfe de Péluse, sur une étroite langue de sable qu'enserre d'un côté la mer et de l'autre le lac Mensaleh. En ce point les alluvions du Nil sont recouvertes de sables marins. — Le lac Mensaleh forme un immense bassin, mesurant 44 kilom. dans sa plus grande étendue, recouvert d'eau limoneuse, parsemé d'îlots et de bancs de vase.

Chaque année, pendant 4 à 5 mois, le lac Mensaleh s'étend sur d'immenses surfaces qui restent à sec pendant 7 à 8 mois. La ville de Port-Saïd a été édifiée sur un sol artificiel formé de remblais jetés sur la partie du lac Mensaleh la plus voisine de la mer. Ce sol est formé d'une couche de sable de 2 m. 50 environ, reposant sur une couche d'argile de quelques décimètres et enfin de sable vaseux dur.

Saisons. — Le nord de l'Egypte a 4 saisons correspondant au pays tempérés et ainsi réparties :

Eté (saison chaude), de juin à septembre......	4 mois...	moyenne thermique =	25°,3
Automne (sais. tempérée), d'octobre à décembre...	3 —	—	18° 86
Hiver (saison froide) de janvier à mars.........	3 —	—	15° 47
Printemps (sais. variable), avril et mai..........	2 —	—	22°,15

Les caractères de ces saisons sont très atténués, surtout en ce qui concerne les froids de l'automne. Le passage d'une saison à l'autre est insensible surtout du printemps à l'été. L'abaissement de la température n'est sensible qu'à partir de la fin de novembre jusqu'en mars, soit 4 à 5 mois. C'est la vraie saison tempérée et fraîche pendant laquelle les forces se rétablissent. Cette saison fraîche convient parfaitement aux valétudinaires, mais l'humidité excessive du littoral convient peu aux phtisiques et aux neuro-arthritiques présentant de l'éréthisme. Ils seront mieux à Ismaïlia et au Caire, dans l'intérieur.

Température. — Le voisinage de la mer tempère les

conditions atmosphériques. La moyenne annuelle 20° 5 place le climat du littoral égyptien à côté de celui des Canaries (21° 8), mais il ne présente pas une uniformité aussi grande, comme on pourrait le croire en ne considérant que les moyennes saisonnières et même mensuelles. Cependant, les variations sont encore bien inférieures à

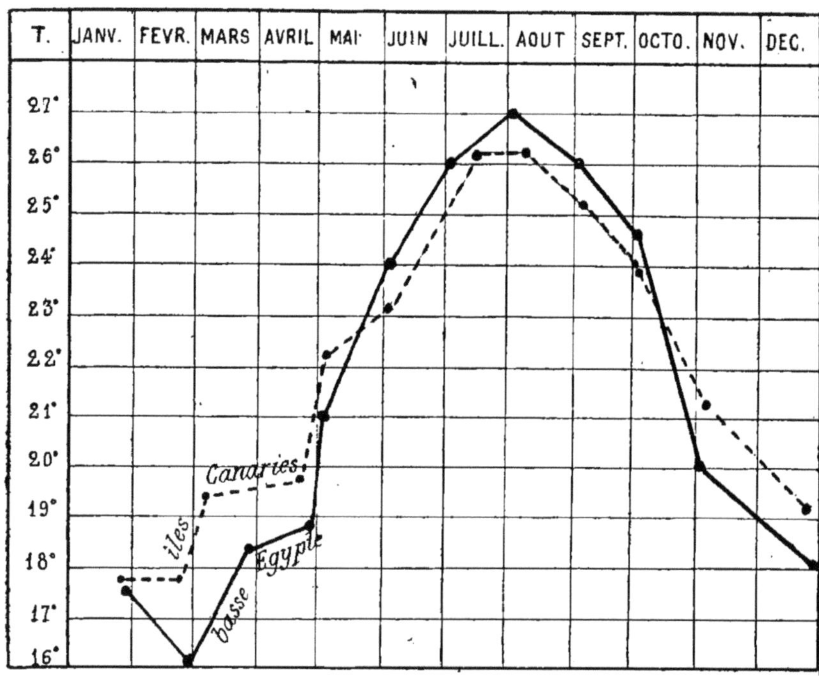

Fig. 17. — Thermalité des pays prétropicaux.

celles qu'on observe en s'éloignant de la côte. Elles sont toujours accentuées d'un jour à l'autre et du matin au soir. Au printemps principalement les oscillations peuvent atteindre 10 à 15 degrés (de 18° le matin à 32° 5 le soir, en avril). Ce phénomène est dû aux vents du sud, le khamsin, venant du désert. En dehors de ces amplitudes extrêmes, les variations diurnes sont généralement comprises entre 2° et 5° (voir figure 17).

La différence entre l'été et l'hiver est de 11°; elle n'est que de 6° aux Canaries.

L'amplitude extrême de l'année a été de 28° à Port-Saïd en 1871 (de + 5° en janvier à + 33° en août, et de 30°9 à Alexandrie.

Les écarts extrêmes atteignent 38° à Ismaïlia (de + 5° à + 43).

Le mois le plus chaud est août (26° à 27°) ; le plus froid est février (14°3 à Port-Saïd, 17° à Alexandrie). En plein soleil, *sur le sable*, le thermomètre marque jusqu'à 54°.

Pluies et nuages. Brouillards. — La sérénité du ciel est caractéristique du climat de la Basse-Egypte, bien que le percement du canal de Suez ait eu pour résultat la formation de nuages au milieu du désert où ils étaient inconnus. En automne et en hiver le temps est souvent nuageux pendant la matinée.

La quantité de pluie tombée est très minime, un peu plus forte à Alexandrie (255 millimètres par an) qu'à Port-Saïd (92 millimètres). Dans cette dernière localité la précipitation était encore bien inférieure avant le creusement du canal maritime :

De 1859 à 1864 : 160 millim. en 5 ans, soit 32 millim. par an.
De 1864 à 1869 : 460 — — 92 —

L'époque des pluies correspond *à l'hiver*. Les ondées sont plus fortes et plus fréquentes en décembre et janvier qu'en février et mars (61 jours de pluie de 1870 à 1871).

La pluie ne tombe que pendant quelques minutes et pendant 2 ou 3 heures au plus.

En hiver, se voient des brouillards parfois assez intenses mais de peu de durée.

Les orages sont rares, éclatent en hiver, s'accompagnent quelquefois de chute de grêle.

Humidité. — La moyenne hygrométrique est de 80°5. L'humidité est très forte sur tout le littoral pendant toute l'année, quoique moindre en été qu'en hiver. Elle est considérable dès le mois de septembre. Elle diminue brusquement pendant le khamsin où elle descend, en moins de 24 heures, de 83 à 54 et même 50 centièmes.

Le maximum de l'humidité correspond au soleil levant et au crépuscule. Alors, la vapeur d'eau tombe sous forme d'une rosée abondante mouillant les murs, les rues, les vêtements et produisant des refroidissements sensibles, susceptibles de nuire à la santé.

Le rayonnement du sol sablonneux, sous ce ciel constamment serein, est considérable dès que le soleil est descendu à l'horizon. De là cette condensation de la vapeur d'eau et ces brouillards que le soleil dissipe seulement vers 9 ou 10 heures du matin.

Vents. — Les vents d'Ouest sont prédominants. Comme les vents du nord, ils viennent de la mer, du nord ou de l'ouest. Ils soufflent pendant toute l'année, principalement, pendant l'été, dont ils tempèrent la chaleur. Les vents d'est et du sud soufflent surtout en hiver et au printemps. C'est l'époque du khamsin qui se fait surtout sentir en avril et en mai, mais qu'on observe aussi en février et mars.

Le *khamsin*, analogue au sirocco d'Algérie, au simoun d'Asie, à l'harmatan de Guinée, au pampero de la Plata, est un vent du désert devenu brûlant par son passage sur de vastes plaines sablonneuses et arides. Il soulève les sables en nuages épais d'une poussière fine qui obscurcit l'air, voile le soleil, qui pénètre partout, dessèche, aveugle et suffoque.

Il y a surcharge électrique de l'atmosphère. La température s'accroît rapidement ; du soir au matin on observe des différences de 15°.

L'action de ces vents, dont la durée est de 3 jours avec des intermittences de calme, se fait sentir à tous les êtres organisés, animaux ou végétaux. L'homme éprouve de l'anxiété, de la gêne respiratoire ; la respiration et le pouls sont accélérés ; la bouche, le gosier sont desséchés ; la muqueuse des lèvres est fendillée ; la peau est recouverte d'une fine poussière d'un goût salé, — la soif est ardente, le sommeil difficile ; on éprouve une faiblesse générale. Les phtisiques peuvent être pris d'hémoptysie.

Pathologie. — La basse Egypte, en raison de sa saison chaude prolongée et de ses quatre saisons successives, possède une pathologie qui, comme son climat, tient à la fois des climats chauds et des climats tempérés.

Il est à remarquer toutefois que, malgré le voisinage du lac Mensaleh, malgré la constitution alluvionnaire du sol dans la delta du Nil, le paludisme est extrêmement rare à Port-Saïd et à Alexandrie. Les cas observés ne sont généralement pas des cas indigènes. La couche épaisse de sable qui couvre le sol, l'absence d'humidité et de matière organique dans le sol ou à sa surface, la direction des vents régnants venant du large sont autant d'éléments propres à expliquer l'absence de fièvres paludéennes à Port-Saïd et leur rareté à Alexandrie.

Les maladies du tube digestif et de ses annexes sont communes.

Au premier rang sont la dysenterie, l'hépatite et la gastro-entérite qui occasionnent 1/3 des décès. La dysenterie à elle seule fournit 15 p. 100 de la morbidité. Cependant, elle n'a ni la gravité ni la marche rapide de la dysenterie de la zone torride.

Les hépatites sont communes chez les Européens et les Levantins, adonnés aux boissons alcooliques, en particulier au raki ou mastic, moins fréquentes chez les Arabes, plus sobres. Elles sont moins graves qu'aux Antilles et dans l'Inde. Parmi les maladies les plus communes il faut signaler, après la fièvre typhoïde et les vers intestinaux, la bilharziose, l'éléphantiasis, la lèpre, les boutons du Nil, l'ophtalmie purulente. — La peste et le choléra font de fréquentes apparitions dans ce lieu de passage de tous les navires venant d'Extrême-Orient.

D'après les statistiques de 1870-1871 (Dr Vauvray) la proportion des décès serait de 30 p. 1000 habitants, plus forte chez les Européens (1 décès pour 26 Européens) que chez les indigènes (1 p. 36). Cette infériorité des Européens ne doit pas être mise au compte du climat seul; il faut l'attribuer surtout aux habitudes d'intempérance très répandues dans toute la population européenne.

B. — *Climat insulaire.*

Type : Iles Canaries

Lat. de 27°7 à 29°30 lat. nord.

Les anciennes îles Fortunées sont généralement constituées par un cirque de collines et de montagnes volcaniques s'élevant du rivage autour d'un cratère principal, qui forme comme l'axe de l'île, et couronnées de plateaux. Entre ces montagnes sont des vallées renommées pour leur salubrité. Le tuf, l'argile calcaire blanche, le trachyle, les conglomérats contenant de grandes quantités de coquillages marins, composent les couches supérieures du sol, traversées par places par de larges coulées de laves. — Elles ont des sommets qui vont jusqu'à 2366 m. (Polma) et 3710 m. (pic de Ténériffe).

Elles ont 4 saisons qui rappellent celles du midi de l'Espagne. Une partie de l'été et le commencement de l'automne sont très chauds (26°15 en juillet ; 24°07 en octobre). La saison d'automne est la moins saine. A partir du mois d'octobre les vents du nord et la pluie commencent à dominer. La température, abaissée à 18°78 en décembre, reste à 17°70 et 17°93 en janvier et février, et ne s'élève qu'à 19°62 en avril.

La température du littoral est sans brusques changements; les extrêmes des oscillations atteignent à peine 9° à 10°, en moyenne 6°. Mais à mesure qu'on s'élève dans les montagnes, les variations sont beaucoup plus grandes.

Les chutes d'eau sont insignifiantes, ne dépassant pas 300 millim. dans la saison pluvieuse.

Pathologie. — De cet ensemble de conditions résulte un état sanitaire excellent. La pathologie des Canaries est peu chargée en dehors des fièvres gastriques estivo-automnales et quelques phlegmasies aiguës légères de l'appareil pulmonaire.

La valeur sanitaire de ce climat sera examinée en étudiant les sanatoria.

CHAPITRE V

ACTION DES CLIMATS CHAUDS SUR L'ORGANISME

Les transformations qui s'opèrent dans l'organisme de l'Européen sous l'influence des climats chauds intéressent l'hygiéniste en raison de leur connexité étroite avec quelques maladies dites climatériques et parce qu'elles doivent conduire à l'acclimatement.

I. — Phénomènes généraux a l'arrivée. — A son arrivée aux pays chauds, l'Européen éprouve tout d'abord une excitation générale qui exalte sa force et son activité. Dédaigneux des conseils et des exemples des anciens, il est en mouvement à toute heure du jour, bravant le soleil, marchant à une vive allure. C'est aussi l'heure des excès : repas copieux, vaillance à table, orgies la nuit, projets fantastiques.

Cette effervescence tombe vite : c'est un feu de paille; bientôt une torpeur difficilement surmontable s'empare du corps; les mouvements sont pénibles; le cerveau est inapte aux longs travaux. L'organisme a désormais subi l'étreinte du climat.

II. — Modifications physiologiques. — a) *Respiration.* — D'une manière générale et permanente la respiration s'accélère et devient plus profonde (21 à 22 respirations par minute, au lieu de 16 à 18; 4175 cc. de capacité pulmonaire au lieu de 3950 cc.). Le poumon, chargé des échanges gazeux avec l'atmosphère, doit mettre son fonctionnement en harmonie avec le milieu atmosphérique nouveau. Or, chaque litre d'air inspiré à 40° présente un déficit d'oxygène du poids de 0 gr.014 par rapport à l'air inspiré à 0°, soit 168 gr. de déficit pour 24 heures (1/2 litre d'air inspiré pour chaque respiration). D'autre part l'oxygène se présente à la surface des vésicules pulmonaires avec une faible tension due à l'abaissement de la pression atmosphérique et à la substitution d'une partie de vapeur d'eau à une partie d'air sec dans l'atmosphère. Enfin, le sang dissout plus d'oxygène si l'air est froid et en absorbe moins si l'air est chaud.

De plus il résulte de la forte proportion de vapeur d'eau (souvent de 80 à 90 centièmes) à tension élevée dans l'air inspiré et de sa température élevée que l'air expiré enlèvera moins d'eau exhalée à la surface du poumon et moins de chaleur.

Ainsi diminution de recette en oxygène, diminution d'élimination de vapeur d'eau et de chaleur, tel est le bilan des transformations survenues dans les phénomènes de la respiration occasionnant une gêne respiratoire contre laquelle l'organisme lutte en multipliant les respirations et les faisant plus profondes.

b) *Circulation du sang*. — Le nombre des pulsations artérielles augmente de 3 à 8 par minute (79 à 82 ou 87, Féris, Jousset, Bouchardat). L'ampleur de la pulsation est plus grande, mais la pression sanguine est abaissée en raison directe de la dilatation des vaisseaux capillaires cutanés.

c) *Fonctions digestives*. — A la surexcitation passagère de l'appétit succède bientôt l'inappétence compliquée fréquemment de ballonnement, de lenteur des digestions, de pyrosis, en un mot de troubles digestifs dont le degré le plus simple est la dyspepsie, mais qui sont un acheminement à la diarrhée, après une période de constipation alternant avec des débâcles bilieuses abondantes.

La persistance de ces troubles digestifs détermine une irritabilité du caractère, une hypocondrie, un marasme qui se traduisent par le ralentissement dans l'expédition des affaires et la multiplication des conflits nés de simples vétilles.

Mais l'altération des fonctions digestives est surtout apte à provoquer des auto-intoxications, causes probables de bon nombre de ces fièvres indéterminées, si fréquentes aux pays chauds. Elle prépare le développement des maladies chroniques (entérites, entéro-colites, hépatites) et des maladies infectieuses par les associations microbiennes. Le rôle de ces symbioses dans le développement du choléra, de la fièvre jaune, de l'entéro-colite est un fait démontré. Elles ont pour effet de suspendre l'action destructive exercée sur les toxines par les sucs digestifs (ptyaline, suc gastrique, suc pancréatique, bile) ou par les oxydases leucocytaires (Carrière).

Il n'est pas douteux que la diminution de la puissance digestive soit la conséquence de la chaleur élevée. Le même phénomène se produit en Europe pendant l'été. Mais on ne connaît pas exactement les transformations physiologiques survenues. D'après M. Treille ces perturbations résulteraient d'un défaut d'acide chlorhydrique par suite de l'abondance des pertes en chlorure de sodium entraîné par les sueurs.

Quoi qu'il en soit, la menace de l'état de dyspepsie vers lequel s'achemine l'émigrant européen par les vices de son régime, par les excès alimentaires plus encore que par le climat, doit le mettre en garde contre l'usage immodéré des vins, des alcools de toute nature qui précipitent la pepsine, contre l'abus des boissons qui diluent trop les sucs digestifs et entravent la chymification (Dutroulau), contre tous les aliments susceptibles de favoriser la formation d'acides anormaux et de produire consécutivement des gastristes et des entérites chroniques.

d) *Fonctions du foie.* — Le foie a un double rôle à remplir : il sécrète un suc nécessaire à la digestion et il est dépurateur du sang. Chargé de la destruction des globules rouges vieillis, il fabrique de l'urée, du glycogène et de la bile. C'est lui qui détruit les poisons organiques, produits du biochimisme cellulaire, et surtout les toxines élaborées tout le long des voies digestives et charriées par le réseau de la veine porte jusqu'au foie. Mais l'irritation produite par l'excès même des toxines alimentaires, l'engorgement vasculaire provoqué par l'abondance des boissons absorbées compromettent le fonctionnement de cette glande. Le foie sécrète de la bile en excès et cette polycholie se traduit par des débâcles biliaires venant interrompre la constipation assez fréquente ou compliquant des entérites chroniques.

Le foie est sous la dépendance étroite des perturbations digestives et c'est d'elles en définitive que proviennent les maladies du foie observées dans des régions chaudes salubres comme la Nouvelle-Calédonie.

e) *Sécrétions du pancréas.* — On ne peut jusqu'à présent que supposer l'insuffisance quantitative ou qualitative du suc pancréatique, cette *salive abdominale* si indispensable à la digestion des graisses et des albuminoïdes.

f) *Fonctions des reins.* — L'excrétion des urines diminue (1.141 et 1.232 grammes au lieu 1.550 et 1.790 gr. d'après Moursou); cette diminution peut aller jusqu'à 900 gr. (Rattray) et même 750 gr. (Treille). Elle est simplement le résultat du balancement entre l'augmentation de la sudation et l'excrétion rénale. Elle est consécutive à l'abaissement de la tension du sang dans tout l'organisme et en particulier dans le filtre rénal. L'ingestion d'une grande quantité de liquide augmente l'émission des urines en augmentant la pression. Il en est de même du refroidissement atmosphérique causé par le retour de la saison fraîche.

La température de l'urine est plus élevée (de 37°8 à 38°3). La densité passe de 1010 à 1027. Sa toxicité augmente. En même temps la quantité totale d'urée et de matières extractives éliminées en 24 heures diminue de 1/8e environ. Cette diminution porte presque entièrement sur l'urée sans qu'on puisse y voir un signe d'intolérance pour le climat, car il résulte des recherches d'Eijkman, à Java, que les Malais, avec un régime alimentaire pauvre, sécrètent moins d'urée que les Hollandais, tant que ceux-ci peuvent conserver leur régime alimentaire d'Europe.

g) *Fonctions de la peau.* — Elles sont énormément suractivées dès l'arrivée dans les pays chauds. Si on estime à 720 gr. la perte d'eau occasionnée par la transpiration cutanée dans les pays tempérés, on peut l'évaluer au double dans les régions chaudes et dépassant même parfois 2.000 gr. dans les 24 heures.

L'abondance de la sueur excrétée est sous la dépendance des centres nerveux sudoraux excités de manière variable par la thermalité, l'électricité, l'état de sécheresse ou d'humidité de l'atmosphère et occasionnellement par le travail, l'abondance des boissons absorbées, la nature excitante de certains aliments (piments, alcool) ou leur abondance.

Produits éliminés. — Affaiblissement organique. — Les sueurs, par leur évaporation, entraînent des conséquences d'ordre différent et d'importance inégale pour l'équilibre physiologiqne.

Tandis que, dans les pays tempérés, la sudation de la peau ne représente que 1/10e des sécrétions totales du corps, elle représente 3/10e de ces sécrétions dans les pays chauds et occupe le second rang après les reins, le fonctionnement de la peau et des reins variant en sens inverse. Or, la sueur élimine, avec une grande quantité d'eau, une certaine quantité de produits, déchets épithéliaux, urées et uréïdes, matières extractives, sels, graisses, acides gras volatils : acétique, formique, butyrique en combinaison avec des bases telles que la soude et la potasse. Bien que la quantité totale de ces substances ne dépasse guère 2 gr. 6 des matières minérales et 7 gr. 6 de matières organiques par litre de sueur émise, cependant ces pertes répétées aident les autres causes d'affaiblissement, en particulier les perturbations digestives, et tendent à produire cet état d'amaigrissement et de faiblesse générale, sans cause spéciale, observé sur les Européens ayant séjourné dans des pays salubres, mais très chauds, tels que Aden, Djibouti.

h) *Refroidissement par sudation* — L'évaporation de la sueur à la surface de la peau est une cause d'abaissement de la température du corps. Elle contribue à maintenir l'équilibre de la chaleur corporelle au chiffre moyen voisin de celui qu'on observe en Europe. C'est pendant la nuit surtout, grâce à l'exagération du rayonnement nocturne, que cet abaissement de température se produit. Il peut même dépasser le degré utile et occasionner par sa brusquerie des maladies par refroidissement (diarrhées, douleurs rhumatoïdes) observées fréquemment sur les passagers couchant la nuit sur le pont des navires, ou sur les soldats dormant à la belle étoile dans les plaines du Sahara ou sous les vérandahs des habitations, ou dans les altitudes.

Mais cet abaissement de température ne se produit que si l'évaporation se fait librement. Elle n'est facile que dans une atmosphère peu chargée en humidité. Au contraire dans les régions ayant une hygrométrie voisine du point de saturation (80 à 90 centièmes) et à tension élevée (20 à 24) l'évaporation de la sueur est entravée, la chaleur corporelle n'est plus éliminée ; le calorique s'accumule comme en un bain de vapeur. Le corps est couvert de sueur, l'oppression est extrême ; les fonctions s'alanguissent et cet état pénible, si fréquent au cours de l'hivernage et les jours d'orage, ne prend fin que si la nuit porte quelque atténuation à la chaleur de l'atmosphère. Dans le cas contraire, la souffrance de l'organisme est considérable.

L'impression pénible ressentie ne concorde pas toujours avec une témpérature très élevée, mais elle s'accroît parallèlement à l'humidité. — On souffre moins à Suez avec 35° avec temps sec qu'à Saïgon avec 28° et une atmosphère saturée d'humidité. C'est la tension de vapeur d'eau qui est en cause car c'est elle qui suit plus exactement les variations de la température. — Ainsi, au Sénégal, l'Européen est peu incommodé, durant le mois de mai, par une atmosphère ayant 65 centièmes de fraction de saturation, mais seulement 11 mm. 35 de tension de vapeur d'eau, tandis qu'il sera très incommodé au mois d'août par une atmosphère qui ne contient que 68 centièmes d'humidité, mais avec une tension de 20,32 (Dutroulau).

i) *Pigmentation de la peau.* — La peau offre une pigmentation plus prononcée par l'effet des rayons solaires. Cette pigmentation augmente avec la prolongation du séjour sous le soleil; elle est de plus en plus marquée chez les indigènes à mesure qu'on va vers l'équateur. La coloration de la peau par la mélaïne chez les races indigènes est une protection pour l'organisme. Elle absorbe une partie de l'excès des rayons lumineux et chimiques, c'est-à-dire les plus réfrangibles; elle renvoie une partie des rayons calorifiques.

L'Européen, en raison de la faible pigmentation de sa peau, plus délicate et plus fine, subit une hyperexcitation à la surface du corps, se traduisant par des réflexes des centres nerveux. — Les Européens méridionaux, plus pigmentés que ceux du nord, ont, par ce fait, un léger avantage.

j) *Matières sébacées.* — La peau du noir, plus épaisse, a un aspect luisant, une sécrétion sébacée abondante, une transpiration sensible faible, mais une transpiration insensible active qui donne à la main une impression de finesse et de fraîcheur caractéristique. Cet enduit sébacé abondant dégage des odeurs, dues aux acides gras volatils, se produisant en plus grande abondance par le mouvement.

La matière sébacée semble jouer un rôle protecteur de la peau. Si elle disparaît la peau se sèche, se fendille, devient érythémateuse sous l'effet du soleil. Les nègres des Antilles recommandent aux blancs de ne pas enlever la matière sébacée du visage lorsqu'ils s'aventurent au soleil, afin d'éviter l'insolation. Nombre d'affections cutanées des noirs reconnaissent pour cause prédisposante la disparition de cet enduit sébacé protecteur.

Il convient de noter que les populations de l'Hindoustan ont pour coutume de faire quotidiennement des onctions sur la peau avec des huiles parfumées au musc et que les bains et les ablutions sont pour elles des pratiques journalières.

k) *Éruptions.* — Les sueurs abondantes et prolongées déterminent des éruptions, au premier rang desquelles il faut citer la bourbouille (lichen tropicus) caractérisée par de petites élevures papuleuses, rouges, luisantes, occasionnant des démangeaisons intenses, exaspérées par la chaleur, les vêtements de laine, les flanelles poisseuses, le grattage, les bains d'eau salée. — Cette éruption fatigue particulièrement les nouveaux venus et les nerveux par les cuissons qui ne laissent de repos ni jour ni nuit. — Des vésicules d'eczéma, d'herpès, des pustules d'acné viennent parfois compliquer cette éruption, qui atteint avec prédilection les gens à peau fine, très gras, les gros mangeurs et les buveurs insatiables.

Mais, plus souvent, ce sont des éruptions de furoncles qui se développent en pléiades et peuvent entraîner un affaiblissement durable. L'irritation produite par les acides gras de la sueur, l'élimination surabondante de l'épithélium protecteur et des matières sébacées, les grattages, le port de flanelles ou de linges imbibés de sueurs favorisent la pénétration dans les glandes cutanées des microorganismes qui sont les causes de ces furoncles.

l) *Menstruation.* — Elle subit l'influence de la chaleur en ce sens qu'elle devient plus précoce. — Son abondance, si grande chez beaucoup d'Européennes, paraît dépendre de l'état d'anémie fréquent chez celles-ci.

m) *Lactation.* — La sécrétion lactée subit une diminution. Les femmes de race blanche qui allaitent leurs enfants parviennent rarement à les alimenter exclusivement à la mamelle. Elles sont obligées de recourir, au moins pour une part, à l'alimentation mixte, avec le lait de vache ou de chèvre. — Les animaux subissent aussi l'affaiblissement de la sécrétion lactée. Les vaches laitières donnent rarement 5 à 6 litres de lait par jour.

n) *Système nerveux et organes des sens.* — Le système nerveux subit l'excitation de la première période du séjour et la communique aux autres organes et à toutes les fonctions à cette exaltation succède l'alanguissement.

L'effort musculaire est pénible et de peu de durée. Sous l'effet d'excitants artificiels, les noirs et les créoles blancs peuvent faire accidentellement un développement inusité d'énergie musculaire et nerveuse qui, pour être prolongé, devra être soutenu par une alimentation substantielle. Sinon les maladies de misère (bériběri, typhus) s'abattent sur ces prétendus acclimatés.

Les forces intellectuelles ne permettent qu'une activité de courte durée. Cependant elles persistent bien plus longtemps dans les localités à température sèche (Soudan) que dans les localités à une chaleur humide (Saïgon).

Indolence, apathie, somnolence, inaptitude aux travaux de longue haleine, affaiblissement de la mémoire et de la faculté d'attention, intelligence brillante plus que solide, activité physique, morale, intellectuelle se produisant par saccades, passions vives, imagination exaltée et grossissante penchant pour la gloriole, entraînements généreux, hospitalité cordiale, tels sont les traits principaux du caractère des Européens indigénisés.

D'ailleurs la température est élevée par les travaux de l'esprit. A l'état de repos le cerveau produit 155 calories par heure; il en produit 251 en activité. La température du corps s'élève de quelques dixièmes (de 4 à 6). Le pouls devient plus fréquent et plus plein. L'énergie nerveuse s'épuise et les facultés cérébrales seraient irrémédiablement compromises par une activité trop prolongée.

o) *Chaleur animale.* — L'homme produit constamment du calorique pour maintenir la température du corps à une hauteur moyenne de 37°. L'air et les objets extérieurs, dans l'atmosphère des *pays tempérés* dont la thermalité moyenne est de 10° à 15°, tendent sans cesse à soustraire de la chaleur à l'organisme qui en produit sans cesse. Mais, dans l'atmosphère des pays chauds dont la température moyenne est voisine de celle du corps, comment l'organisme européen se débarrasse-t-il de la chaleur qu'il produit sans cesse en raison de son mécanisme physiologique préalable, en raison directe des oxydations qui s'opèrent dans les tissus ?

Il ne s'agit point de supporter passagèrement des températures élevées comme celles que tolèrent les ouvriers boulangers, les chauffeurs des usines ou des navires. Il faut se défendre contre l'action persistante de l'atmosphère tropicale.

Après quelque temps de séjour dans les pays chauds, la température du corps chez l'Européen, élevée au début au-dessus de la normale (de 0°5 à 1 degré), est à peine égale, sinon inférieure, à la température du même individu en Europe.

Elle s'accroît temporairement par l'introduction d'une plus grande quantité d'oxygène, par une alimentation riche en substances hydrocarbonées et en glycogène, par l'abondance des boissons, par le mouvement, par l'excitation des centres nerveux, par la diminution de l'exhalation d'acide carbonique et de vapeur qui s'opère par les poumons et par toutes les causes qui entravent la sudation.

Par conséquent, les moyens mis en œuvre pour prévenir l'hyperthermie, qui résulterait de l'accumulation du calorique, sont de deux ordres :

1° *Procédés naturels.* — *a*) Accélération des mouvements respiratoires favorisant l'exhalation pulmonaire ;

b) Sueurs augmentées et évaporation cutanée ;

c) Diminution de la couche graisseuse sous-cutanée ;

2° *Procédés auxiliaires et artificiels que l'hygiène emploie au profit de l'homme.* — *a*) Diminution des aliments calorigènes ;

b) Aliments de facile digestion ;

c) Réglementation des heures et de la durée du travail ;

d) Soins de la peau facilitant son fonctionnement ;

e) Costume permettant l'évaporation cutanée.

Les recherches d'Eijkmann nous ont appris que la consommation d'oxygène et la production de CO^2 sont égales, sous les tropiques, à ce qu'elles sont en Europe, par conséquent l'équilibre thermique n'est pas dû à la diminution des oxydations. C'est par la peau, par les sudations, par l'exhalation pulmonaire que se fait surtout cette régulation. Si l'évaporation cutanée et l'exhalation pulmonaire peuvent fonctionner librement, c'est-à-dire si l'atmosphère *quoique chaude est en même temps sèche*, alors la quantité d'eau exhalée par les poumons pourra s'élever jusqu'à 500 gr. et la sueur éliminée par la peau s'élever à 2 kilogr., ce qui représente l'élimination de 1.455.000 micro-calories. L'équilibre est ainsi rétabli : l'organisme peut se débarrasser des 2.092.000 calories qu'il produit au repos.

Mais cette régulation sera compromise par l'excès d'humidité dans l'atmosphère, par les mouvements prolongés et violents, par l'ingestion abondante du liquide, par la méconnaissance des principes de diététique. Il peut en résulter des fièvres non spécifiques et des coups de chaleur.

III. — Fièvres climatiques. — Les nouveaux venus et aussi les anciens colons pendant la saison d'hivernage sont fréquemment atteints de maladies fébriles qu'il faut se garder de confondre avec les fièvres typhoïdes légères, les formes frustes du paludisme ou les premiers symptômes de la fièvre jaune. Ces fébricules ne durent guère au delà de une à deux semaines et s'observent aussi bien dans les pays chauds salubres et sur les navires en mer que dans les pays insalubres, sur les acclimatés et sur les non-acclimatés.

La chaleur et l'humidité ne seraient pas suffisantes pour leur donner naissance, car il ne suffit pas de placer un homme dans une étuve à 40° ou 50° pour lui donner la fièvre (Laveran). Mais elles produiront dans l'organisme de l'Européen un état de réceptivité exalté, une diminution de la vitalité cellulaire qui permettront à des microbes d'espèces banales de pulluler dans l'intestin, à des toxines microbiennes ou alimentaires ou cellulaires, déversées dans le torrent circulatoire, de passer, sans être détruites, à travers le foie, devenu insuffisant, et de produire des intoxications. De là ces fièvres éphémères, accentuées par des phénomènes bilieux chez les anciens colons. Il est évident que les intempérances favorisent leur apparition.

IV. — Insolation et coup de chaleur. — L'action directe des rayons solaires sur la peau peut occasionner des rougeurs (*érythème solaire*) sur les parties découvertes du corps. C'est en réalité une brûlure superficielle, un accident purement local et sans suites sérieuses.

Mais la chaleur solaire est capable de produire sur l'organisation des effets bien autrement graves et assez souvent mortels, soit par *action directe*, soit par *action indirecte* des rayons solaires. En effet, le soleil n'agit pas seulement par ses *rayons lumineux* qui produisent le *coup de lumière et l'héméralopie*. Tandis que dans les rayons les plus réfrangibles (*rayons chimiques*), dans le spectre violet, se trouve la *puissance chimique* la plus grande, cause déterminante de l'*insolation* et de la *pigmentation de la peau*, on trouve les *effets calorifiques* les plus marqués et le minimum des effets chimiques dans les rayons les moins réfrangibles (rayons calorifiques), dans l'infrà-rouge, cause déterminante du coup de chaleur. C'est ainsi que des coups de chaleur se produisent par temps couvert, sous le ciel nuageux de l'hivernage, dans la cabine d'un navire, sous la vérandah d'une maison.

Le procédé d'action de la chaleur et les circonstances contingentes diffèrent d'un cas à l'autre et c'est pourquoi on distingue l'*insolation* (sunstroke des Anglais ; hirtzschlag des Allemands) causée par l'action brusque et directe du soleil, du *coup de chaleur* (heatstroke des Anglais ; warmschlag des Allemands) causée par l'action lente d'une atmosphère surchauffée, sans action directe des rayons solaires.

Un soldat, en marche sous le soleil, tombe frappé sans connaissance : c'est une insolation ; un passager, endormi à l'ombre, dans la cabine surchauffée de son navire, perd connaissance : c'est un coup de chaleur.

Chaque forme des accidents consécutifs présente plusieurs degrés de gravité depuis le type léger, s'arrêtant aux phénomènes prodromiques, jusqu'aux types les plus graves (formes syncopale, cérébro-spinale, asphyxique) où le malade est terrassé comme par une fulguration. Ces accidents ont été attribués à la dilatation aiguë du cœur, à la coagulation de la myosine du cœur, à l'irritation des centres nerveux causée par des toxines résultant de l'accumulation du calorique, à des agents infectieux, etc... Quel que soit le mécanisme que l'on invoque, les stades parcourus par l'organisme placé dans un milieu trop chaud sont en définitive : une hématose incomplète, une accumulation de calorique, un surcroît de travail annulé et une insuffisance du cœur, une intoxication et une asphyxie.

Causes favorisantes du coup de chaleur. — Il importe surtout à l'hygiéniste de savoir que les coups de chaleur se produisent ordinairement dans les circonstances suivantes :

Exposition prolongée à l'action directe ou réfléchie des rayons solaires, à la lumière diffuse, sous un ciel couvert ;

Protection insuffisante contre le rayonnement solaire ;

Vêtements chauds, épais ou serrés ;

Charge trop lourde ;

Marche en rangs serrés ; marches forcées ; fatigues excessives ;

Travaux en saison et aux heures chaudes ;

Couchage au ras du sol ;

Repas abondant ; *boissons* abondantes, ou froides, ou alcooliques ;

Atmosphère chaude et humide, ou confinée, ou orageuse ;

Vents chauds chargés de poussières ;

Maladies antérieures (myocardites ; affections mitrales du cœur).

Influence de la race. — La race blanche est la plus susceptible au coup de chaleur. La race jaune est moins résistante que la race noire. Mais l'immunité, non expliquée, des races colorées n'est pas absolue. Les tirailleurs algériens ont été frappés fréquemment d'insolation au Tonkin (10 décès sur 40 décès par insolation en 1884). D'ailleurs, certains indigènes ne dédaignent pas de se couvrir la tête. Les Arabes et les Indiens ont leurs turbans ; les Annamites et les Chinois ont leurs larges salakos. Un précepte de l'hygiène japonaise dit : « L'économie des entrailles veut que le noble protège sa tête d'un chapeau et que le campagnard la couvre du *tenogui*. »

V. — Accidents causés par la lumière solaire. — Les accidents causés par les rayons lumineux diffèrent suivant que l'action est rapide ou lente. Dans le premier, il y a affaiblissement ou perte rapide de la vision, *cécité* accompagnée ou non de phénomènes généraux accessoires (marins ou explorateurs faisant des observations astronomiques sans protéger les yeux par des verres de couleur) ; dans le second cas, il y a *héméralopie* ou *nyctamblyopie*, c'est-à-dire affaiblissement de la vision dans les milieux faiblement éclairés (habitant des villes à maisons blanches ; soldats en marche dans le sable du Sahara).

I. — Composition du sang. — Anémie tropicale.

1. Fréquence de l'anémie. — Après quelque temps de séjour dans les pays chauds, les Européens présentent communément un état caractérisé par la pâleur des téguments et des muqueuses, par l'affaiblissement musculaire et nerveux, par la diminution de la mémoire et de l'aptitude au travail, par l'essoufflement et les palpitations en même temps que l'inappétence et un léger degré de dyspepsie : c'est l'*anémie des tropiques*.

Elle se produit dans toute la zone intertropicale avec des caractères à peu près semblables, constituant une des principales causes de morbidité et aussi le substratum de la plupart des maladies (Saint-Vel). L'état de santé lui-même en porte la livrée (Rufz de Lavison).

L'anémie, ayant été constatée chez les individus de toute race et acclimatés aux pays chauds, a même été considérée autrefois comme un état providentiel, désirable, vers lequel tendait nécessairement l'organisme de l'Européen pour arriver à l'indigénisation, à l'acclimatement.

Aujourd'hui, on considère l'anémie comme le résultat de la maladie ou comme le premier pas fait vers un état morbide. D'origine très diverse, elle peut être la conséquence de l'action climatérique, mais elle est encore plus souvent la suite de troubles de l'alimentation et d'intoxications.

Les découvertes récentes de la parasitologie et de la bactériologie ont permis de distraire du cadre de l'anémie essentielle due à l'action climatérique simple :

1° — Les anémies parasitaires (causées par l'*hématozoaire de Laveran*, par l'*hœmatobium schistosomum* ou bilharzia, par la *filaire du sang*, par l'*ankylostome duodénal*, par la *spirille de la fièvre récurrente*);

2° — Les anémies infectieuses (consécutives à la dysenterie, à l'hépatite, aux lymphangites, au béribéri, etc.);

3° Les anémies par toxémies (consécutives à des auto-intoxications dues à des lésions des reins et du foie, à des lésions des capsules surrénales, à des intoxications alimentaires, à des intoxications par des gaz délétères, tels que l'oxyde de carbone).

Ces éliminations faites, le nombre des *anémies essentielles* est tellement restreint que bon nombre d'auteurs modernes vont jusqu'à en contester l'existence, en tant que maladie causée par l'influence climatérique simple (Corre (1), Marestang (2), Bourguignon, Firket et Dryepondt (3)).

En effet, les recherches de MM. Maurel, Marestang, Van der Scheer, Eijkman, sont concordantes pour démontrer, jusqu'à plus ample informé, que les sujets ayant longtemps séjourné dans les pays chauds, *mais restés indemnes de maladies*, ne présentent ni *hypoglobulie*, ni *anoxyhémie*, ni *hydrémie*, bien qu'ils aient le teint pâle et la faiblesse caractéristique de l'anémie.

Si le nombre des globules du sang et le taux de l'hémoglobine n'ont pas subi de diminution, il peut y avoir une modification chimique de l'hémoglobine ou une combinaison nouvelle du sérum sanguin restée jusqu'ici inappréciable à nos moyens d'investigation.

Chez quelques individus menant une vie sédentaire, la décoloration des tissus peut résulter d'un processus analogue à celui qui se produit en tous pays chez les personnes qui vivent habituellement à l'abri de la lumière. C'est le cas des Européens aisés dans les pays chauds. Pour d'autres, l'anémie succède à des actions analogues à celles qui déternent le teint pâle des ouvriers travaillant devant les feux (cuisiniers, boulangers, chauffeurs).

(1) Corre, *Traité clinique des maladies des pays chauds*, p. 41.

(2) Marestang, *Hématimétrie normale des Européens aux pays chauds*. (*Archiv. méd. navale*, 1889).

(3) Firket et Dryepont, *Climatologie du Congo* : — Congrès de Bruxelles, 1897. — Hayez, imprimeur, Bruxelles.

Enfin, il est permis d'admettre que, sous l'influence indirecte des agents climatériques, le biochimisme cellulaire devient anormal à la suite des troubles digestifs et de l'insuffisance du foie et que des auto-intoxications modifient la composition du sérum ou des globules sanguins.

L'interprétation des faits est encore à trouver, mais les faits existent indéniables.

Il résulte de ce qui précède que les anémies essentielles, ne procédant pas d'un agent parasitaire ou infectieux, ne sont ni aussi graves, ni aussi fréquentes qu'on l'admettait autrefois. D'autre part, si elles sont sous la dépendance immédiate des agents météoriques, cependant elles sont activées ou préparées par un certain nombre de contingences telles que l'influence des professions qui s'exercent devant les feux, les troubles digestifs répétés occasionnés par une alimentation vicieuse, excessive ou insuffisante, par les pertes résultant de sudations surabondantes, l'accumulation du colorique dans l'organisme.

L'énumération de ces causes secondaires fournit autant d'indications permettant de limiter les effets de l'*anémie essentielle des tropiques* qui est la résultante la plus générale, la plus évidente et la plus difficilement évitable de l'action climatérique pure.

CHAPITRE VI

ACCLIMATEMENT

Après avoir envisagé les forces agissantes du climat des pays chauds, les transformations physiologiques et aussi les maladies qu'il détermine chez l'Européen, toute autre cause morbide mise à part, il convient de se demander si l'Européen peut s'acclimater individuellement et acclimater sa race dans les pays chauds.

Mais d'abord que faut-il entendre par l'acclimatement et l'acclimatation?

L'ACCLIMATEMENT *est l'adaptation d'un organisme à un milieu nouveau pour lui; l'*ACCLIMATATION *est l'ensemble des opérations naturelles ou artificielles qui favorisent ce résultat ou y conduisent.*

L'organisme humain est-il susceptible de cette *adaptation* et dans quelles limites, lorsqu'il est transporté dans des régions plus chaudes que celles où il a été engendré? C'est dans ces termes qu'est contenu le problème qui intéresse l'hygiène des régions intertropicales et qui a été si diversement résolu. L'acclimatement considéré au point de vue le plus général nous permet d'avoir déjà quelques clartés sur cette question si controversée.

Il n'est pas douteux que le climat a exercé une influence prépondérante sur la diversification des races humaines, qu'elles soient envisagées comme provenant d'espèces multiples, dans le sens de Darwin ou comme des variétés d'une espèce unique à l'origine. Aidé de la sélection et opérant pendant un long temps, par les modifications physiologiques qu'il détermine, le climat peut, en définitive, imprimer aux organismes sur lesquels il s'exerce des transformations définitives qui deviennent les caractères de types distincts.

Les caractères différentiels entre les diverses races ne sont, en réalité, que des variations dans une même espèce, telles que la taille, la couleur, les proportions et c'est par des nuances qu'on passe d'un groupe à l'autre, en examinant les formes du crâne. Les caractères physiologiques, tels que puberté, gestation, restent les mêmes chez tous.

L'influence du milieu et de la sélection a créé les caractères différentiels que l'hérédité transmet et accentue.

Tous les règnes de la nature nous offrent des exemples remarquables de l'action des milieux extérieurs sur la transformation de l'espèce et de l'individu.

L'espèce humaine ne présente pas des transformations aussi rapides et aussi immédiatement saisissables que les animaux d'ordre inférieur. Mais les lois naturelles s'appliquent à tous les êtres et ce qui se produit en quelques instants pour des êtres inférieurs se produit dans le cours des années pour les hommes, dans le cours des siècles pour les races humaines.

Ainsi la vie animale, apparue sous de très hautes températures à la surface du globe, a pu maintenir ses phénomènes chimiques au milieu du refroidissement consécutif du globe en se douant progressivement du pouvoir de faire de la chaleur (Quinton).

Nous devons retenir de ces considérations générales ce fait essentiel : le milieu agit puissamment sur l'organisme humain comme sur les autres, mais avec une extrême lenteur, pour l'adapter aux nécessités nouvelles auxquelles il est soumis.

Ces conditions extérieures, appliquées brusquement, apportent un trouble profond dans ses fonctions. Il pourra se plier passagèrement au trouble qu'occasionne ce changement brusque et dans des limites encore assez étendues : les Européens qui supportent des températures de près de 50° sur les bords de la mer Rouge, les observateurs de la station météorologique de Werchojansk (Sibérie) qui subissent en une année une variation totale de 101°3 dans la température (1) en sont la preuve. Mais pour se défendre contre l'action persistante des conditions extérieures changées et s'accommoder définitivement au bouleversement produit il faut que le développement psychique et corporel soit parfait. Les moins forts succomberont. C'est alors qu'intervient la loi fatale de la concurrence vitale et de la sélection. Quelques individus,à qui leur organisation spéciale permet une plus solide adaptation, parviennent à survivre et à laisser une postérité. La société s'est transformée par élimination(2). La sélection *naturelle* crée la race par les qualités qui ont protégé l'individu et qui sont transmises par l'hérédité. L'acclimatement individuel précède celui de la race.

On conçoit aisément que les exodes de populations nombreuses, que des colonisations en masse coûteront plus de sacrifices, perdront en existences ce qu'elles gagnent en vitesse, tandis que l'infiltration lente par petits groupes tient plus compte de l'aptitude individuelle. Ce dernier cas est applicable à la colonisation moderne qui se fait non par des exodes en grandes masses, mais plutôt par petits groupes, par familles, par individus.

Le problème de l'évolution, de l'adaptation à un milieu nouveau, plus chaud, est donc ramené à ces données capi-

(1) A Werchojansk (Sibérie), par 67°34 lat. N., le thermomètre passe de 69°8, minimum du mois de février, à 31°5, maximum du mois de juin.

(2) L'évolution des peuples peut être soit collective,soit sélective (Lapouge).Dans le 1er cas soumis à des influences identiques de milieu, de climat, l'ensemble des éléments sociaux se modifie à la fois ; dans le second cas, au contraire,quelques individus,à qui leur organisation spéciale permet une meilleure résistance,supporteront seuls l'évolution.

tales : *choisir pour cette adaptation les individus d'un développement parfait, augmenter leur force de résistance, diminuer les effets du changement, soit dans l'application brusque des forces extérieures nouvelles, soit dans leur action lente.* Il est aisé d'apercevoir dans cet énoncé la part considérable qui incombe à l'hygiène dans le travail d'adaptation. C'est à elle, en effet, que revient le soin de faire une sélection préalable parmi les individus qui se destinent à la colonisation, afin de diminuer le nombre des victimes de la sélection cruelle que feraient les forces naturelles ; c'est à elle que revient le soin de conserver et d'accroître les moyens de résistance des individus sélectionnés, c'est à elle encore qu'il appartient d'atténuer les effets des forces extérieures.

La solution du problème si complexe de l'acclimatement n'est possible qu'à la condition d'en étudier isolément les différents facteurs.

Ces éléments du milieu extérieur, si puissants, forment deux catégories distinctes :

1° Ceux dont l'action est constante, la nature immuable, ce sont les *agents météorologiques :* chaleur, lumière, pression, humidité, composition de l'air, électricité ; ce sont, en un mot, les forces immanentes de l'atmosphère qu'il n'appartient pas à l'homme de changer ;

2° *Les éléments contingents*, accidentels, tels que le repos ou le mouvement, les actions mécaniques, les aliments, les influences telluriques, les actions biologiques des maladies infectieuses ou parasitaires, l'homme peut les éviter, les modifier ou même les supprimer.

Cette distinction est capitale pour apprécier la possibilité de l'acclimatement des Européens dans les pays chauds, car les zones de la terre où les influences de la 1re catégorie sont seules agissantes offrent le moins de difficulté à l'adaptation de l'individu et, consécutivement, de l'espèce.

Mais dans les zones où les éléments contingents (telluriques, infectieux, etc.) se surajoutent aux précédents l'adaptation ne sera possible que si la science et les arts de l'homme interviennent pour les supprimer et laisser l'homme en présence des seuls agents de la 1re catégorie.

Cette distinction a été faite depuis longtemps déjà par Dutroulau et cependant on retrouve encore la confusion de ces deux ordres d'influences dans nombre de théories très récentes faites sur les chances d'acclimatement des Européens dans les pays chauds. — Il en résulte que l'Européen est considéré comme incapable de résister au climat chaud parce qu'il succombe dans les pays où le paludisme, la fièvre jaune, la dysenterie exercent souverainement leur empire.

Pour que le problème de l'acclimatement aux pays chauds reçoive une solution légitime et féconde, il faut l'envisager d'abord là où il se présente dans toute sa simplicité, c'est-à-dire là où les facteurs météorologiques du climat, du milieu nouveau, sont isolés et seuls agissants, comme sur les navires stationnés ou voyageant dans les mers tropicales, ou comme dans certaines îles d'une salubrité reconnue, îles des Antilles ou de la Polynésie.

Après avoir envisagé l'acclimatement de cette manière on peut dire :

1° Dans les terres chaudes où les éléments météoriques agissent isolément, dégagés d'éléments contingents, l'adaptation de l'Européen et l'implantation de sa race sont possibles, si l'action des éléments météoriques n'est pas excessive et si elle s'affaiblit par périodes plus ou moins rapprochées et plus ou moins longues (nuits et saisons fraîches);

2° Dans les régions chaudes, à climat excessif, où les éléments météoriques, bien que dégagés de toute contingence morbide, exercent une action constante, sans atténuation intermittente (pendant les nuits ou pendant une saison) l'acclimatement individuel de l'Européen n'est possible qu'à titre exceptionnel. En règle générale, il pourra subir le climat avec impunité, mais passagèrement. — L'acclimatement de la race n'est possible qu'en s'effectuant lentement, par étapes, de proche en proche et à travers plusieurs générations.

3° Dans les pays chauds à maladies endémiques graves et généralisées il n'y a pas d'acclimatement possible tant *que ces endémies ne sont pas supprimées ou très amendées.*

L'acclimatement individuel précède nécessairement celui de la race et intéresse plus particulièrement l'hygiène. D'ailleurs la colonisation moderne, s'éloignant des procédés de colonisation du XIVe et du XVIIIe siècle où des groupes nombreux d'individus de même race ou de même nationalité se transportaient dans les terres chaudes, s'effectue par l'arrivée successive d'individus isolés.

L'acclimatement de la race se manifeste : par 1° sa natalité normale ; 2° sa morbidité normale ; 3° la conservation de sa capacité de travail et de production.

C'est de l'acclimatement individuel que nous devons nous occuper, examinant d'abord l'acclimatement en pays chaud salubre.

I. — Acclimatement individuel dans les pays chauds salubres.

Transformations physiologiques. — La physiologie normale de l'Européen dans les pays chauds donne la preuve d'un travail naturel d'acclimatement et initie aux procédés d'acclimatation.

Il n'est pas douteux que des modifications multiples et en sens divers se produisent dans son organisme après un certain temps de séjour.

De toutes manières, l'organisme s'efforce de se mettre en harmonie avec le milieu nouveau pour lui. Il s'opère un incontestable travail de transformation fonctionnelle.

Ce travail aboutit-il, en définitive, à la constitution d'un nouvel état organique, à un équilibre physiologique désormais assez solide pour résister à tous les assauts?

Il faudra de longues années, pendant lesquelles les effets de la sélection s'ajouteront à ceux de l'adaptation pour mettre l'Européen dans les conditions identiques à celle de l'indigène. — L'analyse des *manifestations de la vie chez les hommes des races tropicales* a permis de constater, d'une façon générale, que la respiration et les pulsations étaient fréquentes, que les fonctions de la peau sont suractivées, que le système digestif est peu actif et le système nerveux très développé avec une force vitale moindre que dans les régions tempérées (Jousset) (1).

Ce tableau se rapproche beaucoup de l'état des fonctions de l'Européen lorsqu'il a déjà quelque temps de séjour dans les colonies. Il y a donc effort naturel pour l'assimilation de l'état organique de l'Européen à celui de l'indigène.

Les Européens méridionaux, par leur accoutumance aux étés prolongés, à la luminosité du ciel, sont plus aptes à supporter les effets de l'adaptation à la chaleur continue des pays torrides. Cette assuétude aux agents météoriques amoindrit la prédisposition aux maladies, car la résistance organique a conservé toute sa puissance vis-à-vis des causes occasionnelles banales (Dr Corre) (2). Le croisement avec un indigène donne par hérédité aux descendants une part variable de cette résistance. Cette adaptation dans des climats chauds *non excessifs* et exempts de maladies endémiques graves, que leur salubrité soit naturelle (Tahiti) ou acquise (Algérie) par le travail de l'homme, est admise par un nombre chaque jour plus grand d'observateurs depuis que les découvertes pastoriennes ont éliminé du cadre des maladies, imputées jusqu'ici au climat, une foule d'affections dues à des microbes, à des parasites dont la distribution, la pullulation et la virulence n'ont qu'une relation indirecte avec

(1) *Acclimatement et acclimatation* (*Arch. de méd. nav.*).
(2) Corre, *loc. cit.*

la chaleur humide des régions tropicales. Les docteurs Sambon et Manson (1), en Angleterre, ont défendu avec grand talent cette doctrine nouvelle reposant sur les données précises de la science moderne.

Mais pendant longtemps cette *adaptation est imparfaite et l'équilibre reste instable.* « Dans le conflit qui s'élève entre le milieu et l'individu, l'harmonie entre les fonctions ne s'établit qu'à la condition que chacune d'elles soit maintenue dans des mesures d'excitation convenable au but final, qui est la conservation de la santé par l'assouplissement de l'organisme au climat (2). » L'oubli des règles de diététique entraîne la perturbation du système digestif ; un travail musculaire prolongé ou excessif détruit l'équilibre de température que la sudation et l'évapotion cutanée maintiennent avec quelque difficulté. — L'hygiène aura donc constamment à intervenir pour ajouter ses procédés artificiels aux procédés naturels d'adaptation ou pour combattre l'excès de l'action climatérique.

II. — Maladies d'acclimatement.

Existe-t-il des crises providentielles, des maladies engendrées par l'action brusque des facteurs météoriques et propres à conférer l'acclimatement ?

Jusqu'à ces dernières années on admettait que les troubles gastro-intestinaux, les fièvres climatiques dont sont frappés les nouveaux venus n'étaient autre chose que des phénomènes salutaires produisant l'acclimatement ; et que l'anémie était un état désirable qui était la marque extérieure de l'adaptation définitive.

L'étude de ces maladies, faite dans un chapitre précédent, nous a appris qu'elles sont l'effet de l'action excessive des facteurs météoriques, aidées puissamment par les

(1) *Revue d'hygiène et de police sanitaire*, 1899.

(2) Dr A. Layet, *Etudes d'hygiène intertropicale*. (*Arch. de méd. nav.*, 1877.)

vices de l'hygiène privée, qu'elles constituent de véritables maladies et non des crises d'acclimatement.

Les fièvres climatiques, qui comprenaient autrefois des types fébriles si nombreux et si différents (fièvre synoque, fièvre angéioténique, fièvres bilieuses rémittentes, inflammatoires, éphémère, typhoïde des tropiques (Horton), *ardent continued fever* (Morehead); fièvre des jungles, de Massouah, africaine, méditerranéenne, etc.) et dont les recherches microscopiques ont séparé les fièvres infectieuses qui doivent être rattachées au paludisme, au typhus ictéroïde, à la fièvre typhoïde, sont proprement des fièvres éphémères ayant leurs analogues dans la zone tempérée et qu'on peut attribuer aux seules influences climatériques ou saisonnières (*ardent or thermic fever*). Ces fièvres atteignent aussi bien les Européens anciens dans la colonie que les nouveaux venus, affectant, suivant le cas, une forme bilieuse chez les premiers ou une forme gastrique chez les seconds.

La répétition de ces accidents sans gravité peut amener l'affaiblissement rapide de l'organisme et compromettre l'adaptation de l'Européen. Il faut voir dans ces fièvres climatériques, qui atteignent les anciens comme les nouveaux colons, un état maladif, capable de favoriser des infections et non une crise providentielle conduisant à l'acclimatement: *Il n'y a pas de fièvres d'acclimatement, pas plus qu'il n'y a de diarrhées d'acclimatement.* Avec les fièvres climatiques, on considérait les catarrhes gastro-intestinaux, si fréquents à la suite de la dyspepsie observée dans les régions chaudes, comme des diarrhées salutaires permettant au foie d'éliminer le carbone supposé en excès, suppléant ainsi à l'insuffisance de l'épuration pulmonaire. Nous savons que les débâcles bilieuses, signe extérieur de la polycholie dont le foie est le siège, sont la preuve d'une suractivité fonctionnelle de cet organe bien voisine de l'insuffisance. Les diarrhées aiguës, qui se produisent sous l'effet des variations de température et d'humidité, que les écarts de régime secondent très efficacement, ne constituent en aucune manière des phénomènes salutaires de suppléance. Loin de conduire à un acclimatement, elles produisent par leur répétition ou leur chronicité une incurable anémie et des lésions anatomiques irréparables. La diarrhée dite de Cochinchine a souvent un début aussi modeste. Enfin ces diarrhées saisonnnières peuvent être le prélude du choléra, de l'hépatite ou du paludisme dans les pays chauds à endémies graves.

L'anémie tropicale doit être considérée comme un état morbide mettant l'Européen en état d'infériorité vis-à-vis du climat. D'autant plus prononcée que le climat est caractérisé par une chaleur humide plus excessive et plus constante et que le séjour est plus prolongé, elle est générale dans les régions intertropicales même sans endémies graves mais à climat excessif tels que Aden, Obock, Djibouti ; — elle est fréquente dans les pays où les variations de température de la nuit et des saisons fraîches sont assez prononcées pour permettre à l'organisme d'assurer l'équilibre de température. Mais dans tous les cas il n'y a pas d'anémie d'acclimatement. La rechercher comme un moyen d'indigénisation propre à assurer une immunité quelconque c'est commettre la plus grave des erreurs. Sous l'empire des anciennes doctrines médicales, on ne craignait pas de hâter la production de cet état par tous les moyens de débilitation : purgations répétées et même saignée !

Fort heureusement, ces pratiques détestables sont désormais délaissées. L'état d'anémie des indigènes et des créoles est loin d'être un état désirable, car il n'est, au fond, qu'un premier pas vers l'état morbide. Dans le conflit permanent entre les agents infectieux ou leurs toxines et l'organisme, celui-ci, s'il est anémié, n'aura plus à opposer à l'invasion que des cellules affaiblies, déjà gorgées de toxines et devenues incapables d'affinité et de fixation pour les toxines nouvelles et insuffisantes à assurer cette production incessante d'antitoxines multiples qui est à l'état normal une de leurs fonctions les plus importantes. Il ne produira plus suffisamment d'hématies susceptibles, comme les autres cellules de l'organisme, de fixer toute une série de poisons du sang (1). Il ne fournira plus les éléments cellulaires, en assez grand nombre pour que la phagocytose, qui nous défend si puissamment contre les microbes, puisse agir avec efficacité. Les moyens de défense de l'organisme seront donc diminués.

Il suffit, pour s'en convaincre, de se rappeler la facilité avec laquelle les nègres, et surtout les Hindous, fréquemment atteints de cette anémie essentielle, sont envahis par la cachexie aqueuse, le béribéri, le lymphatisme, sont décimés par la phtisie et les maladies infectieuses en général. Dira-t-on qu'ils ne sont pas acclimatés? S'ils sont obligés de sortir de cette apathie qui les caractérise, du repos prolongé dont ils ont besoin, pour se livrer à des travaux pénibles ils sont rapidement décimés par les maladies de misère et ne peuvent faire face aux exigences de leur nouvel état qu'en recevant une alimentation plus abondante et des soins hygiéniques plus complets que ceux dont ils sont coutumiers (2).

Cette déchéance organique ne saurait être un état normal d'adaptation ; mais c'est bien un état morbide lentement préparé. — Il n'y pas de crise dans la transformation régulière de l'organisme. L'adaptation normale s'effectue par une évolution insensible dans l'intimité de nos tissus, si lente qu'une génération ne suffit pas toujours à son achèvement.

(1) On sait aujourd'hui que les hématies du sang sont également susceptibles de fixer toute une série de poisons du sang et cela dans des proportions strictement déterminées. C'est à la suite de ce processus de fixation que s'effectue la destruction des globules rouges. (Mode de production et mécanisme d'action des antitoxines, d'après Erlich. — Dr Villaret, *Semaine médicale*, 6 décembre 1899).

(2) Les Annamites déportés à l'île de la Réunion ont disparu ; il en a été de même des Chinois employés aux travaux du chemin de fer du haut Sénégal et à Panama.

Ces maladies climatiques peuvent-elles être un obstacle à l'adaptation des Européens ?

D'après ce que nous savons des *fièvres climatiques*, ordinairement légères, sans gravité, de courte durée, elles ne sauraient être ni un danger ni un obstacle pour l'Européen.

Les *affections gastro-intestinales* sont en partie sous la dépendance de l'hygiène. Elles ne constituent pas un élément d'insalubrité capable de nuire à l'acclimatement.

Il n'y a pas lieu de mettre en question *les éruptions cutanées*, bourbouilles, furonculoses, plus désagréables que dangereuses. Quant aux *insolations* et coups de chaleur, plus rares qu'on ne pourrait le croire de prime abord, ils ne constituent que des accidents qu'on rencontre ailleurs qu'aux pays chauds, et si on les observe plus fréquemment dans ces derniers ils sont dus le plus souvent à des manquements à l'hygiène : imprudence, fatigue, intempérance. On en constate des cas nombreux dans les régions tempérées, au cours de l'été : — en une seule semaine, au mois d'août 1896, on a compté à New-York 648 décès attribués à l'insolation.

Cet accident ne saurait, par suite, constituer un obstacle à l'acclimatement des Européens.

Il n'en est pas de même de l'anémie le principal obstacle à l'acclimatement dans les colonies à climat chaud excessif.

L'hygiène seule peut retarder son apparition ou la maintenir dans des limites tolérables. Dans les régions chaudes sans excès, où elle est d'ailleurs moins fréquente et peu grave, l'hygiène intervient plus efficacement encore pour l'empêcher de se produire.

Dans la série des maladies engendrées par les seuls facteurs météoriques que nous venons de passer en revue nous n'en trouvons donc pas qui s'opposent à l'établissement de l'Européen et à sa vie normale *lorsque l'influence de ces facteurs météoriques n'est ni constante, ni excessive.* Au voisinage des tropiques, en deçà et au delà, l'Européen pourra vivre, travailler et procréer, à la condition de conformer son existence aux conditions nouvelles du milieu qui l'entoure. Heures de travail, alimentation, vêtements, habitation, tout devra être modifié pour aider l'organisme dans l'adaptation de ses fonctions au climat nouveau. De même que nous transformons notre genre de vie en Europe pendant la saison d'été, de même nous devons changer d'une manière définitive nos habitudes lorsque nous nous transportons dans les pays chauds où règne un été permanent. *C'est à ce prix que s'opérera une adaptation qu'on est convenu d'appeler acclimatement qui rend supportable le milieu extérieur, mais qui ne confère aucune immunité à l'égard des maladies graves.*

III. — Preuves de l'acclimatement en pays chauds salubres.

Les preuves de l'adaptation possible des Européens aux pays chauds salubres sont de divers ordres : 1°.des statistiques de mortalité et de morbidité militaires, portant sur des groupes d'Européens exclusivement soumis à l'action climatérique; 2° le développement de populations européennes dans des colonies.

Statistiques militaires. — Les statistiques médicales des flottes militaires donnent des points de comparaison intéressants:

1° Flotte anglaise en 1891 :

	Chances de maladie par homme.	Nombre moyen journalier des malades pour 1000 h. d'effectif.
Station des côtes d'Angleterre	0,74	36,97
— du Pacifique	0,82	33,76
— côte sud-est d'Amérique	0,85	27,2
— de l'Amérique Nord et des Indes Occidentales	0,89	33,57
— côte ouest d'Afrique et Cap de Bonne Esperance	0,93	31,91
— d'Australie	1,09	40.51
— de Méditerranée	1,2	49,37
— de Chine	1,34	52,87
— des Indes Orientales	1,57	49,53

Les morbidités des stations de Chine et des Indes Orientales sont seules plus élevées que celles de la station de la Méditerranée.

2° Marine allemande, de *1891 à 1893*.

	Effectif moyen.	Nombre des malades pour 1000 h. d'effectif.	Nombre des décès pour 1000 h.
Asie Orientale	190	1176.3	2,5
Pacifique	285	853	0
Indes Orientales et Amérique	1303	638	0,6
Méditerranée	224	1103	8
Afrique	881	1677	3
Eaux Allemandes	6212	763	0,4

La mortalité la plus forte a été dans la Méditerranée. Les morbidités des stations d'Afrique et de l'Asie orientale sont seules supérieures à celles de la Méditerranée.

Les chances de mortalité et de morbidité, d'après ces deux statistiques, ne sont pas plus fortes dans le Pacifique et sur les côtes d'Amérique que dans les mers européennes, bien que les marins des navires en station sous les tropiques mènent une vie des plus actives.

Les équipages des navires français qui ont participé à l'expédition de Madagascar, en 1895-1896, après un séjour de 6 mois en rade et soumis à un travail pénible et prolongé, présentaient une morbidité à peu près exactement la même que sur les côtes de France, tandis que l'état sanitaire était déplorable à terre (1).

La comparaison de la mortalité des troupes italiennes en *Érythrée* et en *Italie*, pour l'année 1891, nous permet de constater un état sanitaire satisfaisant dans la population militaire de cette colonie tropicale, malgré des installations hygiéniques inférieures :

(1) Dr Vincent et Burot, *Paludisme à Madagascar* (*Rev. scient.*, 18 juillet 1896).

	Effectifs	Nombre des malades p. 1000 h. d'effectif.	Décès p. 1000 h. d'effectif.	
Erythrée......	2.693	1.175	13,4	(y compris 6 décès par choléra et 2 par suicide).
Poste d'Assab.. (en Erythrée : 12°59 lat. N.)	533	—	5,6	
Italie.........	—	—	de 7, 1 à 10,9	

Développement des Colonies européennes. — La population blanche des *Etats-Unis du Sud* a une mortalité de 24 p. 1000 et une natalité de 30 p. 1000, qui lui assure un magnifique développement.

L'*Australie* a vu sa population blanche passer de 1.030 blancs, en 1788, à près de 3 millions cent ans après. Cet accroissement est dû surtout à l'excédent des naissances. Au Queensland, province tropicale, l'excédent des naissances est de 7.007 par an (12.582 naissances pour 5.575 décès ; mortalité annuelle = 20 p. 1000 au lieu de 24 p. 1000 en Europe).

Les statistiques de la *Nouvelle-Calédonie* (20° à 22° lat. Sud) nous donnent les résultats suivants : (1)

	Années.	Mortalité.	Natalité.
Garnison...........	1851 à 1863	7,5 p. 1000	—
Population civile.....	1863	14,0 —	44 p. 1000.

Les hommes de race blanche peuvent s'y livrer à tous les travaux du sol.

A *Tahiti* (17°42 lat. Sud), la garnison, pendant les huit premières années de l'occupation, n'a qu'une mortalité de 9,8 p. 1000.

De 1859 à 1862, la population civile a 258 naissances et 172 décès.

En 1899, les statistiques des établissements français de l'Océanie donnent (2) :

(1) Sénard, *Arch. de méd. nav.*, 1866, t. V.
(2) Dr Lemoine, *Annales d'hyg. et de méd. colon.*, 1901, p. 305.

	Population.	Nombre des naissances p. 1000 habitants.	Nombre des décès p. 1000 hab.
Tahiti Papeete...	3.686 h.	22.12	20.84
— districts..	6.601	32,11	30,10
Morea..........	1.596	31,31	13,78
Tubuaï.........	472	46,61	23,30

Laissant de côté la prospérité des colonies hispano-portugaises attribuée à un privilège de races méridionales on peut citer, comme exemple de colonies prospères, fondées par des hommes de race septentrionale, la colonie de *San Leopoldo* (*Brésil*) fondée par 120 familles qui ont atteint le chiffre de 120.000 individus 45 ans plus tard.

La petite île de Saint-Barthélemy (17°5 lat. Nord) dans les Antilles (1) fut occupée en 1648 par les Français et colonisée par des *Normands*. Le Dr Marestang a pu suivre le développement des familles les plus anciennes qui ont occupé l'île. Ses recherches ont porté sur 235 ménages se composant de 1.465 individus *absolument exempts de tout métissage*. Malgré l'insuffisance d'une alimentation composée exclusivement de fruits, de poissons frais et surtout salés, et d'une eau suspecte, malgré l'habitat dans des cases en bois petites, obscures, mal aérées, le Dr Marestang a fait pour une période de 8 années (de 1879 à 1886) les constatations suivantes :

Naissances, 442 ; décès 210.

Moyenne d'enfants par ménage, 5 ; moyenne annuelle des décès, 17,91 p. 1000 (22 p. 1000 en France).

Mortalité infantile (1re année de la vie = 9,23 p. 100. (elle est de 20 p. 100 à Paris).

Sur 1.465 individus, 699 ont moins de 20 ans ; soit 47,6 p. 100 (même proportion qu'en Angleterre).

109 ont 60 ans et plus, soit 7,91 p. 100 (proportion supérieure à celle de Paris, de l'Angleterre, de la Saxe, de la Prusse).

(1) Saint-Barthelemy a appartenu successivement à la France, à l'Angleterre, à la Suède et elle est redevenue française depuis 1878.

Ces chiffres n'indiquent pas une race en décadence !!

Un fait digne de remarque, c'est que les hommes vivant en plein air sont robustes, sans aucune trace d'anémie. Les femmes au contraire, plus sédentaires, ont le teint pâle et anémique (1).

Cette colonie de Normands si vivace, se développant et se maintenant sans apports nouveaux depuis plus de deux siècles sous un ciel tropical, sur un sol sain, mais pauvre, fournissant même des émigrants aux îles voisines, prouve que l'Européen s'acclimate bien dans les terres tropicales saines, mais elle prouve aussi que le privilège des races méridionales se réduit à un bien faible avantage.

Toutefois l'*union entre gens du Midi et gens du Nord* peut conférer à la descendance une partie des avantage des premiers. Le *métissage avec les natifs* donne à la génération suivante l'héritage d'une plus complète accoutumance et d'une longue sélection.

De ce qui précède des *conclusions se dégagent :*

L'Européen, de toute race, s'adapte sans difficultés aux climats chauds non excessifs lorsqu'il habite une terre salubre; il peut s'y implanter, y travailler, conserver sa vitalité et la transmettre intacte à sa descendance.

Les transformations physiologiques, provoquées par le changement de milieu, sont peu considérables, s'opèrent sans crises, sans l'épreuve d'états morbides passagers.

(1) Les hommes vivent hors des demeures, se livrent à la *culture*, à la pêche. — Les femmes, au contraire, vivent oisives dans des maisons obscures, étroites, mal aérées, tressant de la paille dans une atmosphère chaude et confinée. N'y a-t-il pas un rapprochement à faire entre cette différence d'état de santé des deux sexes, et celle qui est constatée dans le *Haut-Sénégal* entre les hommes vivant confinés dans les postes, souvent malades, et ceux qui vivent en colonne, ordinairement bien portants ? N'est-il pas légitime de remarquer ensuite que les campagnards de la Réunion, travaillant sur les *habitations*, sont sains et vigoureux tandis que les maladies de misère frappent les citadins ?

Une bonne part de l'anémie tropicale n'est-elle pas attribuable à la vie claustrale que subissent les Européens ?

Les procédés naturels d'acclimatation sont insensibles, mais réclament l'aide d'une transformation dans les habitudes de vie. Le métissage les favorise.

L'avantage reste, non pas au privilège de la race, mais à la supériorité de l'hygiène.

Le résultat sera une tolérance parfaite pour le climat. Il est convenu que cet état d'équilibre constitue l'acclimatement lorsqu'il persiste assez longtemps pour permettre à l'individu de se livrer à toutes les manifestations de son activité et d'avoir une descendance.

IV. — Acclimatement dans les régions chaudes insalubres.

Si les maladies endémiques interviennent, importées ou préexistantes, l'acclimatement de l'Européen ne sera pas possible tant qu'elles subsisteront. L'immunité pour ces maladies n'existe pas : on leur échappe ou on les supprime, mais on ne s'y accoutume pas.

L'acclimatement deviendra possible dès que les maladies endémiques seront évitées, affaiblies ou supprimées et que l'Européen transplanté sera en face des seules forces du climat météorique sans contingences. Or la science moderne permet de considérer bon nombre de ces maladies comme *évitables* et susceptibles d'être supprimées.

L'importance médiocre des *maladies climatiques* nous est connue.

L'Européen rencontrera devant lui sous forme sporadique quelques-unes des plus redoutables maladies qui déciment sa race en Europe, la pneumonie, le rhumatisme, la fièvre typhoïde, la tuberculose, qui se montrent dans les pays chauds avec une fréquence inattendue. Mais elles menacent surtout les indigènes et plusieurs sont évitables. S'il est vrai que la *phtisie galope* dans les pays chauds lorsque l'Européen en apporte le germe avec lui, il est non moins vrai que, par le nouveau mode d'existence dans des habitations plus isolées, la contagion sera moins à redouter.

Les maladies dites *endémiques* des pays chauds menacent plus directement l'Européen. Bien que quelques-unes ne soient pas spéciales à ces régions, cependant elles s'y trouvent avec une fréquence, une généralité et une virulence extrêmes qu'elles empruntent à cet habitat. Quelques-unes sont *localisées dans les foyers* d'où elles se propagent épidémiquement suivant les grands courants humains et commerciaux avec une rapidité et sur une étendue qui croissent en proportion de la multiplication des communications internationales (fièvre jaune, choléra, peste). Les autres maladies endémiques sont disséminées partout et se produisent avec plus ou moins d'intensité ou de fréquence suivant les conditions de lieu, de saisons, de milieu humain, et de circonstances telles que guerre, conquête et famine.

Mais, en général, l'élément humain mis à part, on peut dire que l'existence des plus importantes d'entre elles est liée à l'état du sol et des eaux et que leur développement est favorisé par la chaleur humide. Sol imprégné de matières organiques végétales ou animales en décomposition, retenant l'humidité, recrudescence d'activité des germes déposés dans ce sol si riche en matières nutritives, au cours de la saison des pluies et surtout dans les périodes de demi-asséchement, localisation dans des foyers multiples et d'étendue très différente, propagation à faible distance par l'eau, l'air, par le contact, par les *insectes*, atteignant avec prédilection l'homme nouveau venu dans un foyer, telles sont les conditions générales de genèse et de développement des principales endémies.

L'action des agents météoriques est indéniable, mais indirecte, favorisant la culture des germes qui se trouvent bien d'une température constamment élevée et d'une humidité persistante. Mais les maladies endémiques ne sont pas fonctions du climat météorique.

L'analyse bactériologique, en faisant connaître la cause première des maladies,a beaucoup plus fait en 25 ans pour déterminer la genèse et les voies ou modes de propagation des maladies endémiques que les innombrables observations météorologiques accumulées depuis des siècles pour saisir le rapport de causalité des météores avec ce qu'on appelait les *constitutions médicales*.

La nature spécifique, infectieuse ou parasitaire des plus importantes et des plus graves maladies endémiques, choléra, peste, fièvre jaune (?), paludisme, dysenterie, tétanos, lèpre, hypnose, filariose, ankylostomiase, bilharziose, est aujourd'hui connue. Ces maladies sont dues à la pénétration dans le corps de l'homme de contages vivants qui pourront être évités ou détruits si leurs conditions de vie et de propagation sont connues.

Le rôle considérable joué par ces agents spécifiques rend indispensable une étude générale, très succincte de leurs caractères et des modes d'activité ainsi que des conditions de réceptivité ou de résistance que l'homme peut leur opposer. Cette étude est le préliminaire obligé et le principe fondamental de l'hygiène de l'Européen dans les pays chauds.

CHAPITRE VII

AGENTS SPÉCIFIQUES DES MALADIES ENDÉMIQUES ET TRANSMISSIBLES DES PAYS CHAUDS

Les contages vivants, causes premières des maladies endémiques transmissibles, sont répandus partout autour de nous, dans le sol, dans l'eau, dans l'air, dans et sur le corps de l'homme et des animaux, sur tous les objets que nous touchons, constituant un véritable milieu au moins aussi important à connaître que l'atmosphère avec ses météores, car ses influences sont aussi constantes, non moins puissantes et bien autrement subtiles et dangereuses.

Ces agents se distinguent en :

1° *Entozoaires*, de nature animale, de grandes dimensions, d'une organisation élevée ;

2° *Microbes*, de nature végétale pour la plupart, de nature animale pour quelques-uns, de petites dimensions, d'une organisation élémentaire se réduisant à des cellules de formes variées.

La classe des *microbes* doit nous occuper en premier lieu, car elle renferme les agents des principales maladies endémiques.

I. — Les Microbes.

Ces êtres microscopiques (microbe : petit être vivant), si petits qu'il en faut plusieurs milliers pour faire le volume d'un grain de sable, se multipliant si rapidement qu'un seul microbe peut en procréer plus de 12 millions en moins de 24 heures, jouent un rôle considérable dans la plupart des phénomènes naturels, provoquent les maladies les plus graves chez l'homme et chez les animaux, agents d'infection et de contagion, agents de putréfaction, mais aussi capables de contribuer à transformer les matières organiques mortes en nouvelles cellules vivantes, de servir à la purification du sol et des eaux souillés, et agents des fermentations qui produisent le vin, la bière, le pain.

Ainsi il est des microbes nuisibles ; mais il en est aussi qui sont utiles. Il en est d'indifférents et, parmi ceux-ci, quelques-uns peuvent devenir nuisibles en certaines circonstances déterminées. Ceux qui sont toujours nuisibles sont les microbes *pathogènes;* les indifférents sont les *saprophytes.*

Classification : sous le vocable général de microbes on comprend :

1° *Des protozoaires* (ex. : hœmamœba du paludisme) ;

2° *Des champignons* (ex. : actinomyces, agent de l'actinomycose) ;

3° *Des Algues* (ex. : bactérie de la tuberculose, vibrion du choléra).

I. — Les protozoaires. — Dans ce groupe, sont l'*hématozoaire du paludisme* et l'*amœba coli*, agent de la *dysenterie sporadique.*

Le plus intéressant à connaître, l'*hématozoaire du paludisme*, sporozoaire polymorphe, décrit par Laveran dès 1880, se présente sous plusieurs aspects :

1° *Corps sphérique ;* 2° *corps segmentés en rosaces ;* 3° *croissants ;* 4° *flagella.*

Les trois premières formes se rencontrent dans le sang, circulant accolées aux globules sanguins, et sont chargées de granulations pigmentaires. La dernière n'apparaît que dans le sang non circulant hors du corps de l'homme.

Les deux premières formes, surtout la première, sont les plus communes.

Les segments de la rosace devenus libres engendrent de nouveaux corps sphériques et l'hématozoaire peut se reproduire ainsi indéfiniment dans le sang de l'homme. Chaque génération de corps sphériques par segmentation de corps en rosaces est marquée par un accès de fièvre : ce sont des rechutes ; c'est le *cycle asexué* de la vie de l'hématozoaire.

Un autre cycle, *sexué*, s'accomplit en dehors de l'homme, dans le corps du moustique qui a piqué un malade paludéen et pompé du sang infecté d'hématozoaires. Elle a pour point de départ les *corps en croissants* qui, devenus sphériques dans l'estomac du moustique, émettent des *flagella*, éléments mâles, qui fécondent des corps sphériques femelles. Ceux-ci deviennent des zygotes, qui s'infiltrent dans la paroi de l'estomac du moustique et donnent naissance à des filaments-germes, *blastes* ou *sporozoïtes*, qui affluent dans les glandes salivaires du moustique, passent, de là, dans la trompe et seront inoculés dans le sang de l'homme que piquera le moustique pour devenir des corps sphériques et produira l'infection palustre originelle ou une réinfection.

Les deux cycles représentant la vie de l'hématozoaire sont figurés par le tableau ci-dessous :

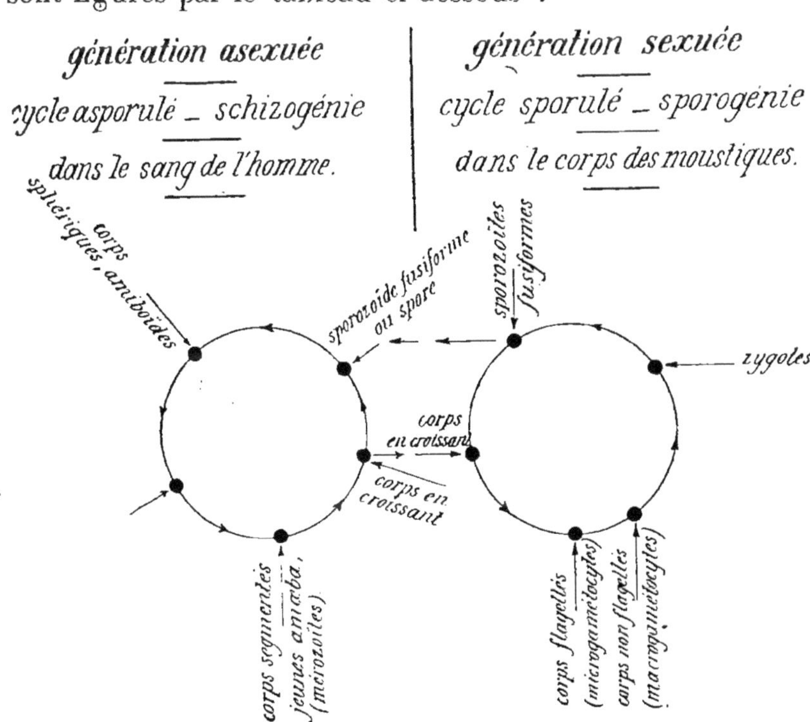

D'après de nombreux observateurs les formes diverses de l'hématozoaire correspondraient aux formes cliniques multiples de la fièvre paludéenne ainsi que l'indique le tableau ci-dessous :

Formes de l'hématozoaire.	Dénominations.	Formes de la fièvre palustre.	
petite forme sphérique (aboutissant à la forme en croissants)	Hœmamœba prœcox	Fièvres estivo-automnales. Fièvre rémittente ; pernicieuse (*paludisme primaire*).	
grande forme sphérique (aboutissant à la forme en rosaces)	Hœmamœba vivax (se subdivisant en 16 segments ou morozoïtes).	fièvre tierce	paludisme secondaire
	Hœmamœba Malariæ (se subdivisant en 8 segments ou merozoïtes).	fièvre quarte	

On est fondé à admettre que le parasite du paludisme est unique et polymorphe. On ne sait rien de sa vie hors du corps de l'homme et du moustique.

II. — Les champignons. — On distingue les *streptothricées*, les *saccharomycètes* (ou levures), les *myxomycètes*, les *moisissures*.

a) *Streptothricées*. — Longs filaments ramifiés, unicellulaires, pourvus d'une membrane mince, jamais cloisonnés, se reproduisant par bourgeonnement d'où sortent des spores en forme de filaments qui ressemblent à des bactéries. Ils poussent dans tous les milieux.

Parmi les espèces pathogènes il faut citer l'*actinomyces* champignon à forme rayonnée, agent de l'actinomycose (*oospora bovis*), formant des tumeurs chez le bœuf, le cheval, le porc et l'homme. Les animaux contractent la maladie en mangeant des graminées à épis durs et barbus. Chez l'homme la contagion peut être directe ou venir de l'animal à l'homme ou de l'homme à l'homme.

Le microbe du *farcin du bœuf* fait partie de cette classe.

b) *Moisissures*. — Cellules microscopiques allongées en

filaments ramifiés, divisés en articles, isolés ou agglutinés en masse sur laquelle s'élèvent les organes fructifères. Elles se reproduisent par sporulation. A signaler parmi les espèces pathogènes :

Les champignons du *favus* (achorion Schœnleirii);

Les champignons de l'*herpès tonsurans* (tricophyton tonsurans).

Les champignons du *pityriasis versicolor* (microsporo furfur).

Les variétés d'*aspergillus* (flavescens, fumigatus) dont les spores produisent des mycoses du rein, du cœur, du foie.

III. — Les bactéries. — Les bactéries sont des cellules d'espèce végétale (algues cyanophycées) présentant des formes variées qui les font classer en 3 groupes principaux suivant qu'elles sont *arrondies*, *rectilignes* ou *courbes :*

Groupe	Espèce	Cellules
1° *Micrococques* (formes arrondies)	*Diplocoques :*	Cellules réunies deux par deux
	Streptocoques :	— — en chaînettes.
	Staphylocoques :	— — en grappes de raisin.
2° *Bactéries* (formes allongées)	*Bactéries :*	— courtes.
	Bacilles :	— longues.
3° *Spirilles* (formes incurvées)	*Vibrions :*	— forme légèrement incurvés sur une face.
	Spirilles :	— forme à spires multiples.

Les formes des microbes peuvent varier sous l'influence du milieu, de la température, du vieillissement, de la maladie.

Les cellules microbiennes sont formées d'une membrane d'enveloppe (cellulose), capable de résister à des réactifs énergiques (acide sulfurique, acétique), d'une épaisseur variable, parfois assez forte pour former une véritable capsule (pneumocoque de Talamon-Frœnkel). Elles contiennent un noyau ayant de l'affinité pour les matières colorantes et un protoplasma dépourvu de chlorophylle, mais parfois coloré ou contenant de la granulose, ou de l'amidon, ou des granulations de soufre.

La paroi extérieure de la cellule peut être recouverte d'une glaire agglutinante ou de cils groupés diversement donnant de la mobilité à la cellule.

Les bactéries se multiplient par *division* ou par *sporulation*. La *division* (en chaînettes ou en amas) se fait avec une rapidité telle qu'un bâtonnet arriverait à en produire quatre mille sept cent soixante-douze billions en trois jours (Cohn).

La *sporulation* fournit la forme durable des microbes (microbes du charbon encore vivants après 20 ans d'enfouissement de l'animal). Les *spores* naissent à l'intérieur des cellules microbiennes (endospores), ordinairement uniques sous forme de corpuscule grandissant, très petit, de forme ovale qui, devenu libre, après déchirure ou liquéfaction de l'enveloppe de la cellule-mère, se développera dans un milieu favorable et deviendra une nouvelle cellule. Les spores sont plus résistantes que les microbes adultes. Dans les milieux naturels les microbes empruntent le carbone nécessaire à leur existence aux composés ternaires (amidon, sucre, alcool) qu'ils décomposent et l'azote aux matières albuminoïdes solubles. Certaines espèces (ferments nitreux et nitriques) se contentent d'ammoniaque, d'autres enfin (bactéries des tubercules des légumineuses) puisent directement leur azote dans le sol.

Certaines espèces bactériennes se développent déjà à 5°c. le plus grand nombre à 20°; quelques-unes, surtout les pathogènes, à 37° c.; enfin il en est qui ne se développent qu'à 50°c. Les températures plus élevées deviennent destructives pour les microbes. Les bactéries sans spores sont tuées de 60° à 90°. Les spores des bactéries pathogènes sont détruites en 15 minutes par des températures de 100° si elles sont humides. Elles peuvent résister jusqu'à 130° si elles sont à l'état sec.

La congélation, même prolongée, ne tue pas certains

microbes qui reprennent leur vitalité dès que la température s'élève de nouveau.

La lumière (bacille de la tuberculose tué en quelques heures), le mouvement (pureté relative des eaux courantes) sont funestes à la germination des espèces microbiennes. L'humidité leur est favorable (choléra). Cependant le pneumocoque a besoin de la dessiccation.

On distingue : — 1° des microbes exigeant de l'oxygène libre pour leur développement, les *aérobies* ; — 2° des microbes qui croissent en l'absence de ce gaz, le *anaérobies* ; — 3° d'autres qui peuvent indifféremment en absorber ou s'en passer, les *aérobies facultatifs* (bacille typhique, coli-bacille, streptocoque de l'érysipèle, staphylocoque pyogène).

Il est des bactéries qui sont chromogènes (coloration bleue, bacille pyocyaneus, coloration jaune : staphyloccus pyogenes aureus). Quelques-uns sont photogènes (germes phosphorescents sur la chair de boucherie et de poisson mort).

Les microorganismes existent partout autour de nous, dans l'air, dans l'eau, dans le sol, dans les aliments, sur les vêtements et les objets mobiliers ou autres qui nous entourent.

Air. — Les microbes sont moins nombreux dans l'air qu'on n'était porté à le croire parce que leur végétation y est arrêtée par de nombreuses causes de destruction. Les espèces pathogènes sont particulièrement rares.

On les rencontre en plus grand nombre dans certains foyers, dans l'atmosphère des salles d'hôpital (1600 par m. cube dans une salle de l'hôpital de la Pitié, à Paris), tandis que l'air de la mer est pur.

Sol. — Les microbes sont en grand nombre dans les couches superficielles du sol imprégnées d'humidité et de matières organiques en décomposition. A 1 mètre de profondeur il n'en existe plus (Koch), car le sol exerce sur les germes une action destructive mise à profit pour l'épuration des eaux d'égout. La baisse de la nappe souterraine est le signal d'une recrudescence des germes; les oscillations successives favorisent leur pullulation.

C'est surtout à l'état de spores qu'on trouve les microbes dans le sol (spores charbonneuses, tétanos, vibrion septique, charbon symptomatique, peste, etc., etc.). Les microbes enfermés dans le sol deviendront nocifs s'ils sont portés à sa surface par les bouleversements du sol, par des vers de terre (germes charbonneux), par les puces des rats, ou s'ils pénètrent dans les eaux souterraines qu'alimentent les puits, les sources, etc.

Eau. — Nombreux sont les microbes pathogènes qui vivent dans l'eau et sont véhiculés par elle (choléra, fièvre typhoïde, bacille dysentérique, streptocoque, etc., etc.). — Les eaux contenant des bactéries intestinales sans spécificité (coli-bacilles), doivent être soupçonnées de contenir aussi des germes pathogènes, surtout si elles proviennent de cours d'eau ayant traversé des agglomérations humaines (4.500 germes par cc. d'eau de Seine à Bercy; 200.000 germes à Saint-Denis).

La limpidité de l'eau n'est pas une garantie (60.000 microbes par cc. dans une eau très limpide, Duclaux). La stagnation de l'eau et les hautes températures favorisent les pullulations. La congélation de l'eau ne les tue pas.

Aliments. — Les contacts impurs, l'arrosage direct des plantes potagères avec des eaux d'égout peuvent souiller les aliments.

La chair et le lait des animaux tuberculeux, la viande des animaux charbonneux contiennent les germes spécifiques à l'état virulent.

Vêtements, objets mobiliers, etc. — Les germes peuvent se déposer sur les différents objets qui nous enveloppent, en particulier sur les linges, les chiffons, les vêtements, les murs; ils sont alors très menaçants pour nous.

Le corps humain en contient dans les cavités naturelles (bouche, nez) et dans le tube digestif.

Introduction dans le corps de l'homme. — Les microbes pathogènes arrivent à l'organisme réceptif soit des milieux extérieurs, soit des milieux intérieurs. L'enfant nouveau-né est exempt de microbes, mais cette intégrité n'est que de courte durée et l'homme porte toujours une multitude de germes parfois virulents dans les cavités muqueuses en communication avec les milieux extérieurs (streptocoques, pneumocoques de la salive).

Portes d'entrée. — Une infection ne peut se produire pour certains germes spécifiques que s'ils pénètrent par une voie spéciale : bacilles de la pneumonie par la surface pulmonaire; bacilles du typhus et du choléra par la voie intestinale. D'autres (tuberculose, charbon) peuvent entrer par des voies multiples.

Incubation. — Entre le moment de l'introduction et l'éclosion de la maladie, il s'écoule un intervalle de temps, appelé stade d'incubation, pendant lequel les germes se multiplient. Mais plusieurs conditions tenant au microbe ou à l'organisme récepteur peuvent modifier leur action dans un sens favorable ou défavorable.

VARIABILITÉ D'ACTION TENANT AU MICROBE : — 1° *Nombre des bactéries introduites.* — Le nombre des bacilles introduits joue un rôle important dans le développement de l'infection : leur nombre *diminue d'abord*, surtout chez les individus non prédisposés, et *s'élève ensuite*. Tous les moyens de défenses de l'organisme dirigés contre des assaillants isolés en auraient raison. Mais si le nombre des assaillants augmente, alors les propriétés toxiques de chacun d'eux s'additionnent et l'attaque réussit (injections massives de charbon au mouton algérien nativement réfractaire).

2° *Forme.* — Les *spores* réussissent à provoquer l'infection là où les bactéries ont échoué (spores du charbon dans l'intestin du porc). Les *toxines* injectées en grande quantité réalisent la maladie chez les animaux réfractaires à l'infection commune (toxine diphtérique chez les souris rebelles aux bacilles).

3° *Virulence.* — Les effets nocifs des bactéries ne sont pas des altérations d'ordre mécanique (déchirures, hémorragies, etc.). Ils sont dus à la production de substances élaborées par les microbes aux dépens des matières albuminoïdes, possédant des propriétés toxiques, appelées *toxines*, bases analogues aux alcaloïdes, appartenant pour la plupart à la série des corps gras et en partie à la série *aromatique :* un certain nombre des affections connues sous le nom d'empoisonnements par les conserves, par les saucisses, par la viande, par des fromages, sont dues à l'ingestion de grandes quantités de poisons tout élaborés : ceux-ci font éclater la maladie en un court espace de temps et peuvent entraîner une mort rapide. Les *toxines élaborées* par les microbes introduits dans le corps de l'homme agissent plus lentement et suivant le degré de virulence du microbe.

La *virulence* des microbes, variable suivant les influences de chaleur, d'humidité, de lumière, de mouvement, de lieu, est la puissance qu'ont les microbes pathogènes d'exercer sur les organismes vivants une action composée qui se traduit par des phénomènes caractérisant telle ou telle maladie.

Elévation thermique considérable ou abaissement, variations successives et rapprochées de température, dessiccation, lumière, agents chimiques, atmosphère saturée d'oxygène à haute pression, vieillissement, passages répétés sur des animaux réfractaires, tels sont les moyens artificiels à employer pour atténuer la virulence et qui ne peuvent s'exercer naturellement. On observe, en effet, l'atténuation spontanée de certains microbes dans leurs cultures, hors de l'organisme (*érysipèle*, *morve*, *germes de la pneumonie*) le mécanisme de l'*infection secondaire* s'explique quelquefois par la pénétration des germes nouveaux à travers une *plaie*, une *fissure* qui est le résultat de l'affection primitive. Mais le plus souvent l'invasion secondaire des microbes surajoutés est due *à l'affaiblissement* de l'organisme ou à son *imprégnation toxique* causée par la première maladie (*furonculose* dans les maladies *gastro-intestinales*).

II. — Résistance de l'organisme.

Les moyens de résistance de l'organisme sont multiples et d'ordres divers :

1. **Intégrité des tissus de revêtement, des organes, des fonctions.** — La première barrière rencontrée par les microbes est constituée par la *peau* et les *muqueuses*, mais la condition essentielle est leur *intégrité*. La plus petite érosion ou effraction leur livrera passage. Il faut savoir encore que certains microbes peuvent passer outre à travers la *peau* (*bactérie morveuse*) et bon nombre à travers les *muqueuses*.

La protection est complétée par le *fonctionnement normal* des organes, tels que les mouvements de la masse intestinale qui, par l'évacuation mécanique, s'oppose à la pénétration des germes cholériques. Les sécrétions diverses (action du suc gastrique sur le vibrion cholérique; du mucus nasal sur la bactérie charbonneuse, de la bile sur les microbes de l'intestin) agissent par la chasse qu'elles exercent et aussi par leurs propriétés chimiques et biologiques. En définitive, il en résulte une atténuation de la virulence des microorganismes.

La présence des leucocytes, qui affluent de la profondeur vers la surface, aux points menacés (isthme bucco-pharyngien, amygdales pharyngées et palatines) aide les sécrétions muqueuses à la destruction des microbes à la sortie des épithéliums.

2. **Immunité naturelle.** — Cette première barrière fran-

chie, les microbes peuvent être encore impuissants dans un organisme réfractaire dont l'immunité naturelle (de race ou d'espèce) est transmise de génération en génération (immunité du mouton algérien pour le charbon) ou qui peut être acquise par une atteinte antérieure de cette maladie microbienne ou d'une autre (variole, coqueluche, etc.), mais qui alors, en loi générale, n'est pas transmissible à la descendance. Nous reviendrons sur le mécanisme de cette immunisation que la nature des maladies microbiennes nous aide à comprendre.

3. **Production des substances empêchantes.** — Les microbes pathogènes qui ont réussi à pénétrer dans l'organisme par une voie quelconque s'y développent en prenant à cet organisme les matériaux nécessaires à leur nutrition, mais aussi en lui cédant les déchets de leur vie et de leurs sécrétions.

A un moment donné, l'organisme envahi peut cesser d'être un milieu favorable au développement des germes morbides, mais cet état n'est pas dû à l'épuisement de la provision d'éléments nutritifs incessamment renouvelés.

Le développement même des bactéries peut déterminer dans l'organisme la production de substances qui leur seraient funestes, ce sont les *substances empêchantes* (Bouchard) entravant le développement de bactéries de même espèce (réaction acide des milieux arrêtant le développement des pneumocoques et des streptocoques).

La *substance empêchante* est un produit spécifique de la vie de la bactérie, indépendante du corps même du microbe, se trouvant dans les bouillons de culture filtrés, toxines produisant la maladie et aussi un état réfractaire (toxines typhoïdiques, tétaniques, diphtéritiques, staphylococciques, pneumococciques).

Mais, dans l'organisme, l'imprégnation par les toxines et leur action sont contrebalancées par le rôle des émonctoires naturels qui éliminent les toxines.

L'organisme possède des moyens supérieurs de défense qui sont : l'*état bactéricide ;* la *production d'antitoxines ;* la *phagocytose.*

4. **Etat bactéricide.** — Cet état est la propriété que posséderaient le plasma interstitiel, les sécrétions diverses de l'organisme, les sérosités des épanchements pleuraux et péritonéaux, de détruire les microbes ou, au moins, d'atténuer leur virulence, d'entraver leur développement. C'est un effet microbicide retardant ou atténuant. Il existe chez des animaux vaccinés et aussi chez des animaux non vaccinés (action sur les *bactéridies charbonneuses* dans les humeurs des lapins, des chiens; — sur les bacilles typhiques et cholériques dans le sérum du lapin et du cheval). C'est sur cette propriété qu'est basé l'emploi du sérum des animaux réfractaires pour prévenir ou traiter certaines maladies chez des animaux prédisposés (exemple : la tuberculose avec le sérum de chèvre ou de chien). L'action bactéricide est limitée et n'a qu'une valeur relative, mais bien que ne constituant pas l'immunité elle est un des éléments importants de la résistance organique. Très inconstante hors l'état de maladie, elle est développée au cours de la maladie par un changement survenu sous son influence, dès son début dans la composition des humeurs. Mais ces réactions défensives de l'économie peuvent être mises en jeu par des matières très diverses, sans spécificité, telles que des solutions minérales neutres injectées.

5. **Antitoxines.** — Il existe dans les humeurs des substances antitoxiques, c'est-à-dire capables de détruire de grandes quantités de toxines, ces poisons solubles secrétés incessamment par les microbes, et aussi douées d'un pouvoir préventif accusé. Ces substances sont engendrées artificiellement par des injections de toxines ou naturellement, au cours des maladies infectieuses, par les sécrétions des microbes.

La production de ces antitoxines peut être obtenue même

chez des animaux réfractaires à la maladie dont la toxine est inoculée (la poule rebelle au tétanos acquiert des propriétés antitoxiques à la suite d'injections de toxines tétaniques. — Inoculation du venin de vipère aux lapins et cobayes). Il y a action curative et action préventive par la substance antitoxique créée.

Avec ces substances on peut, ou vacciner des animaux en introduisant les antitoxines avant l'introduction de *la maladie* (*action préventive*) ou les guérir en *introduisant* les antitoxines après le développement de la maladie (*action curative*): les sérums *antitétanique*, *antidiphtérique*, *antipneumococcique*, *anti-pesteux* sont doués de ces propriétés.

Ces antitoxines, qui sont ordinairement le produit d'une atteinte légère de la maladie ou d'une injection de poisons solubles, peuvent aussi exister naturellement chez des individus sains, préexister à l'état de maladie, ou être engendrées par l'injection de substances anodines originairement non toxiques ou même au moyen de substances alimentaires proprement dites. Ainsi l'antitoxine n'est pas nécessairement un dérivé de la toxine, qui n'est nullement la substance mère, et on s'explique ainsi la disproportion énorme entre la quantité de toxine incorporée et celle de l'antitoxine produite, susceptible de neutraliser *100.000 fois* plus de substance toxique qu'on n'en a introduit. L'antitoxine est produite incessamment par les cellules de l'organisme suractivées dans un certain sens et déversant dans le sang cette substance douée d'une affinité pour le poison provocateur.

Ainsi on est ramené à une stimulation de l'appareil de défense constitué par la cellule.

6. **Phagocytose.** — La propriété principale de quelques-unes des cellules, dans la défense contre l'invasion microbienne, est d'englober, de digérer et de détruire les bactéries (Metchnikoff). Les cellules douées de cette propriété sont les *phagocytes*. C'est un processus analogue à celui

des leucocytes absorbant des particules étrangères (charbon, pigments mélaniques ou hématiques). — Grâce aux mouvements amiboïdes dont sont animés les leucocytes ou autres cellules, les bactéries ou autres particules sont attirées, englobées et introduites dans l'intérieur de la cellule où s'opère une véritable digestion par l'intermédiaire d'une diastase sécrétée par les phagocytes et capable de dissoudre le microbe absorbé.

Toutes les bactéries absorbées ne sont pas digérées. Il en est qui résistent et se multiplient (bacilles du rouget, de la tuberculose). Outre les leucocytes, les cellules de la lymphe, des plasmas, les organes lymphatiques, la moelle des os, les cellules migratrices et les cellules du foie et de la rate participent à ces fonctions.

Les leucocytes et autres cellules mobiles, par un phénomène chimiataxique, qui n'est que leur sensibilité à des sécrétions microbiennes, se précipitent au devant des bactéries, affluant à l'endroit de l'inoculation.

Les phagocytes absorbent des microbes bien vivants. Elles absorbent aussi les spores, mais celles-ci sont douées d'une plus grande résistance. Toutefois les leucocytes les immobilisent.

L'action phagocytaire commence à s'exercer aussitôt après l'injection. Quelques minutes suffisent aux leucocytes pour commencer leur travail d'absorption et après 1/2 heure il n'existe déjà plus de bacilles libres dans le sang si la fonction phagocytaire est parfaite; dans ce cas, la maladie ne se développe pas.

Alors même que le bacille ou la spore ne sont pas détruits, si la fonction phagocytaire est encore suffisante pour les immobiliser, la maladie infectieuse est atténuée, affaiblie, elle devient guérissable.

Au contraire, si les phagocytes sont sans influence sur les bactéries, celles-ci peuvent se développer librement et la maladie prend les formes les plus graves.

La puissance de la phagocytose est évidemment proportionnelle au nombre des cellules phagocytaires que l'organisme peut mettre en lutte avec une dose donnée de culture microbienne. Tous les moyens qui renforceront l'activité phagocytaire augmenteront la résistance organique. La *vaccination est un de ces moyens.* Au contraire, tout ce qui porte atteinte à cette propriété augmente ou crée l'état de réceptivité. C'est le cas de la poule qui, refroidie, devient sensible au charbon.

Les modifications cellulaires qui résultent de la lutte avec les microbes ont accru la sensibilité élective qui constitue l'affinité de la cellule phagocytaire pour les microbes. Ces modifications sont durables, ne s'atténuant que par le renouvellement organique ; c'est en elles que réside l'immunité ; elles peuvent être transmises par hérédité ; elles sont émoussées par le temps.

7. **Causes qui influencent la réceptivité.** — a) *Le terrain ; — l'hérédité.* — L'hérédité prépare la voie aux infections en créant un terrain organique favorable, une prédisposition, des dégénérescences organiques non spécifiques (ex. : tuberculose), parfois même en transmettant la graine des géniteurs aux fœtus (transmission de la tuberculose de la mère aux petits chez les mammifères ; de la bactéridie charbonneuse de la mère au fœtus ; — transmission de la syphilis par les deux géniteurs ou un seul et corroborée par l'action réversible. Contamination variolique du fœtus ; transmission au fœtus de la rougeole, de la F. T. ; du streptocoque puerpéral, etc., etc.). Mais de même qu'ils transmettent l'infection les géniteurs peuvent aussi transmettre au fœtus l'immunité vaccinale, soit par une atteinte intra-utérine de la maladie virulente (variole), soit par les produits bactériens solubles qui leur assurent à eux-mêmes l'immunité (clavelée, charbon bactéridien.)

b) *Race.* — L'influence de la race est de plus en plus restreinte par la science moderne. La souris des champs est réfractaire à la septicémie que contracte la souris des maisons. Le mouton algérien est réfractaire au charbon. Les nègres sont réfractaires au paludisme et à la fièvre jaune.

c) *Age*. — L'enfance est très vulnérable par les maladies microbiennes; mais les prédispositions varient suivant les âges : maladies d'alimentation dans l'enfance; maladies d'infection augmentant avec les contagions de l'école; maladies infectieuses du système osseux chez les adolescents; maladies contagieuses plus fréquentes chez l'adulte en raison de la multiplication des contacts.

d) *Constitution et tempérament*. — D'une manière générale, les constitutions vigoureuses offrent les meilleures résistances aux infections : *choléra*, *dysenterie*, *peste*, *béribéri*, tuberculose, typhus, pneumonies, qui frappent sévèrement les débilités, les indigènes misérables.

e) *Inanition, surmenage*. — Un des plus graves effets de la misère est l'inanition, qui fait perdre aux animaux la résistance à des infectieux vis-à-vis desquels ils jouissaient d'une immunité (réceptivité pour le charbon créée chez le pigeon et la poule par la privation d'aliments, supprimée par la suralimentation; béribéri et cachexie palustre chez les hommes de couleur soumis à des travaux pénibles avec alimentation insuffisante).

Le *surmenage* produit des effets analogues à ceux de l'inanition, par un mécanisme encore non élucidé, production exagérée de leucomaïnes, diminution du rôle protecteur des globules du sang vis-à-vis des microbes anaérobies de la putréfaction, auto-infections. Le surmenage sous toutes ses formes facilite le développement du typhus, de la pneumonie infectieuse, de l'ostéomyélite, de la tuberculose.

f) *Alcoolisme*. — C'est une cause de débilitation d'une grande puissance. Il en est de même du confinement, de l'encombrement, des agglomérations, qui ont une double action en créant des conditions générales d'hygiène défectueuses et en multipliant les chances de contact.

g) *Acclimatement.* — Le défaut d'acclimatement ou milieu extérieur crée pour l'individu une prédisposition aux infections. La réceptivité pour la fièvre typhoïde des campagnards venant habiter les villes est un exemple bien connu. Ceux-ci n'ont pas reçu par hérédité ou par contagion typhique atténuée l'immunité absolue ou relative dont jouissent les citadins.

Un autre exemple est fourni par la réceptivité pour la fièvre jaune des Européens nouveaux venus dans les pays chauds. Il existerait aussi une immunisation acquise des individus de toute race à l'égard du paludisme.

h) *Agents atmosphériques.* — Cette influence peut être considérable pour accroître la réceptivité. Elle est indirecte. On a démontré expérimentalement qu'une grenouille échauffée et une poule refroidie devenaient susceptibles au virus charbonneux. Il est de notion vulgaire que le froid favorise l'apparition des angines, pneumonies, etc., action indirecte consistant en congestions d'organes sous l'influence nerveuse vaso-motrice et en troubles du biochimisme cellulaire diminuant la résistance aux cellules microbiennes.

La *chaleur* produit des effets analogues favorisant le développement de fièvres climatiques, diarrhées, l'anémie, et troublant aussi le biochimisme cellulaire.

i) *Maladies.* — Il est des maladies qui préparent le développement des infections (prédisposition à la gangrène, à la tuberculose, à la suppuration par le *diabète ;* prédisposition au choléra par les troubles digestifs).

8o **Récidive des maladies microbiennes.** — Il est des maladies infectieuses qui ont une durée indéfinie (syphilis, tuberculose), mais ordinairement une première atteinte d'une maladie infectieuse confère une immunité. C'est la loi générale. Il est rare qu'on subisse deux fois la variole, la fièvre typhoïde, la scarlatine. Cette immunité acquise est durable, mais cette durée est variable d'une maladie à l'autre et d'un sujet à l'autre. Le travail naturel tend à rendre à la cellule organique, modifiée par l'infection, ses qualités naturelles (ex. : la vaccine qui n'est jamais indéfinie). Il est d'autres exemples de réinfection (érysipèle, pneumonies, angines infectieuses). En certains cas, cette récidive n'est qu'une reviviscence de la maladie première due à la conservation des germes dans l'organisme (érysipèle, paludisme). Certains individus ont à cet égard une susceptibilité spéciale (érysipèle, variole).

Guérison. — La guérison se produit par divers modes : par formation de substances empêchantes pour les microbes (formation exagérée d'acides ou d'alcalis) ; par les produits de dissociation des milieux nutritifs ou de la substance même des microbes morts qui tuent les microbes vivants ; par état bactéricide ; par des formations d'antitoxines ; par phagocytose. Si le corps résiste aux toxines bactériennes plus longtemps que les bactéries aux effets de l'activité cellulaire ou des humeurs, il y a guérison.

Vaccination . — Les procédés naturels de résistance organique ou de guérison peuvent être créés artificiellement. Partant de cette constatation qu'une maladie infectieuse légère assure l'immunité aussi bien qu'une infection grave, on a cherché à créer chez les animaux et chez l'homme des maladies artificielles bénignes pour prévenir une infection grave ou la guérir.

Il y a trois procédés principaux de vaccination :

1° Emploi des toxines d'un microbe ou des antitoxines auxquelles il donne naissance (animaux immunisés) (*sérums*) ;

2° Emploi d'un microbe ou des toxines d'un microbe autre que la maladie contre laquelle on veut vacciner ;

3° Emploi du microbe même de la maladie après lui avoir fait subir une atténuation (*vaccins*).

A l'exception du virus de la rage et du choléra, les virus atténués sont employés surtout pour les animaux (charbon, morve). Les sérums fournis par les sérums immunisés sont surtout employés pour l'homme (vaccin antidiphtéritique, antipesteux).

Pour préparer des virus atténués, qu'on appelle plus particulièrement des *vaccins* (sans qu'il y ait similitude avec le vaccin de Jenner) on atténue la virulence du parasite même de la maladie soit par action de l'oxygène pur, soit par dessiccation lente des moëlles inoculées dans l'air sec (*rage*); soit par la température (42° à 55° pour le charbon bactéridien; 65° pour le choléra), soit par addition de substances chimiques diluées (acides phénique, sulfurique, bichromate de potasse pour le charbon, le choléra); soit par cultures sur certains milieux (thymus pour le choléra; — pommes de terre pour la morve); soit par passage dans l'organisme d'un autre animal (*rouget* du porc atténué par passage sur lapin).

La préparation du vaccin diphtéritique est un exemple de la préparation des sérums de la 1re catégorie : on cultive des B. diphtéritiques virulents dans du bouillon de veau soumis ou non à un courant d'air ; après séparation du corps des bacilles par décantation du bouillon de culture, celui-ci est inoculé le 15e jour à un cheval à doses progressivement croissantes de 1/4 cc. le 1er jour ; à 250 cc. le 80e jour ; après un temps de repos, le sérum du sang de ce cheval est préventif et curatif de la diphtérie.

Les merveilleux résultats obtenus pour la rage (mortalité de 0,61 p. 100 — autrefois de 16 p. 100 des morsures), pour la diphtérie (mortalité de 10 à 15 p. 100 au lieu de 50 p. 100) ; les excellents résultats du vaccin antipesteux comme préventifs disent assez quelle est l'efficacité de la vaccination.

9. **Tableau résumé d'une infection.** — Les phases successives de la lutte de l'organisme contre les microbes infectants peuvent être ainsi résumées : une bactérie virulente s'est introduite par effraction dans nos tissus. Si les humeurs sont favorables au microbe son développement est

immédiat. Sinon, après une 1re phase de dégénérescence pendant laquelle quelques bactéries succombent, mais aussi pendant laquelle ses diastases sécrétées ont adapté la matière aux besoins du microbe dans la zone envahie, la maladie commence. Les poisons sécrétés par le microbe produisent des accidents pyrétiques, nerveux, dystrophiques, paralysant souvent les centres vaso-dilatateurs et entravant ainsi la diapédèse et l'afflux des cellules phagocytaires. Ainsi, continuant à pulluler, le microbe poussera l'intoxication jusqu'à la mort malgré les efforts faits par l'organisme pour éliminer ces poisons ou les détruire.

Mais l'organisme va diriger contre les microbes trois moyens de défense plus puissants : l'état bactéricide qui modère et arrête leur pullulation ; les antitoxines, qui détruisent leurs poisons; le phagocytisme, qui détruit les microbes. Les microbes ont sécrété une substance qui, après quelques jours, pénètre les cellules, change leur nutrition et les invite à élaborer la matière suivant un type nouveau ; l'état bactéricide est créé ; les antitoxines sont produites ; les cellules phagocytaires se multiplient, sont attirées et accourent en nombre. A ce moment la maladie a atteint son acmé, elle n'a plus qu'à décroître. Le microbe s'affaiblit, s'atténue, il produit moins de poisons et ceux-ci sont éliminés plus facilement. Les phagocytes, plus nombreux, peuvent désormais commencer la destruction des microbes affaiblis en les dévorant.

III. — Foyers, modes de développement et de propagation des maladies endémiques transmissibles ; — immunités.

Pour préciser la prophylaxie, il est nécessaire de savoir comment naissent et se propagent les maladies endémiques transmissibles.

1. **Fièvre Jaune.** — La fièvre jaune est une maladie infectieuse endémo-épidémique qui a ses foyers principaux

sur la côte orientale de l'Amérique intertropicale et des foyers secondaires sur quelques points du littoral de l'Afrique Occidentale.

Son agent microbien est incomplètement déterminé : le bacille ictéroïde décrit par Sanarelli n'a pas été retrouvé par bon nombre d'observateurs, notamment par les médecins américains à Cuba. Mais les études de Sanarelli ont eu pour résultat de faire préciser les conditions du développement de l'infection indéterminée.

Conditions de développement. — La fièvre jaune se développe sur le bord de la mer, dans les maisons des quartiers maritimes des villes. Son agent paraît survivre longtemps dans l'eau de mer. La chaleur humide et le défaut de ventilation favorisent la pullulation des germes qui sont aidés dans leur multiplication par les moisissures qui poussent dans ces circonstances. Ils favorisent les infections secondaires (septicémies à streptocoques, à staphylocoques).

Les germes de la fièvre jaune conservent très longtemps leur vitalité (*plusieurs années*) dans les cales des navires, dans les maisons abandonnées sans désinfection, sur les vêtements enfermés dans les malles, dans le sol des tombes d'individus morts de fièvre jaune.

Ils conservent une vitalité extraordinaire lorsqu'ils sont desséchés à la température ordinaire, mais ne résistent pas à une chaleur humide de 60 à 65 degrés et à une chaleur sèche de 120 à 125 degrés.

La fièvre jaune ne se développe pas dans les altitudes au-dessus de 400 à 500 mètres. *Elle ne monte pas.* Elle ne se développe pas davantage dans les latitudes froides (au-dessus du 51° lat. N., au-dessous de 35° lat. S.).

Transmission.— La contamination se fait par le contact d'homme à homme, d'objets souillés surtout par les déjections. La transmission par l'*eau* ne repose sur aucune observation précise, mais ne peut être niée.

Une série imposante de faits dépose en faveur de la transmission par l'air. La pénétration du contage se fait par diverses voies: poumon, peau.

Le transport du contage par les insectes, principalement par les moustiques (genre culex; le *Stegomya fasciatus*) qui ont piqué des malades et sucé leur sang, ne fait plus de doute aujourd'hui (expériences faites à Cuba par les Drs Reed, Las-Caroll, et A. Agramonte).

Causes prédisposantes. — Les sécheresses prolongées, les vents chauds et humides, les températures élevées favorisent la fièvre jaune. Une température de 17° à 18° l'arrête.

Les repas copieux, les excès de boissons, l'exposition au soleil ou aux feux des fourneaux sont des causes prédisposantes efficaces.

Les enfants et les vieillards sont beaucoup moins susceptibles que les adultes et surtout que les individus ayant de 18 à 30 ans.

La susceptibilité varie suivant les races. Les noirs et les créoles jouissent d'une immunité. Cette immunité peut être acquise par une première atteinte de la maladie et par le séjour dans un pays à endémicité amarile; elle se perd par un séjour très prolongé hors des pays à endémicité.

L'immunisation artificielle est restée jusqu'ici infructueuse, le sérum anti-amaril de Sanarelli paraît doué de propriétés curatives qui ont besoin d'être confirmées (1).

La fièvre jaune peut être combattue efficacement par la prophylaxie consistant dans la destruction des moustiques, la suppression des mares ou récipients d'eau où pullulent les moustiques, par la protection contre les piqûres de moustiques à l'aide de toiles à moustiquaires, par l'assainissement des villes, la désinfection des maisons. Grâce aux mesures nouvelles appliquées par les Américains à la Havane, et malgré l'entrée de 25.000 sujets non acclimatés

(1) *Semaine médicale*, 4 avril 1900.

il n'y a eu, en 1901, que 3 décès par fièvre jaune au lieu de 858 décès en 1897 (1).

2. **Choléra.** — Le choléra est une maladie infectieuse endémo-épidémique qui a ses foyers principaux dans l'Asie méridionale et orientale (Hindoustan, Indo-Chine, Chine), dans les Indes Néerlandaises et un foyer secondaire au Hedjaz ; il se propage partout.

Conditions de développement de l'infectieux. — Il est dû à l'introduction par les voies digestives du *Bacille virgule* qui se développe avec prédilection dans les terres humides, alluvionnaires, dans les flaques d'eau stagnantes souillées par des déjections contenant des vibrions actifs. La persistance dans les déjections dangereuses est longue (de 3 à 48 jours) et bien plus longue dans l'intestin des convalescents. Il vit et se conserve dans l'eau de mer souillée par les égouts. Sa pullulation est favorisée par les hautes températures.

Transmission. — La transmission se fait principalement mais non exclusivement par l'eau : eaux souillées des mares, des citernes, des puits, des rivières (les Annamites appellent le choléra : *la Maladie* qui suit les rivières). — La contamination peut se faire aussi par contagion directe (mains ou visages souillés, surtout par les déjections) ou par contagion indirecte (objets, vêtements, murs souillés). — Les épidémies hydriques se répandent rapidement ; les épidémies par contagion se répandent lentement et sont limitées.

Causes prédisposantes. — Le choléra est favorisé par les pluies intermittentes du début de la saison chaude ; il est arrêté par les pluies constantes.

Le développement du choléra dans l'organisme est favorisé par le mauvais état des voies digestives et la préexistence dans ces voies d'une flore microbienne abondante.

Les immunités naturelles sont rares. Les enfants en bas âge sont généralement épargnés. Les vieillards et les ma-

(1) *Le Caducée*, 1er novembre 1902.

lades sont sévèrement frappés. Toutes les races sont susceptibles de contracter le choléra. Les hommes de couleur de tous les pays présentent une susceptibilité extrême et proportionnelle à leur degré de misère, de malpropreté et d'encombrement.

Les grandes agglomérations, les camps, les centres de pèlerinage, les navires encombrés deviennent facilement des foyers.

L'immunisation artificielle est restée infructueuse. Le vaccin anti-cholérique a des propriétés curatives incertaines.

3° **Peste**. — La peste est une maladie infectieuse endémo-épidémique qui a ses foyers originels dans l'Asie centrale, mais qui se propage partout et constitue des foyers secondaires importants (Hindoustan, littoral de la Chine, Madagascar, etc.).

Elle est due à l'introduction dans l'organisme par des voies multiples (muqueuses, peau) d'un cocco-bacille spécifique découvert en 1894 par Yersin et Kitasato.

Conditions de développement de l'infectieux. — Le bacille de Yersin se développe avec prédilection dans les milieux souillés de matières organiques, obscurs, humides, à température modérément élevée. Il se conserve dans les couches superficielles du sol (5 à 6 centimètres), dans les déjections humaines, dans les détritus, dans les ordures des animaux et sur leurs cadavres. C'est dans le sol que les rats le prennent et le restituent avec leurs cadavres. Il ne vit pas longtemps dans l'eau douce (10 à 20 jours), plus longtemps dans l'eau salée.

Le bacille pesteux est peu résistant. Il ne donne pas de spores. Il est détruit par l'air, la lumière. L'action de la dessiccation varie avec la température et le degré de lumière. La chaleur humide le tue plus rapidement (en moins d'une heure à 58° et plus rapidement à 100°). Il est très sensible aux désinfectants chimiques les plus usuels en solution au titre habituel.

Transmission. — Les marchandises, l'homme, le rat sont les agents principaux de dissémination. Le transport se fait du rat au rat, du rat à l'homme, de l'homme à l'homme, et réciproquement. Les parasites (punaises, mouches), mais principalement les puces, et en particulier les puces qui se multiplient sur les rats morts, l'inoculent dans l'organisme par leurs piqûres.

Les épidémies de peste sont toujours précédées d'une grande mortalité parmi les rats.

L'infection peut aussi se produire par des excoriations légères, par les voies respiratoires. Le port d'un vêtement ou d'un linge de pestiféré peut produire l'infection.

Les poussières atmosphériques et l'eau de boisson ne paraissent pas devoir être incriminées, en raison de la fragilité du bacille pesteux.

Causes prédisposantes. — Les saisons n'ont pas d'influence absolue, mais les grandes épidémies sévissent surtout avant ou après l'époque la plus chaude de l'année.

Il n'y a pas d'immunité naturelle d'âge ni de race. Les hommes de race colorée sont particulièrement atteints par cette infection qu'appellent la misère, l'encombrement, et surtout la malpropreté.

L'immunité artificielle peut être donnée par le sérum ou le vaccin anti-pesteux. Le sérum anti-pesteux de Yersin donne une immunité qui se produit en quelques heures, mais qui est de courte durée (10 jours). Le vaccin de Haffkine donne une préservation plus longue, de plusieurs semaines à plusieurs mois, mais qui n'est établie qu'à partir du septième jour. Ces avantages différents peuvent être combinés par l'administration successive du sérum et du vaccin (1).

L'hygiène donne une préservation très grande en assurant la plus vulgaire propreté. Son influence explique l'im-

(1) Pour plus de détails, voir chapitre X : Organisation sanitaire de la commune.

munité relative des Européens ou de leurs employés dans les foyers pesteux.

4. **Dysenterie.** — La dysenterie est une maladie infectieuse endémique dans toute l'étendue de la zone chaude, pouvant devenir épidémique au cours d'une expédition, dans les camps, sur les navires, dans les hôpitaux encombrés ou malpropres. Sa virulence augmente à mesure qu'on avance vers l'équateur.

D'après les dernières recherches (Marchoux, Chantemesse, Kartulis, Læsch, Councilman, etc.) ; il semble qu'il faille admettre deux formes bien différentes d'affections dysentériques : l'une *dysenterie sporadique* décrite surtout en Egypte, dans l'intérieur du Japon, au Sénégal, produite par des amibes (amæba coli), à marche essentiellement chronique durant des mois et des années, cause habituelle des abcès du foie ; — l'autre, *dysenterie épidémique*, à marche aiguë, véritable maladie infectieuse causée par un coli-bacille virulent. Ce coli-bacille n'est pas un hôte normal de l'intestin. Il conserve sa vitalité dans l'eau et sur les murs des habitations, dans le sol souillé des camps.

Transmission. — L'eau est le véhicule le plus ordinaire de ces deux microbes. Mais ils peuvent aussi être transportés par les mains après un contact impur (linges souillés, corps des malades, ustensiles, matières fécales dans les cabinets d'aisance). Ce mode de contagion est le plus fréquent dans les épidémies de casernes, hôpitaux, navires encombrés.

Causes prédisposantes. — Les associations microbiennes dans l'intestin, les troubles digestifs, les lésions des muqueuses, la débilitation, les fatigues, le refroidissement (hill's diarrhea), l'alimentation insuffisante en qualité et en quantité, l'abus des viandes salées, la famine, les excès, la chaleur humide favorisent l'apparition de la dysenterie.

Cette maladie est particulièrement sévère aux deux âges extrêmes de la vie.

Il n'y a pas d'immunité d'individu ou de race, une atteinte antérieure prédispose à une récidive.

La sérothérapie et la vaccination n'ont donné lieu qu'à des tentatives sans importance.

5. **Hépatite.** — L'hépatite est une complication fréquente de la dysenterie ; mais elle peut provenir d'autres causes (angio-cholites, entérites d'origines diverses, polymicrobiennes).

Dans le premier cas, elle est commandée par les mêmes causes que la dysenterie dans sa production, sa fréquence et sa répartition. Les variations extrêmes de la température subies dans les grandes altitudes favorisent son développement. Les gros mangeurs et gros buveurs sont plus particulièrement susceptibles. Les acclimatés fournissent un gros appoint à cette maladie.

6. **Fièvre typhoïde et fièvre typho-malarienne.** — La fièvre typhoïde suit le développement de l'immigration européenne dans les pays chauds. Due à l'introduction du bacille d'Eberth dans les voies digestives, cette maladie est transmise par l'eau des puits, citernes, étangs, marigots et rivières souillés par les matières fécales. Elle peut aussi être transmise par les aliments souillés et portés à la bouche. Enfin, bien que plus exceptionnellement, l'air peut aussi véhiculer les germes typhiques.

Le bacille d'Eberth conserve sa vitalité durant plusieurs mois dans le sol et dans l'eau. Il pullule sous l'effet des alternatives de pluie et de sécheresse : aussi est-ce surtout au commencement et à la fin des pluies qu'éclatent les épidémies. Le sérum antityphique de Chantemesse paraît avoir des propriétés curatives sérieuses. Ses propriétés prophylactiques ne sont pas aussi bien démontrées.

La fièvre *typho-malarienne* est le produit de l'association des germes typhiques et palustres. Elle éclate de préférence dans les groupes humains surmenés, mal logés, débilités par une alimentation insuffisante surtout pendant la période d'acclimatement et soumis à une étroite promiscuité.

7. **Paludisme.** — Le paludisme (ou malaria) est la grande pandémie des pays chauds, s'étendant à toute la zone chaude dont quelques rares localités sont seules indemmes. C'est une maladie infectieuse susceptible d'affecter la forme épidémique dans quelques circonstances telles que des bouleversements considérables du sol, et des cataclysmes comme un cyclone et une inondation.

Le paludisme est dû à l'introduction dans le corps de l'homme d'un microbe, de nature animale, un protozoaire, vivant dans le sang de l'homme où il accomplit un cycle de son existence et accomplissant un autre cycle dans le corps du moustique (genre anopheles). Nous avons donné précédemment la description de ses formes multiples et de son évolution (voir page 128, chapitre VII).

Conditions de développement de l'infection. — On ne sait rien de la vie de l'hématozoaire de Laveran hors du corps humain et du moustique.

On ne sait pas exactement quelles sont les relations entre l'hématozoaire et les terres marécageuses, mais on sait que ses foyers de prédilection sont les *terres basses*, alluvionnaires, humides, inondées périodiquement, non cultivées (littoral du continent ou des îles, deltas des cours d'eau, rives basses des fleuves des arroyos, des lagunes, des marigots, alternativement couvertes ou découvertes, suivant le régime des pluies et des marées). Les terres hautes n'en sont pas exemptes si leur sol boisé, riche en humus, non cultivé, peu déclive, poreux, retenant l'humidité, repose à une faible profondeur sur un sous-sol imperméable.

Des terres n'ayant pas l'apparence marécageuse, telles que les terres argilo-ferrugineuses, sont cependant des terres malariennes parce qu'elles sont spongieuses.

La malaria disparaît à la suite des modifications apportées au sol par la culture et le draînage (île de la Réunion).

La distribution géographique correspond assez exactement à la distribution des moustiques anopheles à la surface du globe. Cependant il est des régions où l'on trouve des anopheles sans que la malaria y sévisse (hauteurs de (Cilaos, à la Réunion); il est, d'autre part, des régions autrefois malariennes, où la fièvre a disparu après l'assèchement du sol, mais où l'on trouve encore des anopheles (districts de l'Angleterre; bords de la Seine).

Les individus atteints de paludisme, les hommes et surtout les enfants de couleur, ayant presque tous (90 p. 100) le sang infecté d'hématozoaires, peuvent servir de sources de contagion où les moustiques viennent s'approvisionner.

Transmission. — Les moustiques paraissent être les agents ordinaires de transmission de l'hématozoaire, lorsqu'ils ont été infectés eux-mêmes en piquant des malades et suçant des hématozoaires avec le sang des sujets piqués. Ils vont infecter à leur tour des individus sains exposés à leurs piqûres en inoculant les parasites contenus dans la salive qu'ils versent dans la petite plaie faite par leur aiguillon.

Les moustiques du genre anopheles (costalis, funestus, claviger, maculipennis, pictus, pseudo-pictus, bifurcatus) paraissent seuls susceptibles de propager le paludisme. L'*hématozoaire de l'homme* n'a été trouvé que dans les moustiques de ce genre. Ils doivent être différenciés des moustiques du *genre culex* qui sont très répandus. Ceux-ci ont un corps gros, un thorax épais, un dard mince, des palpes courtes. Leurs larves flottent la tête en bas et la queue en l'air; elles disparaissent vers la profondeur si on agite le liquide, on les trouve dans les récipients d'eau artificiels. (Voir fig. 18 (1, 2, 3), culex et anopheles.)

Les moustiques du genre anopheles ont un corps élancé, élégant, une petite tête, un dard long et épais, des palpes longs. S'ils se posent sur un mur ou sur la peau, l'axe du corps est perpendiculaire à la surface du mur ou de la peau. Les ailes sont ordinairement tachetées. La larve flotte horizontalement sur l'eau, comme un bâton, et s'agite à la surface, en ondulant, quand on remue le liquide. L'*anopheles* recherche, pour faire sa ponte, les petites mares d'eau de pluie qui ne se dessèchent pas trop vite, qui contiennent

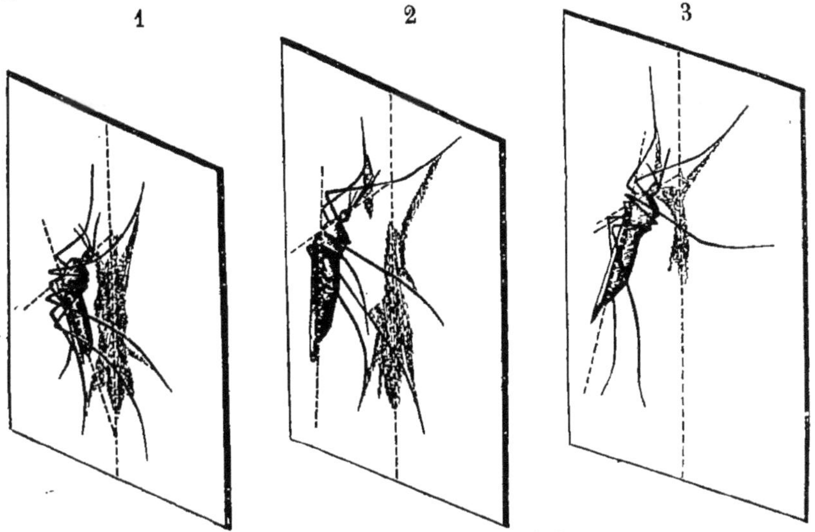

Fig. 18. — Culex; Anopheles.

des herbes mais pas de poissons; les mares qui ne sont pas exposées à l'agitation ou à un renouvellement d'eau trop fréquent. Il vit dans les fourrés d'arbres épais, dans les recoins obscurs des maisons, se posant sur les parois peintes de couleur sombre. Le soir venu, il sort de son repaire pour piquer. Mais dans les pays chauds il pique à toute heure du jour. Cependant les anopheles sont plus nombreux et plus agressifs le soir. Les femelles qui ont piqué vont ensuite déposer leurs œufs dans les flaques d'eau stagnante, mais ne transmettent pas l'infection à leurs larves. — Les moustiques infectés peuvent être transportés par le vent à 500 mètres dans le sens horizontal. Ils vivent près du sol et s'élèvent peu.

La propagation du paludisme par l'*air* n'est pas démontrée, bien que les explosions subites de paludisme sous forme épidémique, après un grand bouleversement du sol, rendent ce mode de transmission très plausible.

Bien que la possibilité de l'empoisonnement palustre par l'eau soit de moins en moins admise, il serait imprudent de négliger toutes précautions à cet égard.

Causes prédisposantes. — La saison pluvieuse est marquée par une recrudescence de maladies paludéennes, principalement au début alors que le sol passe de l'état relativement sec à l'état humide. Il y a également une recrudescence à la période de demi-assèchement qui caractérise la petite saison sèche ou le commencement de la grande saison sèche.

Les marches prolongées, le stationnement et les travaux sous le soleil, le stationnement près des terres fraîchement remuées, les privations, l'exposition à la pluie ou à l'humidité, au refroidissement augmentent la réceptivité.

Les hommes et les jeunes enfants payent le tribut le plus lourd. L'immunité naturelle est rare, mais existe surtout parmi les races colorées, plus prononcée à mesure que la pigmentation de la peau est plus accentuée. Bien que l'immunité absolue n'existe pas pour les races colorées, cependant on voit des groupes entiers de nègres, d'Hindous, de Chinois qui ne sont pas décimés par la fièvre. — L'immunité des races colorées vivant dans les foyers malariens paraît due à une longue sélection qui assure l'état réfractaire naturel, par hérédité, à la descendance ; elle peut être due à une atténuation progressive du paludisme.

Mais l'immunité peut disparaître sous diverses influences : inanition, travaux débilitants prolongés, transport dans un milieu palustre nouveau plus intensif, changement atmosphérique brusque, produit par l'arrivée dans un sanatorium humide ou trop froid, l'inaccoutumance au milieu physique.

Une atteinte antérieure prédispose généralement à la réinfection.

L'hygiène générale et individuelle, la prophylaxie interviennent efficacement pour préserver de la fièvre, en supprimant les foyers où elle se développe, en asséchant le sol, en supprimant les mares où vivent les moustiques, en détruisant les larves de moustiques et les moustiques adultes, en préservant de leurs piqûres, en isolant et soignant les malades atteints de fièvre qui sont des sources de contagion.

8. **Béribéri.** — Endémo-épidémique dans toutes les régions chaudes, le béribéri se développe dans les prisons, dans les bagnes et sur les navires encombrés, dans les habitations collectives humides, basses et malpropres, atteignant de préférence les races colorées, sans épargner complètement les blancs. L'agent spécifique de cette maladie n'est pas déterminé. Elle paraît due à une infection ou plutôt à une intoxication alimentaire (1). Le riz trop décortiqué, le tapioca, le sagou, le riz provenant des pays à endémicité ont été incriminés comme étant les véhicules du béribéri. C'est une maladie de misère sévissant sur les individus débilités par une nourriture insuffisante en azote ou en graisse, par une habitation encombrée et humide, par des travaux excessifs, par la malpropreté, par les dépressions morales.

La suppression de ces causes entraîne la disparition du béribéri (marine japonaise).

9. **Tétanos.** — Cette maladie infectieuse est, aux pays chauds, une complication extrêmement fréquente des plaies les plus insignifiantes (piqûres de bambous, piqûres d'aiguilles de Pravaz). Le tétanos est dû à l'introduction, par ces plaies, du bacille de Nicolaier, dont les spores se conservent indéfiniment dans la terre, dans les fumiers, les matières fécales, les vases des arroyos. Les plaies souillées par ces matières servent de porte d'entrée au tétanos.

Cette maladie frappe indistinctement les individus de toutes les races et de tous les âges. Les plus exposés sont ceux qui marchent pieds nus ou qui couchent peu vêtus sur le sol.

(1) Rapport du Comité Scandinave du béribéri, in-4°, LXXXVI, p. 156. Christiania, 1902.

La prophylaxie découle de ces observations.

On possède un sérum anti-tétanique doué de propriétés curatives, et ayant aussi un pouvoir préventif utilisable chez les individus atteints de plaies susceptibles d'avoir été souillées directement ou indirectement par la terre.

10. **Lèpre.** — La lèpre est une maladie infectieuse ubiquitaire, mais très répandue et très grave dans les régions chaudes (1 lépreux sur 1684 habitants dans certaines provinces du Bengale) (1). Elle est due à l'introduction du bacille de Hansen, transmis par le contact des malades, des objets souillés par eux, lits, vêtements, murs d'habitation ; pénétrant par les muqueuses ou par la peau, à la faveur des érosions. Les maisons des indigènes sont particulièrement dangereuses à cet égard.

Elle menace les individus de toutes les races.

11. **Hypnose** (maladie du sommeil). — Cette maladie est endémique en Afrique où elle affecte parfois la forme épidémique ; elle est spéciale à la race nègre (léthargie des nègres). Son agent spécifique n'a pas pu être encore exactement déterminé : on l'a attribuée à la pullulation des embryons d'une filaire (filaria perstans de Manson), au pneumocoque (Marchoux), à un diplo-streptocoque (mission portugaise dans l'Angola en 1901).

Elle paraît contagieuse et son développement est favorisé par le jeune âge (entre 10 et 18 ans), la nostalgie, les excès alcooliques, les intoxications alimentaires, le couchage sur un sol alluvionnaire.

12. **Maladies causées par les grands parasites animaux.** — a) *Filariose.* —Les lymphangites, les adénites, la chylurie, l'éléphantiasis, endémiques parmi les individus de race colorée et les créoles habitant les régions chaudes, sont dues à la pénétration et au développement dans la

(1) Vincent Richard, *Esquisse géographique de la lèpre*, traduit par le Dr. Guilloteau (*Arch. de médecine navale* — mars 1890).

lymphe et dans le sang de l'homme des embryons d'un nématode,la *filaria nocturna* (Lewis et Manson) qui vit à l'état adulte dans le système lymphatique où elle se reproduit et se multiplie et dont les embryons passent ensuite dans le sang. On peut compter jusqu'à 30 et 40 embryons dans une seule goutte de sang.

Ces embryons sont introduits dans l'organisme par les piqûres des moustiques du genre Culex (le Culex Ciliaris) ayant sucé le sang d'hommes atteints de cette maladie. Les moustiques vivent au voisinage des maisons, dans les réservoirs d'eau, même les plus petits. C'est la femelle qui est le véhicule.

On admettait autrefois que les larves de ces moustiques absorbées avec les eaux des mares pouvaient donner la filariose.

Cette maladie est rare chez les Européens.

b) *Ver de Guinée.* — L'eau de mauvaise qualité est aussi le véhicule du ver de Guinée qui vit sous la peau. Ce ver, long de 50 à 60 centim. et plus, est fréquent à la côte occidentale d'Afrique.

c) *Ankylostome duodénal.* — Ce parasite suceur du sang détermine le *mal-cœur des noirs*, l'anémie et une cachexie rapide (ankylostomiase), qu'on observe dans toutes les régions intertropicales, mais particulièrement en Afrique. Les œufs du ver qui vit dans la partie supérieure de l'intestin, expulsés avec les selles, sont véhiculés par l'eau.

d) *Bilharziose* (hématurie d'Egypte). — Cette maladie, qui détermine l'hématurie et de la dysenterie, est endémique dans les 3/4 de l'Afrique et en Asie. Son agent est un parasite trématode vivant à l'état adulte dans le sang et à l'état embryonnaire dans les urines. Il paraît être véhiculé par l'eau ou par un animal vivant dans l'eau.

e) La *distome* ou douve hépatique est également véhiculée par l'eau.

f) Les vers intestinaux, *lombrics* (dont les œufs sont véhiculés par les eaux potables), les tænias, transmis par les viandes (œufs ou cysticerques du *tænia armé* ou *solium* introduits avec la viande du porc, œufs ou cysticerques du *tænia inerme* introduits avec la viande de bœuf et de veau) sont très communs dans les pays chauds.

Les maladies de la peau les plus fréquentes sont la *bourbouille* qui, par le grattage, donne lieu à des excoriations pouvant servir de porte d'entrée à la lèpre, au tétanos, etc., l'*herpès*, le *tokelau*, le *craw-craw*, la *verruga*, le *pied de Madura*, le *pian*, les *boutons d'Alep*, *de Biskra*.

Au nombre des affections qui menacent les colons comme les explorateurs il faut signaler les plaies produites et infectées par les piqûres de *scorpions*, de *puces-chiques*, les *mouches*, les *araignées* (ménavody des Malgaches), les *vers du Cayor*, les *strongulus*, les *morsures de serpent* et des *sangsues des bois*, les *plaies par flèches empoisonnées*.

Le *phagédénisme* est une complication banale des plaies ou ulcérations les plus superficielles, occasionnant d'effroyables délabrements chez les individus anémiés, atteints de misère physiologique, chez les noirs travaillant la terre, chez ceux dont les pieds et les jambes sont nus et exposés à des excoriations et des souillures.

1° Tableau résumé des principales voies de transmission et des véhicules ordinaires des microbes ou des grands parasites.

AGENTS DES MALADIES ENDÉMIQUES

Grands parasites ou microbes véhiculés	par l'*eau*	Choléra, dysenterie et diarrhée, fièvre typhoïde, filariose, bilharziose (?), paludisme (?), lombrics, vers de Guinée, ankylostome, bactéries banales du phagédénisme, douve hépatique.
	par l'*air*	Fièvre jaune, paludisme (?), fièvre typhoïde, beriberi (?), variole.
	par le *sol*	Paludisme, peste, choléra, fièvre jaune, tétanos, fièvre typhoïde, dysenterie, lèpre, puces chiques, vers de Guinée.

AGENTS DES MALADIES ENDÉMIQUES (*suite*)

Grands parasites ou microbes véhiculés	par *les aliments*	Végétaux	Choléra, dysenterie, fièvre typhoïde.
		Animaux	Tœnias, trichine.
	par les *animaux vivants*		Fièvre jaune, paludisme, peste, filariose, bilharziose (?), Lucilia hominivorax, venin des serpents, des araignées, des scorpions.
	par l'*homme*, les *objets*, les *habitations*		Lèpre, peste, fièvre jaune, choléra, tétanos, beriberi, fièvre typhoïde, paludisme, dysenterie.

2° *Tableau des causes qui augmentent la réceptivité des maladies endémiques.*

1. — Evolution formative des organismes trop jeunes ;
2. — Maladies antérieures : tares organiques ;
3. — Importation récente dans un milieu nouveau ;
4. — Chaleur excessive constante ou variations brusques journalières ;
5. — Surmenage ; surcharges ; alimentation insuffisante ;
6. — Débilitation par l'habitat défectueux ; les excès, la privation de sommeil ;
7. — La misère ; la dépression morale.

IV. — Maladies endémiques et acclimatement.

Parmi les affections endémiques principales qui viennent d'être passées en revue, il en est peu qui soient fonctions inévitables du climat. Elles trouvent dans les pays chauds l'optimum thermique, mais ne sauraient se développer sans un germe spécifique importé ou préexistant.

Les indigènes sont soumis aux atteintes de toutes les maladies : à l'exception du privilège d'immunité vis-à-vis de la fièvre jaune que possèdent les sujets natifs des régions à endémicité, à l'exception du privilège d'immunité relative et instable que possèdent les individus de race colorée à l'égard du paludisme, les indigènes présentent une susceptibilité particulière pour quelques-unes des maladies endémiques, telles que le choléra, la peste, la lèpre, le tétanos, le béribéri. Il en est qui leur sont spéciales, comme la maladie du sommeil.

On est donc en droit de dire que l'acclimatement ou l'indigénisation ne mettent pas à l'abri des maladies endémiques si l'on excepte toutefois la fièvre jaune et, jusqu'à un certain point, le paludisme.

La conclusion s'impose : c'est sur l'hygiène et la prophylaxie, seules efficaces, et non sur l'acclimatement ou l'indigénisation qu'il faut compter pour réussir dans la colonisation des régions insalubres.

La salubrité croissante de la Cochinchine, de l'Inde, de Java, du sud des Etats-Unis d'Amérique, la transformation actuelle des grandes villes de Cuba fournissent des preuves indiscutables de la puissance de l'hygiène et de la prophylexie contre les maladies endémiques.

CHAPITRE VIII

L'HABITATION

VILLES ET HABITATIONS COLLECTIVES DANS LES PAYS CHAUDS ; CONSIDÉRATIONS GÉNÉRALES SUR LE SOL ET LE MODE DE CONSTRUCTION

I. — Choix du lieu.

L'habitation est un abri destiné à protéger l'homme contre les vicissitudes atmosphériques tout en lui assurant l'air et l'espace nécessaires à la vie en commun. Tandis que dans les climats tempérés ou froids, à saisons fortement tranchées, cet abri doit être tel que ses habitants soient préservés tour à tour et efficacement contre le froid et contre la chaleur, dans les pays tropicaux l'habitation doit être telle qu'elle protège contre une chaleur constante. Mais, dans l'un comme dans l'autre cas, les habitants doivent y trouver une protection suffisante non seulement contre les agents météoriques, mais aussi contre les agents telluriques.

Les habitations sont de plusieurs espèces : les unes sont *collectives*, abritant à la fois un grand nombre d'individus ; les autres sont *privées ;* les unes, situées dans le lieu de l'établissement principal et définitif, ville ou exploitation agricole, sont *permanentes ;* les autres, créées provisoirement en vue d'une exploration de courte durée, édifiées au cours d'une exploration ou de l'exécution de grands travaux, sont *temporaires*.

Nous nous occuperons ici des règles générales qui président à la construction des habitations *collectives* et *permanentes* (1). Ces règles sont entièrement applicables aux habitations privées et permanentes et en partie aux habitations temporaires.

1. **Emplacement.** — Il importe, avant tout, de se préoccuper du choix du lieu, de la configuration du sol, des voisinages, de la nature et de l'aménagement du sol. Le type de construction à adopter sera ensuite déterminé.

Nulle part la santé des habitants n'est aussi étroitement liée à l'emplacement de l'habitation que dans les pays chauds. Par une sorte de fatalité, les premiers arrivés ont fondé leurs établissements sur la plage où ils avaient débarqué. Marins pour la plupart, ils avaient pour principale préoccupation d'être à proximité d'une rade sûre où étaient mouillés leurs navires. De cette manière, les communications maritimes avec la métropole ou les pays voisins, si importantes pour les nouveaux arrivés, étaient assurées ; le commerce et la sécurité y trouvaient à la fois leur compte. D'autre part, les nouveaux colons cherchant aussi des terres propices à la culture les trouvaient de préférence sur le littoral, à l'embouchure ou le long des cours d'eau où se déposent les alluvions. Jadis l'hygiène, plus encore qu'aujourd'hui, venait au dernier rang des préoccupations des colonisateurs. Le temps et les maladies se chargeaient de démontrer que, aux pays chauds plus qu'ailleurs, on ne peut rien entreprendre si la santé n'est pas soigneusement conservée intacte.

Les baraques jetées, au début de l'occupation, sur le rivage ou les bords fangeux d'un fleuve deviennent le noyau de la ville nouvelle. Autour de la citadelle se groupent les

(1) Les règles qui président au choix des matériaux, à la construction des diverses parties de l'habitation, à ses aménagements intérieurs, à la ventilation, à la disposition des annexes et locaux privés seront étudiées au sujet de l'*habitation privée* (tome II. Hygiène des Colons).

premières boutiques des mercantis; puis les habitations des traitants et des colons, aussi rapprochées que possible, se serrent à l'abri de ces premiers occupants. Peu à peu les baraques deviennent des maisons; les espaces vagues sont parcourus par des rues que l'on trace; on comble, on remblaie, on construit à grands frais, — on remue les vases, on crée même des bas-fonds et voilà bientôt la ville sortie de son marais et allongeant le damier de ses rues au travers des bourbiers du voisinage : ce qui était provisoire est devenu permanent. — Et cependant à quelques centaines de mètres de là se trouvent des hauteurs où les habitants du marécage, plus expérimentés ou mieux dirigés, auraient trouvé la fraîcheur et la pureté de l'atmosphère.

Désormais la ville coloniale est condamnée à traîner sa pénible existence dans ce bas-fonds où l'attachent l'importance et la valeur matérielle des premiers établissements et des courants d'affaires.

Cependant l'expérience et la science sanitaire ont projeté sur ces pratiques funestes une lumière suffisante pour en prévenir le retour. A supposer qu'il soit nécessaire et d'un intérêt majeur pour une colonie qui se fonde que les premiers établissements soient situés au voisinage de la mer, il n'en est plus de même pour une colonie déjà ancienne, qui a ses communications et sa défense assurées. On peut toujours laisser les comptoirs, les magasins et les entrepôts sur le littoral ou dans la plaine et transporter l'habitation sur les hauteurs. Nous allons en indiquer les raisons.

2. **Configuration du sol.** — La salubrité d'une région dépend en grande partie de la configuration du sol en raison de la direction qu'elle imprime aux courants aériens, de la modification de la thermalité et de l'humidité suivant l'altitude.

Les terres basses, vallées, plaines, régions côtières, alluvionnaires sans déclivité, humides, parsemées de lagunes, de mares, coupées de canaux à eaux stagnantes et souillées, sont les foyers de prédilection du choléra, de la dysenterie, du paludisme, de la fièvre jaune. C'est là aussi que se font sentir au plus haut des effets de la chaleur humide.

Au contraire, sur les montagnes, l'habitation pourra être édifiée sur un sol à roches compactes, très déclive, laissant écouler l'eau : peu d'humidité, moins de chaleur, pureté de l'atmosphère, moins de fermentations, immunités vis-à-vis de la fièvre jaune et aussi, en général, du paludisme, tels sont les avantages principaux que les hauteurs offrent à l'Européen et qui lui dictent son choix lorsqu'il sera dans la possibilité d'opter. L'organisme, moins exposé aux contaminations, sera, d'autre part, placé dans des conditions climatériques facilitant l'équilibre thermique, excitant les échanges nutritifs et assurant la restauration intégrale du sang.

3. **Emplacements actuels des villes coloniales.** — Les faits confirment les théories.

Le mauvais renom des colonies françaises tient en grande partie à la situation et à la construction défectueuses de leurs villes. En dehors de quelques baraquements, hôpitaux ou maisons particulières, édifiés dans les hauteurs de la Martinique, de la Guadeloupe et de la Réunion, toutes les agglomérations européennes se trouvent dans les terres basses. Les villes de Fort-de-France (Martinique), de Basse-Terre et Pointe-à-Pitre (Guadeloupe), de Saint-Denis, Saint-Pierre (Réunion) sont bâties au pied des hauteurs voisines. — La ville de Dakar est blottie au pied des dunes qui empêchent les brises du large d'arriver jusqu'à elle.

Les villes de création récente ne sont pas mieux partagées et n'ont pas échappé à l'influence de cette routine fatale : Majunga s'étale à travers une plage marécageuse au pied d'un monticule salubre. La ville de Diego-Suarez (Antsirane) est édifiée au pied de collines qui arrêtent les brises salutaires de l'Océan Indien. Nouméa entasse ses baraques au pied de collines qui interceptent les alizés de sud-est. Enfin, au Tonkin, les villes principales sont construites sur des rizières comblées à grands frais tandis que les monticules dont le delta est parsemé restent complètement inutilisés.

Les Anglais ont échappé à ces erreurs. Mettant à profit l'exemple des colonies hispano-portugaises de l'Amérique du Sud et du Centre (Mexique, Grandes Antilles, Pérou, Brésil), des colonies hollandaises du Transvaal et de l'Etat d'Orange, qui doivent leur prospérité à l'occupation des hauts plateaux, ils ont installé autant que possible leurs casernes, leurs cottages, leurs bungalow, sur les hauteurs des colonies torrides: camp du Mont Troados à Chypre (1); casernes et cottages d'Aden, de Singapore, de Sierra-Leone; établissements de Stony-Hill à la Jamaïque (2); établissements militaires et cottages de Curepipe à Maurice; villes de santé de l'Hindoustan.

Les troupes anglaises habitent en permanence ces hauteurs ou vont les occuper périodiquement pendant de longs mois. Les colons anglais quittent chaque soir les comptoirs de la ville situés sur le littoral pour regagner les habitations très confortables installées dans les hauteurs les plus proches.

4. Emplacements possibles des villes coloniales. — Il est peu de plages et de vallées qui ne soient entourées de hauteurs assez rapprochées pour permettre d'y établir les habitations permanentes.

Sans parler des hauts plateaux du Brésil, du Mexique, les pentes des montagnes de Cuba, de Porto-Rico, des Antilles françaises, de la Réunion, de la Nouvelle-Calédonie, de Tahiti, sont partout accessibles et voisines de la mer.

(1) Depuis l'installation du camp du Mont Troados, la mortalité de la garnison est tombée à 5 p. 1000 au lieu de 40.7 p. 1000 en 1878.

(2) Les troupes anglaises tenant garnison en permanence à Stony-Hill ne présentent plus qu'une mortalité de 5 p. 100 depuis 1843, au lieu de 15 p. 100 au commencement du siècle précédent.

La rade de Diego-Suarez est entourée de collines assez élevées et peu distantes de la montagne d'Ambre si salubre. Sur toute l'étendue de Madagascar sont de vastes plateaux propices à l'Européen.

Les colonies des « rivières du Sud », de la « Côte d'Ivoire », du Dahomey possèdent à 300 kilom. de la côte une ceinture de hauteurs étagées de 800 à 1400 m. d'altitude. Le mont Kakoulima (1000 m. d'altitude) n'est qu'à 40 kilom. de Konakry. — Le bassin du Congo est bordé par des hauteurs où les Européens trouveront des climats gradués et en bien des points la salubrité.

Au Sénégal, les collines comme celles de Thiés (65 m. d'altitude) entre Saint-Louis et Dakar, les collines ou montagnes de Kayes, Bafoulabé, Koundou, Niagassola, Kita, mériteraient d'être utilisées.

En Indo-Chine, les plateaux de Lang-sa, les montagnes qui bordent les nombreuses baies de l'Annam, les îlots, les îles montagneuses de la baie d'Along, les massifs montagneux qui forment la frontière de Chine, les collines semées en plein delta tonkinois, les pentes du Mont-Bavi, les monticules de la presqu'île Do-son sont autant de points où l'Européen pourrait faire des établissements salubres.

Enfin, presque partout les villes coloniales françaises gagneraient à être transportées sur les hauteurs au pied desquelles elles ont été si malencontreusement bâties.

Si faible que soit l'altitude, elle devra toujours être recherchée. La colline de Thiès (65 m. d'altitude), au Sénégal, assure une protection efficace aux missionnaires qui l'habitent. Les hauteurs de Dap-cau (50 m.) que j'habitais au Tonkin, les monticules de Singapore ont une grande supériorité sur les plaines voisines. Il n'est pas nécessaire de dépasser 1000 mètres. Entre 500 et 1000 m. se trouvent réunies des conditions satisfaisantes : préservation contre la fièvre jaune et garantie suffisante contre le paludisme.

L'emplacement choisi sera plus ou moins près du sommet de la hauteur (1), toujours à l'abri des vents susceptibles de charrier l'humidité, les sables, l'air chaud, les poussières venant des plaines insalubres, les moustiques.

A défaut d'une hauteur, on choisira une presqu'île, une plaine parcourue par des vents salubres, les bords d'un fleuve, mais toujours un sol perméable à une grande profondeur ou déclive.

5. **Voisinages.** — L'emplacement étant choisi ou imposé il faut se préoccuper de son voisinage.

a) *Villages indigènes; industries malsaines.* — La malpropreté ordinaire des villages indigènes, les maladies contagieuses dont les indigènes sont la proie, la fréquence du paludisme chez les enfants indigènes, qui sont des sources de contagion, commandent à l'Européen de se tenir éloigné de ces agglomérations malsaines.

Les habitations des Européens seront construites loin et au vent des exploitations industrielles (fabriques de poudrettes, dépotoirs, etc., etc.) susceptibles de produire des émanations dangereuses, de souiller les cours d'eau ou les réservoirs, loin des terres où se pratiquent la culture maraîchère et l'épandage des matières fécales sur le cours d'eau. Elles seront placées en amont de ces établissements.

b) *Mers ou cours d'eau.* — La proximité de la mer ou d'un grand cours assure divers avantages : régularisation et atténuation de la température ; brises marines salubres ou courants d'air suivant la vallée du cours, qui balayent la poussière, les vapeurs et les moustiques ; — déversement pour les matières usées.

Il n'est pas nécessaire que le voisinage soit immédiat; il est même prudent de se tenir à quelque distance des bords de la mer ou du fleuve s'ils sont encombrés de vases, d'or-

(1) En se mettant à l'abri de la crête des hauteurs, on sera protégé contre les grandes brises et contre les variations de température rapides et excessives qui déterminent fréquemment des maladies par refroidissement sur les hauts plateaux.

dures entrant en fermentation au moment de la baisse des eaux, ou si on se trouve dans un foyer de fièvre jaune, cette maladie ayant une prédilection pour les maisons riveraines de la mer.

Il importe de s'enquérir de l'existence d'une source d'eau potable dans le voisinage.

6. **Marais et lagunes.** — Il est essentiel de se tenir éloigné de toutes les nappes d'eau stagnante (marigots ou lagunes), des marais mixtes où se fait le mélange des eaux douces et salées, des ruisseaux envasés à niveau variable, des terres périodiquement inondées non soumises à la culture et offrant des dépressions où s'accumulent les eaux de pluie et d'inondation, des vallées encaissées, des jungles, des grands fourrés humides.

Les marais, les terres alluvionnaires humides, les forêts noyées ont été considérés de tout temps comme des foyers de maladie endémiques dont la nocuité croissait avec la thermalité du lieu observé. Réceptacles ou véhicules ordinaires des germes du choléra, de la dysenterie, de l'ankylostomiase, de la bilharziose, des lombrics, les eaux stagnantes introduisent en effet ces germes dans l'organisme lorsqu'elles sont ingérées.

C'est aussi dans ces foyers que se rencontrent le paludisme, la fièvre jaune, la filariose. Mais les marécages jouent dans ce cas un rôle spécial.

Les émanations des forêts noyées, des jungles, des lagunes, des marais, des rives fongueuses de la mer et des fleuves étaient accusées autrefois de produire le paludisme.

De nos jours, après la découverte de l'hématozoaire par Laveran et du rôle que jouent les moustiques dans la véhiculation et comme hôtes de l'hématozoaire, les savants modernes déclarent que l'ingestion d'eaux marécageuses, que les émanations telluriques sont impuissantes à engendrer le paludisme. L'état marécageux du sol n'intervient qu'en offrant aux moustiques des flaques d'eau propices à leur ponte et à leur pullulation, mais ne contient pas lui-même le germe du paludisme. Si les marais sont surtout dangereux au moment de la baisse des eaux, à l'époque où leurs bords sont en partie à découverts, alors qu'a commencé le dessèchement de ce qu'on a appelé la *zone dangereuse* (Maurel), c'est que les moustiques anopheles recherchent pour faire leur ponte des mares à eaux tranquilles et n'ayant qu'une médiocre profondeur. Si les terres n'ayant pas l'apparence marécageuse sont réputées capables d'engendrer la fièvre, c'est qu'elles sont assez riches en humidité pour permettre aux larves des moustiques d'y vivre et de se développer. — Si les bouleversements du sol donnent naissance à la fièvre, c'est que les travaux exécutés ont déterminé la formation d'une infinité de petites excavations où l'eau de pluie, sinon l'eau souterraine, pourra se collecter et permettre la ponte des moustiques. Le sol marécageux n'offre donc du danger qu'autant qu'il permet la pullulation des moustiques. — L'insecte qui n'a pas encore piqué un homme atteint de paludisme est incapable d'engendrer le paludisme. L'homme infecté est la seule source d'infection.

Cette théorie implique quelques réserves. Nous ne savons rien de la vie de l'hématozoaire en dehors de l'homme et du moustique. Les explosions subites et très étendues du paludisme, sous forme épidémique, à la suite de l'ouverture d'une tranchée, par exemple, ne se trouvent pas expliquées. On ne comprend guère l'immunité de quelques régions tropicales où se trouvent à la fois des mares, des lagunes, des moustiques du genre anopheles et pas de paludisme. Il serait donc imprudent et prématuré de s'arrêter dès maintenant à des conclusions fermes et définitives fixant une pathogénie exclusive et entraînant une prophylaxie dirigée uniquement contre les moustiques.

Quelle que soit la doctrine directrice adoptée, il faut, pour la pratique, retenir ce fait que la science contemporaine a confirmé : la nécessité de l'assainissement du sol, — que la simple observation des faits avait imposée.

Il faut fuir ou modifier les sols humides ou recouverts de nappes d'eau stagnantes si petites qu'elles soient, mares ou réservoirs d'eau artificiels. Il faut supprimer, autant que possible, ces voisinages dangereux par des travaux d'assèchement que nous indiquerons plus loin. En attendant, il convient de se mettre en garde contre les courants atmosphériques ayant passé sur des terres marécageuses et capables de transporter les germes malariens ou leurs véhicules (1) en interposant des rideaux d'arbres, un pli de terrain ou la crête d'une hauteur.

Les rideaux d'arbres pourraient être eux-mêmes des causes d'insalubrité s'ils étaient trop épais, s'ils constituaient des fourrés humides dont les moustiques font leurs repaires et s'ils étaient à une distance de la maison inférieure à 30 à 40 mètres. A ce titre les forêts non ou peu exploitées constituent des voisinages dangereux.

Le rôle joué par les moustiques dans la transmission de la *fièvre jaune*, de la *filariose* et peut-être aussi de la *peste* nous permet de comprendre l'influence funeste du voisinage des localités marécageuses.

II. — Nature du sol ; ses dangers.

Les qualités sanitaires du sol dépendent : 1° de sa constitution ; 2° de ses rapports avec l'air ; 3° de ses rapports avec l'eau ; 4° de sa thermalité ; 5° des souillures qu'il reçoit et des décompositions qui s'opèrent dans son intimité.

1. Constitution du sol. — Les propriétés du sol résultent moins de l'âge géologique que du mode de groupement de ses éléments, de sa réceptivité pour l'eau, pour l'air et pour les matières organiques. Il y a des degrés dans cette

(1) Pendant l'hivernage, les grandes brises venant de l'Atlantique apportent l'insalubrité du littoral marécageux dans l'intérieur de la Gambie, du Dahomey, du Congo, du Gabon, du Brésil.

réceptivité : les couches superficielles du sol tiennent à cet égard le premier rang.

Les dépôts superficiels que l'on rencontre sur d'immenses étendues dans la zone intertropicale, offrant généralement une teinte d'un rouge vif brun ou jaunâtre et désignés sous le nom de *latérite* (Indes, Indo-Chine, Malaisie, Congo, Brésil), ont une composition caractérisée par une forte proportion d'oxyde ferrique à divers degrés d'hydratation. Ils constituent des amas stratiformes d'une limonite sableuse et argileuse, rappelant les scories par leur aspect spongieux. Les détritus des roches diverses morcelées par l'action alternative d'une chaleur de 80° à la surface, de la chute d'eau de pluie à 25°, du refroidissement nocturne, se mêlent aux détritus végétaux ou animaux pour former ces couches d'humus ou de terreau que l'homme modifie encore par les souillures qu'il ajoute et les bouleversements qu'il pratique.

La prédominance de tel ou tel élément (silice, calcaire, argile) apporte des qualités particulières à chaque terrain.

Les *terrains siliceux* sont généralement salubres. Les roches compactes et en grande pente, tout à fait imperméables, ne permettent pas la stagnation de l'eau. Les sources jaillissant à la base des massifs granitiques sont excellentes. Les sables siliceux salubres sont perméables sur une grande profondeur, mais ils perdent cet avantage quand ils reposent en couches minces sur un sous-sol imperméable, voisin de la surface et dépourvu de pente.

Parfois l'infiltration de matières organiques (de tannin, par ex.) à une faible profondeur dans les masses sableuses détermine la formation de bancs de grès ayant la dureté du fer (alios des Landes) et capables de s'opposer à la pénétration des racines des végétaux comme à l'absorption des eaux qui restent voisines de la surface et entretiennent l'insalubrité.

Les *roches calcaires* ont des propriétés différentes sui-

est diminuée par l'eau d'imbibition, quelle qu'en soit l'origine et en proportion de la quantité d'eau absorbée.

L'argile tient le premier rang dans l'affinité pour l'air. Les sables à grains fins viennent ensuite.

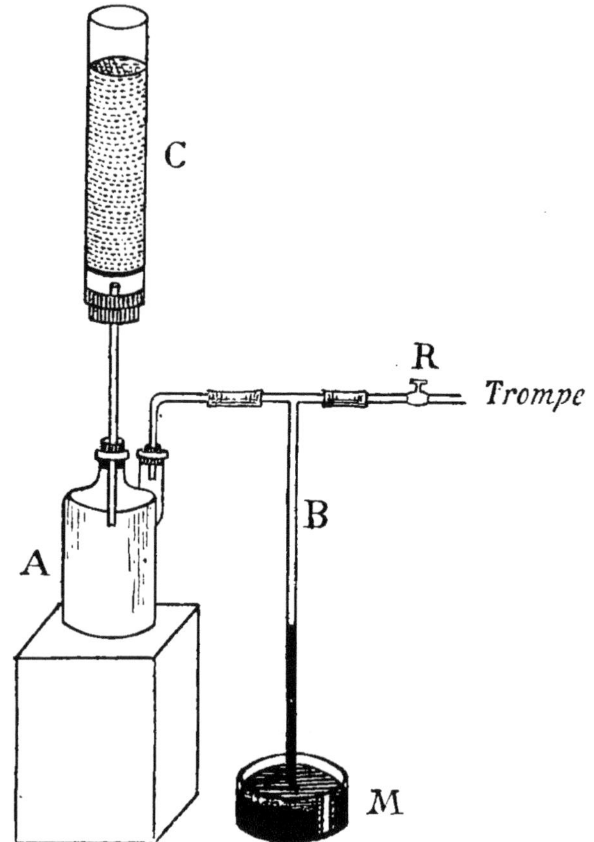

Fig. 19. — Appareil Dehérain et Demousy pour la mesure de la perméabilité du sol à l'air.

L'air du sol est caractérisé par l'adjonction à l'air atmosphérique de quantités variables d'acide carbonique, d'ammoniaque, d'hydrogène sulfuré, d'hydrogène carboné, en proportions directes de la masse de matières organiques contenues dans le sol et dont la décomposition produit ces gaz.

L'acide carbonique donne assez exactement la mesure des combustions et des fermentations qui se produisent dans ces matières mortes entraînées dans les premières couches du sol et nous renseigne sur la salubrité des terrains (1).

Les échanges qui se produisent ainsi entre le sol et l'atmosphère, par des mouvements de bas en haut, de haut en bas, ou horizontalement, sont soumis à l'influence de la température, des vents, de la pression barométrique, et de l'eau souterraine.

L'air des habitations, n'étant pas mouillé par la pluie qui bouche les pores du sol hors de la maison, et soustrait à l'action du vent qui provoque des vagues dans l'air du sol extérieur, reçoit un courant ascensionnel du sol si la maison n'est pas protégée par le blindage des caves et du sous-sol. Cet air ainsi introduit dans les maisons ou répandu dans l'atmosphère ambiante peut-il être nuisible?

Il n'est pas douteux que des émanations abondantes de CO^2, d'ammoniaque, d'hydrogène sulfuré seraient dangereuses. Ces gaz ou des toxines volatiles (germes pyocyaniques) peuvent faire fléchir les défenses de l'organisme.

Ces gaz peuvent-ils entraîner avec eux des microorganismes? Ces microorganismes n'obéissent pas aisément aux courants d'air qui parcourent les mailles étroites et sinueuses du sol même avec les vitesses théoriques de 17 à 106 millimètres par seconde réalisées dans les expériences de laboratoire.

Par contre, les germes mêlés aux poussières qui couvrent la surface du sol, ou ramenés à sa surface par des remuements de terre, des mouvements d'eau, par des vers de terre, pourront s'élever dans l'atmosphère sous diverses influences et être transportés par des courants de 1 à 4 mètres à la seconde, suffisants pour véhiculer des poussières sèches à courte distance.

Il faut surtout retenir ce fait important : le développe-

(1) Le sol fournit la plus forte part de CO^2 de l'atmosphère : 17, 5 cc. de CO^2 pour une surface de 1000 centim. carrés.

ment abondant de microorganismes dans le sol riche en matières organiques et en humidité, accessible à l'air, développement qui sera décelé par des gaz émanant du sol en plus grandes quantités.

3. **Rapports du sol avec l'eau.** — L'eau joue le principal rôle dans la pullulation et dans la véhiculation des germes pathogènes dans le sol.

Il faut examiner séparément l'influence de l'eau d'imbibition et celle de la nappe souterraine dont le rôle est distinct. — Le sol retient l'eau par adhérence et capillarité, c'est dire que la capacité du sol pour l'eau est d'autant plus grande que le grain du sol est plus fin et que la proportion d'humus et de matière organique est plus grande. La quantité d'eau varie suivant les saisons ; elle est en proportion de la porosité et de l'état pulvérulent des terres. Dans un sol sans humus et formé de gros grains séparés par de larges lacunes, les pores sont remplis d'air même après une pluie très abondante. L'argile plastique contient deux fois plus d'eau que le sable d'alluvion.

Les mouvements de l'eau contenue dans le sol sont réglés par les lois de la capillarité et de la perméabilité.

La perméabilité du sol est en raison inverse et agit en sens inverse de la capillarité. Plus le grain est fin, moins grande est la perméabilité et le mouvement de descente de l'eau est empêché. L'argile laisse passer deux fois moins d'eau que la craie.

Les qualités de perméabilité des différents terrains sont mises à profit pour l'épuration des eaux d'égout. Si le sol est très perméable, les souillures de la surface pourront être entraînées dans les eaux souterraines par les premières pluies abondantes, surtout si elles ont été précédées par une longue sécheresse ayant produit jusqu'à des fissures dans le sol. L'évaporation des époques de sécheresse augmente en effet la perméabilité du sol et peut être excessive dans quelques régions très ventilées de la zone torride (1).

Nappe souterraine. — Les mouvements de la nappe souterraine paraissent jouer un rôle dans l'apparition périodique de quelques maladies épidémiques.

Si les eaux souterraines sont stagnantes, en raison du défaut de déclivité des couches imperméables du sol, leur niveau s'élèvera à la saison des pluies, pourra atteindre les couches superficielles et apparaître même à la surface dans les petites dépressions qui s'y trouvent. Ainsi se forment des marais visibles ou invisibles recouverts parfois par une épaisse végétation.

Mais c'est surtout dans l'apparition et le développement du choléra et de la fièvre typhoïde que le rôle de la nappe d'eau souterraine est important.

Une imbibition complète et prolongée du sol est non moins défavorable au choléra qu'une sécheresse prolongée telle que celle de l'Arabie et du Sahara. Ainsi, dans le bassin inférieur du Gange à sol humide (à Calcutta), le choléra commence avec le printemps sans pluie et disparaît de nouveau avec les pluies d'été. Le même rythme s'observe dans la presqu'île indo-chinoise. Au contraire, dans les régions de l'Inde supérieure (Lahore), chaudes et sèches, le choléra coïncide avec la saison des pluies. Le degré d'humidité moyenne, qui paraît nécessaire, est réglé par les oscillations de la nappe souterraine qui commandent ainsi les apparitions périodiques du choléra.

La fièvre typhoïde, d'après Pettenkoffer, se développerait aussi à mesure que s'abaisserait le niveau de l'eau souterraine. « Le typhus monte comme le *Gründ-Vasser descend.* »

(1) L'évaporation de la surface du sol ou de la surface des eaux dans la zone tropicale est telle que la décharge annuelle des fleuves de ces régions est seulement du 1/5e de l'eau de pluie tombée dans le bassin qui les alimente, tandis qu'il est du 1/3 en Europe. Le Nil décharge seulement 1/34 des eaux tombées dans son bassin. — J. Murray, cité par A. White, *le Développement de l'Afrique*. Bruxelles, 1894.

Dans un terrain très perméable, fissuré par une longue sécheresse, comme on en voit dans les régions des zones tropicales proprement dites, il n'est pas impossible que les microbes typhiques soient entraînés par les mouvements de l'eau du sol vers les origines des eaux d'alimentation.

L'état d'humectation et de sécheresse du sol joue certainement un rôle dans le développement de la fièvre jaune. Des observations faites il résulte qu'il faut « craindre l'explosion d'une épidémie amarile toutes les fois qu'on constatera une sécheresse prolongée » (Le Dantec). Les caves humides des maisons sont des réceptacles pour les germes du typhus amaril.

4. **Température du sol.** — Le mode d'échauffement des différents terrains a un retentissement sur la chaleur du corps humain et, aussi, active les phénomènes biologiques parmi les souillures de la surface du sol.

Le sol, plus rapidement échauffé que l'air, arrive, dans les régions torrides, à des températures de 60°, 70° et même 80°. Cet échauffement est encore plus rapide dans les montagnes que dans les vallées. Au voisinage de la surface la température moyenne du sol peut être de 5° à 11° supérieure à celle de l'air (Congo Belge).

Le pouvoir absorbant et le pouvoir émissif s'élèvent parallèlement suivant la constitution physique et la composition des éléments du sol. Les terres légères, à éléments ténus, les terres de couleur sombre ont ces pouvoirs à un degré très élevé : ainsi l'humus absorbe plus de calorique que la craie et la silice. La culture, l'adjonction de l'eau dans le sol augmentent sa capacité pour le calorique.

Dans les régions sèches et sans nuages comme le Sahara, l'échauffement diurne est très rapide et le refroidissement nocturne par rayonnement très intense. C'est à la raréfaction de l'air et à sa pureté dans les hauteurs qu'est due la rapidité d'échauffement du sol ainsi que le refroidissement nocturne. L'exposition du sol a son importance, les pentes exposées au midi, dans l'hémisphère boréal, étant plus chaudes que celles exposées au Nord.

L'élévation de la température du sol n'agit pas seulement en activant les échanges gazeux et l'évaporation du sol, en produisant la dessiccation qui accroît la perméabilité, mais elle joue un rôle dans les fermentations et les multiplications des microbes contenus dans les couches superficielles du sol. Les micro-organismes ont besoin d'une température élevée et constante pour vivre et pulluler. Le choléra se développe au moment où la température du sol a atteint et dépassé 16° et disparaît au-dessous de 7°. On connaît l'intime concordance de la propagation de la *fièvre jaune* et de l'élévation de la température. La *peste, au contraire*, semble craindre les températures trop élevées du sol.

5. **Souillure du sol. — Microorganismes.** — C'est, en définitive, de l'état de souillure du sol et de sa puissance en microorganismes que dépend sa salubrité : sa constitution, l'eau qu'il contient, la chaleur qu'il absorbe ne font que mettre en œuvre ces éléments essentiels.

Les *souillures* du sol y introduisent, avec une certaine quantité de germes, les substances nécessaires à la vie des microbes. Elles sont constituées par les immondices des rues, les déjections humaines, les eaux usées, les eaux d'égout, les fumiers répandus comme engrais ou autrement, et, dans les régions incultes, par les détritus végétaux et les cadavres d'animaux.

La rapidité de pénétration des impuretés est réglée par l'état des éléments du sol. Dans un sol à pores fins, une souillure mettra 114 jours pour arriver à 1 mètre de profondeur, la quantité d'eau tombée étant de 1,57 millimètre par 24 heures. Dans un sol à larges pores, dans les mêmes conditions, la souillure arrivera au bout de 38 jours (Hoffmann).

Ainsi le sol constitue un excellent filtre si on le considère comme épurateur des eaux souillées.

Microorganismes du sol. — C'est principalement par les micro-organismes qu'elles contiennent et nourrissent que les souillures sont causes de maladies.

Ceux dont la présence a été constatée doivent être distingués en *microbes saprophytes* et en *microbes pathogènes*, avec cette réserve que tels organismes pathogènes ont pu être primitivement saprophytes dans le sol et que ceux-ci peuvent avoir, par les toxines qu'ils fabriquent, des propriétés pathogènes et déterminer des empoisonnements lorsqu'ils sont introduits accidentellement en quantité dans un organisme vivant.

1. *Microorganismes saprophytes.*

   Les ferments sont les agents de nitrifications. Les autres bactéries sont oxydantes ou réductrices. Des microbes saprophytes et pathogènes paraissent avoir aussi un pouvoir nitrificateur, quoique moins intense, que les ferments nitriques et nitreux.

   - 1. — Nitro-bactéries
     - *a*) Ferment nitrique.
     - *b*) Ferment nitreux.

     Exercent une action biologique et chimique par laquelle l'azote organique et l'ammoniaque se transforment en nitrites et nitrates absorbables par les plantes. On les trouve dans toutes les parties des plantes.
   - 2. — Ferment butyrique.
   - 3. — Bacillus amylobacter.
   - 4. — Clostridium butyricum.
   - 5. — B. Subtilis.
   - 6. — B. Filiformis.
   - 7. — B. Fluorescens liquefaciens.
   - 8. — B. — putridus.
   - 9. — B. Luteus.
   - 10. — B. Diffusus. (Frankland).
   - 11. — B. Candicans. (Frankland).
   - 12. — B. Scissus. (Frankland).

2. *Microorganismes pathogènes.*

   - 1. — Vibrion septique de Pasteur.
   - 2. — B. Tetani (Koch soci).
   - 3. — B. Agrigenus septicus (Nicolaier).
   - 4. — Micrococcus tetragenes.
   - 5. — Streptococcus septicus liquefaciens (Babès).
   - 6. — B. Anthracis (Pasteur).
   - 7. — Streptococcus septicus (Sanselice).
   - 8. — B. de l'œdème malin (Koch).
   - 9. — B. Typhique (Tryde, Brouardel, Grancher, Deschamps).
   - 10. — B. du choléra (Koch, Gaffky).
   - 11. — B. de la Pneumonice.
   - 12. — B. de la Tuberculose.
   - 13. — B. de la Peste (Yersin).

Les bacilles de la dysenterie et de la fièvre jaune se trouvent probablement dans les sols humides.

Apportés par l'air exceptionnellement, plus ordinairement par l'eau, ou déposés par les animaux avec leurs déjections ou leurs cadavres, ces microorganismes ne pénètrent pas profondément. Ils sont arrêtés par les couches superficielles du sol et s'y développent. Ils disparaissent complètement à la profondeur où se trouve ordinairement la couche souterraine dans les *régions tempérées*, soit au-dessous de 2 mètres. Ils pénètrent à une plus grande profondeur pendant la saison chaude et *dans les pays chauds*.

Par contre, à la surface on a pu en compter de 500.000 à plusieurs millions par centimètre cube. L'humidité et la chaleur, conditions associées et constantes des régions torrides, augmentent leur nombre. Même dans les régions désertiques, la dessiccation n'est pas assez complète pour qu'il n'existe pas dans les terres sablonneuses assez d'humidité pour être eugénétique; c'est l'humidité qui régit la teneur en microbes de la surface du sol et c'est elle qu'il faut combattre (Dr Milton) (1).

— Les microbes pénètrent dans le sol, véhiculés par l'eau, suivant les lois de porosité et de perméabilité, ayant d'autant plus de tendance à aller vers la profondeur qu'ils sont à l'état sporulaire. Le sol filtre d'ailleurs très efficacement les microbes retenus ainsi à la surface.

La lumière solaire, la chaleur excessive des couches superficielles, par les oxydations et réductions qu'elles déterminent, sont de puissants agents de destruction des microbes *adultes* retenus à la surface, l'abondance de l'oxygène, destructeur des microbes anaérobies, la sécheresse, et aussi la concurrence vitale des M. saprophytes, funeste au M. pathogènes, plus délicats surtout lorsqu'ils ont atteint la forme adulte végétative, sont autant de causes de destruction des germes de la surface du sol.

(1) *Revue d'hygiène*, août 1898.

Le facteur le plus puissant est la température élevée (1) qui peut atteindre et dépasser 70° dans les régions torrides. Aussi faut-il s'attendre à ne rencontrer les microbes que dans les couches sous-jacentes à la croûte superficielle qui sert de protection contre la lumière et la chaleur solaires. Les bouleversements qui, brisant cette croûte, mettront à nu ces couches sous-jacentes seront suivis de l'explosion de maladies infectieuses.

Une distinction importante doit être faite entre les M. saprophytes et les M. pathogènes ; les premiers se reproduisent dans le sol, les seconds paraissent ne pas se reproduire. Ils se conservent cependant sous la forme sporulée et même sous la forme de bactéries asporées (2).

Les procédés par lesquels les microbes sortent du sol pour atteindre l'homme sont multiples : poussière soulevée par le vent, frottement des véhicules ou des piétons, remuements de terre, transport des poussières ou fumiers à découvert, racines des légumes mangées crues, vers de terre remontant à la surface et déposant, avec les spirilles charbonneuses qu'elles excrètent, des spores ou bactéries (charbon, etc.), les insectes, mouches, moustiques, puces, échanges gazeux entre l'air et le sol, échanges d'eau entre le sol et les sources, conduites ou réservoirs d'eau, tels sont les procédés variés de véhiculation des microorganismes du sol. Ils sont de valeur bien inégale.

La véhiculation par les insectes, par l'eau, par les objets ou aliments souillés par des poussières ou des matières

(1) Dans des fumiers tassés, ayant à l'intérieur 70° de température les bactéries disparaissent.

(2) Il est bon de ne pas confondre la souillure banale avec la souillure spécifique. Ainsi, la bactérie charbonneuse, arrivant sur le sol avec du sang, s'y développera tant qu'elle aura de cette substance nutritive à sa disposition. Il en sera ainsi de la fièvre typhoïde et du choléra apportés avec des matières fécales. — Le bacille pesteux et le B. amaril paraissent subsister dans le sol avec les cadavres des animaux sur lesquels ils ont vécu.

organiques quelconques joue le rôle le plus important et le plus réel.

Quant à la vapeur d'eau qui s'élève du sol, son rôle n'est pas bien démontré. Si les brouillards du matin et du soir sont réputés dangereux en pays paludéen, c'est que les moustiques sont plus nombreux et en pleine activité à ces deux moments de la journée.

Il ressort de ce qui précède que le sol, réceptacle des microorganismes véhiculés, nourris et conservés par les matières usées qu'il reçoit, peut, si leur quantité n'est pas excessive, les conserver quelque temps, à l'*état normal*, sans danger immédiat pour l'atmosphère qui est au-dessus ou la nappe d'eau qui est au-dessous. Si rien ne vient troubler ses propriétés naturelles d'élaboration destructive, il assure leur destruction méthodique ou les arrête au passage.

L'homme supportera la peine de ses fautes s'il contrarie, surcharge ou annule cette propriété assainissante du sol.

C'est principalement dans son habitation, sur cet étroit espace où il vit en permanence et où vont s'accumuler tous les résidus de sa vie, que l'homme subit au degré le plus élevé les effets du conflit des matières organiques, des ferments, de l'eau et de l'air dans le sol qui les contient.

Pour diminuer les effets fâcheux de ces conflits, son premier soin sera, en résumé, de ne pas établir sa demeure sur les sols d'alluvions, argileux, riches en humus. Il recherchera les sols perméables à une grande profondeur (sable, gravier, calcaire), au besoin même une terre arable, mais en pleine culture.

Dans tous les cas, il aura soin de maintenir le niveau de l'eau souterraine à 3 mètres au moins au-dessous de la surface du sol, de ne pas souiller le sol par les déchets de sa vie et se préserver de ses émanations par un couche de matière isolante.

III. — Assainissement du sol.

L'assainissement a pour but de donner au sol sur lequel sera édifiée la maison les qualités favorables à la santé, lorsqu'il ne les possède pas naturellement.

Les procédés à mettre en œuvre sont multiples et peuvent être simultanément appliqués. Ce sont :

1° Le *défrichement et le déboisement;* 2° la *culture;* 3° l'*assèchement* par drainage ou comblement; 4° le *blindage de la surface* du sol occupée par la maison.

1. **Défrichement et déboisement.** — Le colon peut être en présence d'un sol dénudé ou d'un sol couvert d'une végétation plus ou moins épaisse. Sa conduite différera suivant l'un ou l'autre cas, car le revêtement du sol a une influence marquée sur la salubrité.

a) *Sol aride.* — Si le sol, improductif ou couvert seulement d'une végétation rabougrie, a pu être justement accusé d'être propice à la malaria dans les régions recouvertes d'un limon argilo-ferrugineux, il n'en est pas de même pour les sols arides, nus, mais sablonneux et perméables, tels que ceux du Sahara, des rives du canal de Suez, pays exempts du paludisme.

b) *Végétation spontanée; — forêts.* — La *petite végétation spontanée* augmente la déperdition d'eau; elle est même capable d'épuiser les eaux de pluies et d'aspirer en partie les eaux souterraines si l'action de la lumière se fait sentir. Son action assainissante est inférieure à celle de la *petite végétation dirigée* parce que les débris organiques qui s'accumulent à la surface du sol y entretiennent de l'humidité et des fermentations surabondantes non utilisées.

Les forêts ont des effets divers. Elles attirent et régularisent les pluies, facilitent l'absorption de l'eau de pluie par le sol; elles abaissent de quelques dixièmes de degré et régularisent la température, mais sans que la thermalité du voisinage en soit modifiée à quelque distance.

Elles peuvent servir d'écran entre l'habitation et une plaine insalubre.

Mais, par contre, la voûte épaisse de verdure qu'elles forment diminue l'évaporation de l'eau du sol (de 64 p. 100 au moins). La surface du sol est recouverte d'un feutrage très épais formé par les débris de feuilles et de branches mortes, formant comme une éponge infiltrée d'eau et constituant un immense marais permanent. L'humidité y atteint des proportions inouïes. Elle devient ainsi un foyer de paludisme intense dont le voisinage peut être dangereux.

c) *Cultures dirigées.* — La culture discipline les forces du sol; elle divise et draîne le sol, facilitant ses échanges de gaz avec l'atmosphère, permettant à l'air et à la lumière d'accomplir leur œuvre de destruction des germes pathogènes qui vivaient à l'abri de la croûte superficielle que la culture a brisée. L'eau est plus rapidement absorbée et aussi évaporée (1) sans préjudice de la portion accaparée par la végétation (2). Les plantes cultivées, qui ont besoin, pour la plupart, de grandes proportions d'azote, absorbent avec avidité les produits nitriques répandus autour de leur racine en raison des oxydations qui se font dans le sol.

Enfin la culture, modifiant les inégalités du terrain, supprime en partie les dépressions où s'accumulent les eaux stagnantes.

La grande végétation, qui assèche plus puissamment le sol, complétera l'action des petits végétaux.

(1) L'évaporation du sol cultivé peut s'élever à 70 ou 60 p. 100 de la pluie tombée.

(2) La tranche d'eau consommée par un champ de céréales peut être évaluée à 0 m. 212 à 0 m. 256 en 4 mois. Si une culture différente succède à la première, comme le font les habitants du Tonkin qui plantent du riz en saison des pluies, et des ignames, tarots, etc., en saison sèche, le complément d'eau absorbé sera emprunté à l'eau souterraine.

d) *Opérations de déboisement.* — Dans la majorité des cas les premiers colons ont à déboiser avant de cultiver.

Le déboisement devra être conduit suivant une méthode rationnelle de manière à éviter la dévastation du sol qui suivra les déboisements inconsidérés.

Il faut déboiser, mais pas trop, de manière à conserver des bouquets d'arbres séparés par des clairières, des chemins d'exploitation, de telle sorte que l'air et la lumière pénètrent entre les arbres et assèchent le sol.

Il importe de conduire le déboisement de manière à conserver des rideaux d'arbres qui protégeront contre les vents insalubres.

Cette opération doit être pratiquée de manière à remuer le moins possible les couches superficielles du sol, car chaque fois qu'on remue la terre, jusque-là improductive, on est exposé, particulièrement dans les pays chauds, à contracter la fièvre.

Cette période est éminemment dangereuse, ainsi que le prouvent la mortalité comparée des habitants de la Mitidja, avant et après les travaux de défrichement (1) la mortalité élevée des soldats du génie affectés aux travaux de route pendant l'expédition de Madagascar (2). C'est comme la 1re tranchée qu'on va ouvrir sous le feu de l'ennemi (Vallin).

Autant que possible il vaut mieux se contenter de couper les arbres, les ronces, les herbes et de détruire ce qui reste par le feu si les racines des arbres ne gênent pas la construction de la maison.

S'il est indispensable de remuer la terre, il est bon d'em-

(1) Décès annuels sur 1000 habitants à la Mitidja.

	1re période de 10 ans pendant le défrichement	2e période de 10 ans après le défrichement
Bouéra.......	106 décès	67 décès
Ibrahim.......	118 —	15 —
le Fondouk....	80 —	19 —
Bouffarick....	48 —	36 —

(2) 645 décès p. 1000.

ployer à cet effet des machines analogues au « Gruber » dont on se sert aux Etats-Unis pour arracher les arbres (voir livre II, chapitre VI).

2. **Cultures dirigées improductives.** — Autour des champs défrichés, et à leur surface, on établira dès l'abord un réseau de canaux d'écoulement. Il convient d'ensemencer, de planter ou de gazonner immédiatement les terres fraîchement remuées autour de l'emplacement de la future habitation.

Ces arbres seront choisis parmi les espèces susceptibles d'absorber beaucoup d'eau possédant des propriétés aromatiques et laissant filtrer un peu de soleil à travers leurs feuilles.

L'eucalyptus tient le premier rang parmi les essences les plus aptes à l'assainissement des terres humides.

Les diverses variétés (E. globulus, E. gigantea, E. glauca) se retrouvent partout et s'accommodent de tous les climats. L'accroissement très rapide de l'eucalyptus permet déjà d'expliquer son pouvoir d'assainissement par l'assèchement qu'il détermine (1). M. Frottier a, en effet, démontré que la quantité d'eau absorbée par les racines est près de *cent fois* supérieure à celle nécessaire à sa nourriture et égale à *dix fois* le poids de l'arbre. D'autre part, il est admissible que les travaux de plantation, la culture d'entretien de l'arbre, la réfrigération de l'atmosphère, l'arrêt des vents malsains contribuent à l'action bienfaisante de cette espèce comme des autres espèces. Il est certain que, dans la campagne Romaine, dans les plaines de la Mitidja, sur un grand nombre de points du littoral Méditerranéen, etc., etc., la fièvre a reculé devant les plantations d'eucalyptus.

On a préconisé aussi le *niaouli* (melaleuca) de la Nouvelle-Calédonie, auquel on a attribué la salubrité de cette île. Sa

(1) Il est des variétés qui atteignent la hauteur de 150 mètres (E.

propagation, son développement rapide, les essences aromatiques qu'il produit le recommandent pour l'assainissement (1).

Les propriétés asséchantes des *bambous* sont également des plus remarquables. Ces plantes s'accommodent à tous les climats chauds humides. Leur accroissement est extraordinaire, car ils peuvent s'allonger, dit-on, de 0 m. 50 à 0 m. 60 en 24 heures. Leur bois et leur feuillage se prêtent à tous les usages.

Le *filao*, le *pin*, le *tournesol*, le *houblon*, le *paulownia imperialis* jouissent d'une réputation méritée. Le filao a permis d'assainir plusieurs localités du littoral de la Réunion.

Le gazonnement de la surface du terrain qui n'est pas plantée d'arbres autour de la maison, les plates-bandes plantées de fleurs et même les jardins potagers contribueront à l'assainissement du sol en raison des soins de la terre qu'exige l'entretien d'un jardin bien tenu.

3. **Assèchement du sol par draînage et colmatage.** — Dans les régions à sol humide et marécageux, il faut assurer l'écoulement des eaux de surface et des eaux souterraines, il faut supprimer ou modifier les dépressions où sont collectées les eaux stagnantes.

Les procédés à mettre en usage sont :

1° La canalisation de surface;

2° Le draînage des eaux souterraines;

3° L'avivement, l'assèchement, le comblement et le colmatage des marais et de toutes les dépressions du sol retenant des eaux stagnantes.

1° *Canalisation de surface.* — Le creusement d'un réseau de canaux, de rigoles, de fossés dits d'épuisement

amygdalina). Dans les régions froides ils atteignent 10 mètres de haut en moins de 15 ans. Leur bois dur se prête de plus à une foule d'usages.

(1) Plus encore que l'eucalyptus, le niaouli possède un bois et une écorce feuilletée, se prêtant aux usages les plus divers.

sera la première opération à effectuer après le défrichement et en même temps que la culture. Les eaux de pluie ou d'exploitation, collectées dans ces canaux, sont conduites soit à la mer, soit à un cours d'eau voisin, soit à des puits absorbants creusés assez profondément pour traverser les premières couches imperméables du sous-sol. Dans l'exécution de ces travaux éminemment dangereux les Anglais se sont servis, à la Guyane, de machines fouilleuses très puissantes, creusant des canaux sur lesquels peuvent circuler des bateaux porteurs de machines à défricher qui font mouvoir des charrues dans la bande de terre comprise entre 2 canaux parallèles (Vallin).

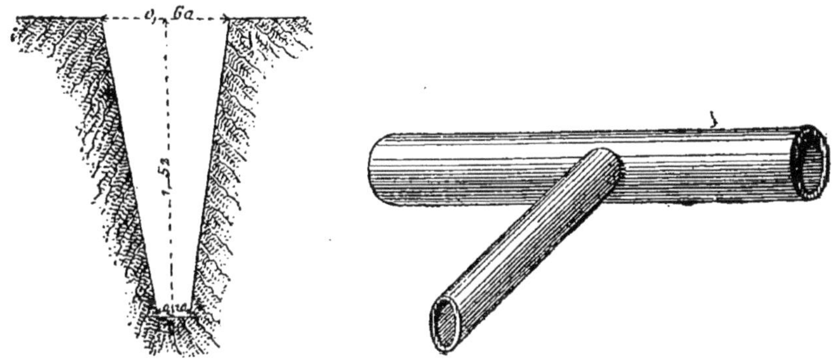

Coupe d'une tranchée de drainage.
Jonction d'un drain ordinaire avec un drain principal.

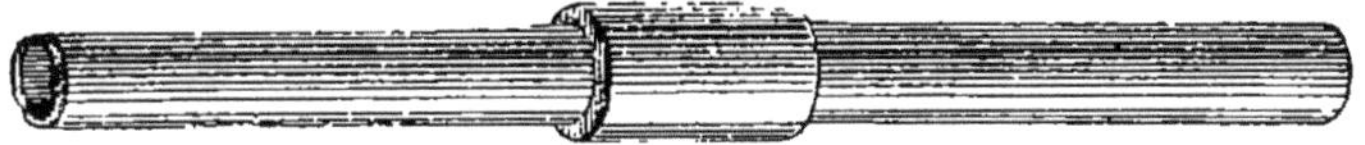

Deux tubes réunis par un collier.

Fig. 20. — Tranchée de draînage et drains.

2° *Draînage des eaux souterraines.* — La pente du sol n'étant pas suffisante pour assurer l'écoulement des eaux infiltrées et retenues par les couches imperméables, le but du draînage est d'introduire dans la profondeur du sol une couche perméable convenablement déclive où l'eau sera collectée et entraînée dans un courant constant de manière que le niveau de la nappe souterraine soit maintenu à 3 mètres environ au-dessous de la surface (fig. 20).

A cet effet, à 3 mètres au-dessous de la surface des terres défrichées et des fondations de la maison, aussi près que possible de la couche imperméable, des drains, faits de substances diverses, sont disposés en réseau et en nombre suffisant pour dépasser les limites du territoire à assécher et proportionnellement au degré d'humidité du sol. Le système entier sera disposé en pente légère, par une différence de niveau entre les têtes des tuyaux de draînage et l'extrémité des émissaires. — Les drains sont généralement des tuyaux en terre cuite, percés d'orifices plus ou moins nombreux, collectant les eaux souterraines et les conduisant, suivant la topographie du lieu, soit au cours d'eau le plus voisin, soit à un égout collecteur, soit à un puits absorbant, creusé assez profondément pour traverser la couche imperméable ; ils sont de dimensions de plus en plus grandes depuis la tête du réseau jusqu'aux gros collecteurs. Les tranchées creusées pour les gros drains peuvent être utilisées pour y coucher, côte à côte ou superposés, les égouts de l'habitation. Mais il ne faut jamais utiliser les égouts eux-mêmes comme drains parce qu'il peut se produire alors des reflux dans la canalisation et, par suite, une souillure plus grande du sous-sol.

A défaut de drains en poterie, on peut se servir de gros gravier ou de fragments très irréguliers et assez gros de pierres qui sont entassés dans des tranchées. L'eau s'écoule par les interstices ménagés entre les inégalités des pierres.

Les égouts eux-mêmes, recevant directement les eaux pluviales et les eaux usées et assurant leur écoulement, contribuent déjà puissamment à maintenir à un niveau bas la nappe souterraine. Mais ils favorisent aussi, bien qu'imperméables, l'écoulement des eaux souterraines qui glissent le long de leur paroi externe dans les terres ameublies pour leur construction.

Si le terrain sur lequel sera édifiée la construction est en contre-bas des terres voisines, une tranchée profonde (aræa) sera creusée autour de la maison. Dans ce fossé isolant et à déclivité calculée, les eaux de surface et les eaux d'infiltration seront collectées et dérivées vers le réseau de drains.

4. **Avivement; assèchement ; comblement; colmatage des marais.** — a) *Avivement.* — Il a pour but de supprimer les parties d'un marais ou d'un canal vaseux qui restent découvertes périodiquement pendant un temps déterminé. A cet effet, on creuse les fonds du canal ou du marais, on redresse le talus formé par ses bords trop évasés, on assure le renouvellement de l'eau en supprimant les barres, les seuils qui s'opposent à la circulation facile des eaux du fleuve ou de la mer.

On assainit aussi un fonds marécageux, des fossés, en les inondant.

Si les ouvertures des lagunes communiquant avec la mer sont approfondies et si une contre-ouverture est faite, un courant se produit qui emporte les vases liquides et s'oppose à l'exhaussement des fonds des lagunes. — La hauteur d'eau permanente au-dessus du fond, nécessaire pour rendre la lagune moins offensive, doit être égale à 1 mètre environ.

Suivant la situation des lagunes, il conviendra de faciliter soit l'accès exclusif des eaux de la mer, soit l'accès exclusif des eaux fluviales. Mais il importe d'éviter dans tous les cas le mélange des eaux salées dans les bas fonds où elles seront stagnantes.

b) *Assèchement.* — Lorsque les marais sont peu profonds, peu étendus, et découvrent de grandes surfaces vaseuses à la fin de la saison des pluies il faut les assécher. Pour ce faire, pendant la saison sèche, alors que le niveau des cours d'eau voisins est très bas, on creusera des canaux à ciel ouvert qui assureront l'écoulement complet de la surface d'eau si le fonds du marais est assez élevé au-dessus du niveau du fleuve où vont les canaux. Sinon l'assèchement devra être achevé par des machines élévatoires, par des moulins à vent, etc. Des digues ou écluses barreront le passage aux eaux du fleuve qui auraient tendance à refluer à l'époque des crues.

A défaut de pentes ou déversoirs naturels on peut envoyer l'eau dans les couches perméables du sol sous-jacentes à la couche imperméable en creusant des puisards qui traverseront cette couche imperméable formant le fonds du marais (1), suivant les procédés employés pour les *faluns* de Marseille, les puits perdus des Landes et de la campagne romaine.

Ces marais asséchés, circonscrits et traversés par un réseau de canaux de surface, seront alors livrés à la culture. Mais mieux vaut encore combler le marais après l'avoir asséché et avoir établi des drains dans le fond.

c) *Comblement; colmatage.* — Le comblement peut être partiel de manière à réduire la surface du marais à sa partie la plus profonde, creusée au besoin. Il serait effectué avec des terres rapportées ou les vases tirées de la partie conservée, suivant la pratique des Annamites qui ont ainsi comblé les mares et les arroyos sur lesquels ont été bâties les villes de Haïphong, Hanoï et Saïgon.

Pour le comblement des marais les apports des fleuves sont utilisables. Les cours d'eau des tropiques charrient tous des quantités énormes de limon qui, se déposant à leur embouchure, constituent ces deltas s'avançant chaque année dans la mer dans des proportions surprenantes.

Le delta du fleuve Rouge gagne chaque année environ

(1) Les landes ont été débarrassées des fièvres qui les infestaient encore au milieu de ce siècle par le percement de l'alios, cette couche imperméable voisine de la surface qui retenait les eaux.

Les trappistes ont assaini la campagne romaine (1878) en commençant par faire sauter avec de la dynamite, sur de larges étendues, le tuf imperméable immédiatement situé au-dessous d'une mince couche d'argile. Ainsi les eaux de pluie ont pu s'écouler dans les couches profondes du sol.

120 m. sur la mer. Les inondations fréquentes qui couvrent parfois une province du Delta tonkinois, à la suite de la rupture d'une digue, laissent, après le retrait des eaux, une couche de limon de 40 ou 50 centimètres. Le colmatage qui se produit ainsi accidentellement peut être effectué par la volonté de l'homme, en réglant l'accès du fleuve pendant les grandes eaux dans les cuvettes ou dépressions qu'il s'agit de combler; de même les alluvions, imprégnées de sel, qui forment la bordure des deltas et rendent les lagunes si insalubres, peuvent être lessivées par les eaux douces du fleuve.

Ce procédé est préférable à celui qui utilise les changements de niveau de la marée pour introduire l'eau de mer, pendant le flot, par des écluses qui se ferment au jusant. Les eaux limoneuses ainsi retenues se décantent dans les dépressions de terrain en bordure sur le rivage et le long des fleuves où la marée se fait sentir. Mais le limon salé est moins propice à la culture et plus apte à créer des marais mixtes.

Dans tous les cas, dès le début des opérations, des drains seront disposés dans le fond des marais comblés. La culture fera le reste.

L'emploi de ces différents procédés, mis en œuvre méthodiquement ou empiriquement, a donné la salubrité à l'Algérie. Les Etats-Unis du Sud lui doivent un bon état sanitaire qui manquait dans les principales villes. Le résultat le plus remarquable a été obtenu à Saïgon, où une rizière coupée d'arroyos fangeux, découvrant à chaque marée, a servi d'emplacement à une ville coloniale qui compte aujourd'hui parmi les plus jolies et où la mortalité des troupes européennes est descendue de 110 à 18 p. 1000. — L'assainissement de la campagne romaine, de Batavia, de l'Illinois, du Michigan, aux Etats-Unis, des comtés de Norfolk, Lincoln, Cambridge, en Angleterre, est dû à ces opérations d'assèchement, de comblement des marais, de cultures, qui ont fait disparaître la fièvre malarienne de ces régions qu'elle désolait.

Blindage du sol de l'habitation. — Les procédés de blindage seront étudiés en même temps que les procédés de construction de la maison (Voy. HYGIÈNE DES COLONS, chap. II).

IV. — Règles générales de la construction des habitations collectives dans les pays chauds.

L'emplacement de l'établissement est choisi et préparé. La ville va être construite.

Si les bureaux, magasins, entrepôts, etc., son édifiés dans la plaine, dans les terres basses, le long des cours d'eau qui sont les grandes voies de communication, les maisons d'habitation seront sur un monticule voisin.

Les conséquences fâcheuses de cette obligation de traiter les affaires dans les terres basses seront ainsi corrigées par l'habitation dans les hauteurs.

Les casernes, les hôpitaux, les pensionnats seront toujours situés hors la ville, sur les points culminants du territoire.

1. **Type de construction.** — Le type idéal est la construction de pavillons, en nombre proportionné au chiffre de la population agglomérée, séparés l'un de l'autre par des cours plantées d'arbres et gazonnées, pouvant être reliés entre eux par des passages couverts, présentant leur plus grande façade obliquement par rapport à la direction des brises régnantes. — Il faut écarter le type des grands bâtiments linéaires à étages multiples, en équerre, à formes monumentales.

Les pavillons des habitations collectives seront élevés de 1 ou 2 étages sur un rez-de-chaussée, et, dans tous les cas, construits sur des voûtes en maçonnerie ou des pilotis reposant sur une plaque de blindage en béton de manière à réaliser un isolement du sol parfait. Il ne faut jamais de

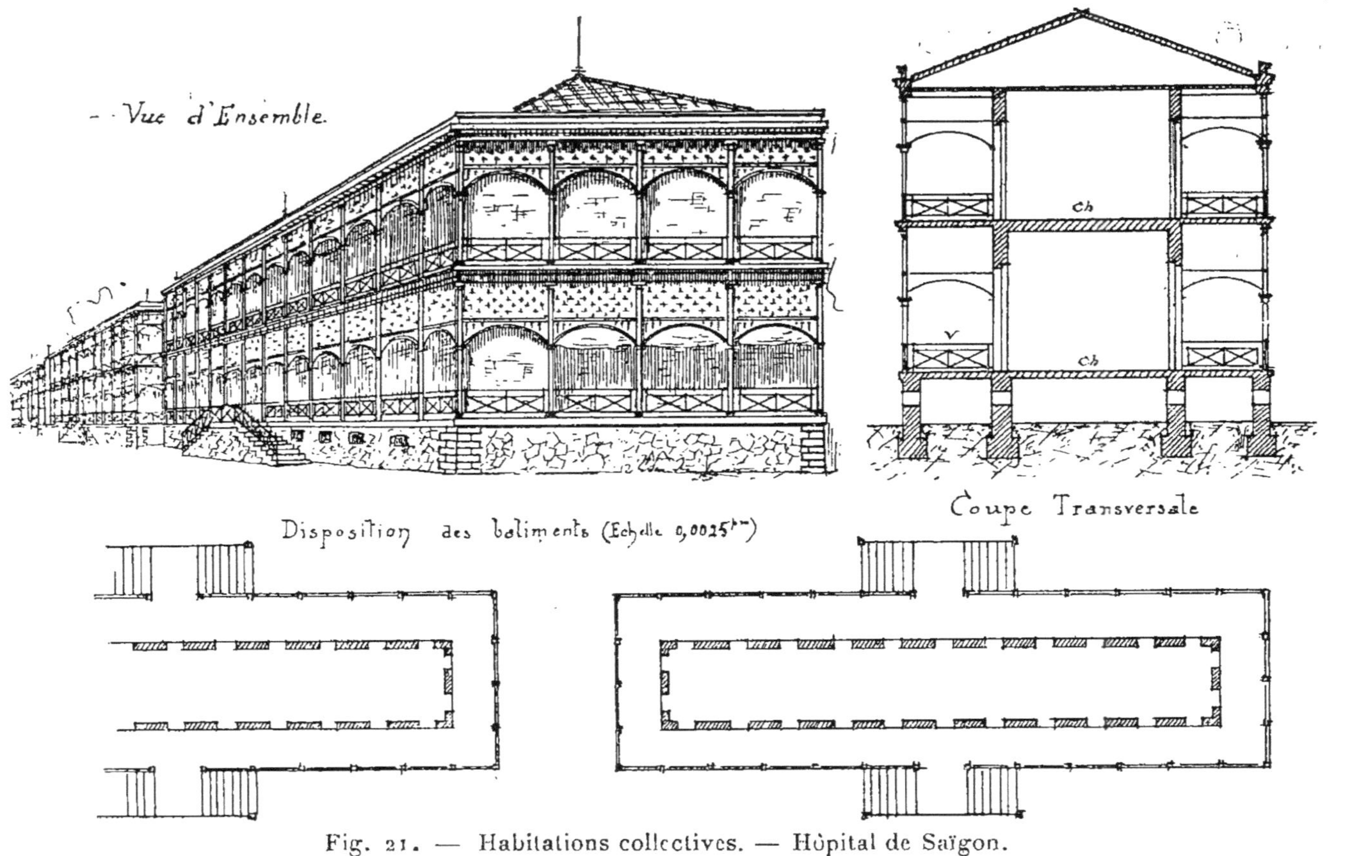

Fig. 21. — Habitations collectives. — Hôpital de Saïgon.

caves. L'air doit circuler librement sous la maison. (Voir fig. 21 et 22.)

Les pavillons doivent être entourés sur chaque façade de vérandahs très larges (environ 3 mètres de largeur), qui protègent le mur de l'habitation contre l'action directe du soleil, et enveloppent ainsi l'habitation d'une atmosphère d'ombre et de fraîcheur. — Des persiennes ou des stores complètent cette protection.

Les rez-de-chaussée seront réservés aux magasins, bureaux, entrepôts, ateliers, etc... Ils ne doivent, en aucun cas, servir pour les dortoirs, chambrées, etc.

2. **Matériaux.** — La brique et le fer ou la pierre et le fer seront les matériaux de choix pour la construction des murs. Le bois pourra aussi être employé, mais il est nécessaire dans ce cas que la construction soit assise sur un rez-de-chaussée de pierre. La muraille de bois ou de brique doit être double, offrant entre les deux parois un espace vide pour faire matelas d'air et courant d'air.

Le bois sera emprunté aux espèces dures ou résineuses (bois de fer, chô, trac, gô, en Indo-Chine; bois de Natte, Tavolo, Ambavy, Hazondrano, Lalona, etc., à Madagascar; bois de Moabi, oba, dina, Kondgo, Pendgi, Kurnunu, etc., dans l'Afrique équatoriale).

Les planchers séparant les étages seront recouverts de briques vernissées, jointées au ciment pour pouvoir être lavées à grande eau. A défaut elles seront recouvertes d'un parquet en planches bouvetées reposant sur des briques creuses, ou sur un lit de ciment qui supprime l'entrevous. — Le parquet en bois sera ciré ou enduit d'huile. — Les plafonds, les cloisons et les murs intérieurs seront recouverts d'enduits imperméables, d'huiles siccatives, de papiers lavables, ou simplement d'un badigeon à la chaux fréquemment renouvelé.

3. **Distribution des locaux. Cubage.** — Entre le plafond de l'étage le plus élevé et le faîte de la toiture, sera un

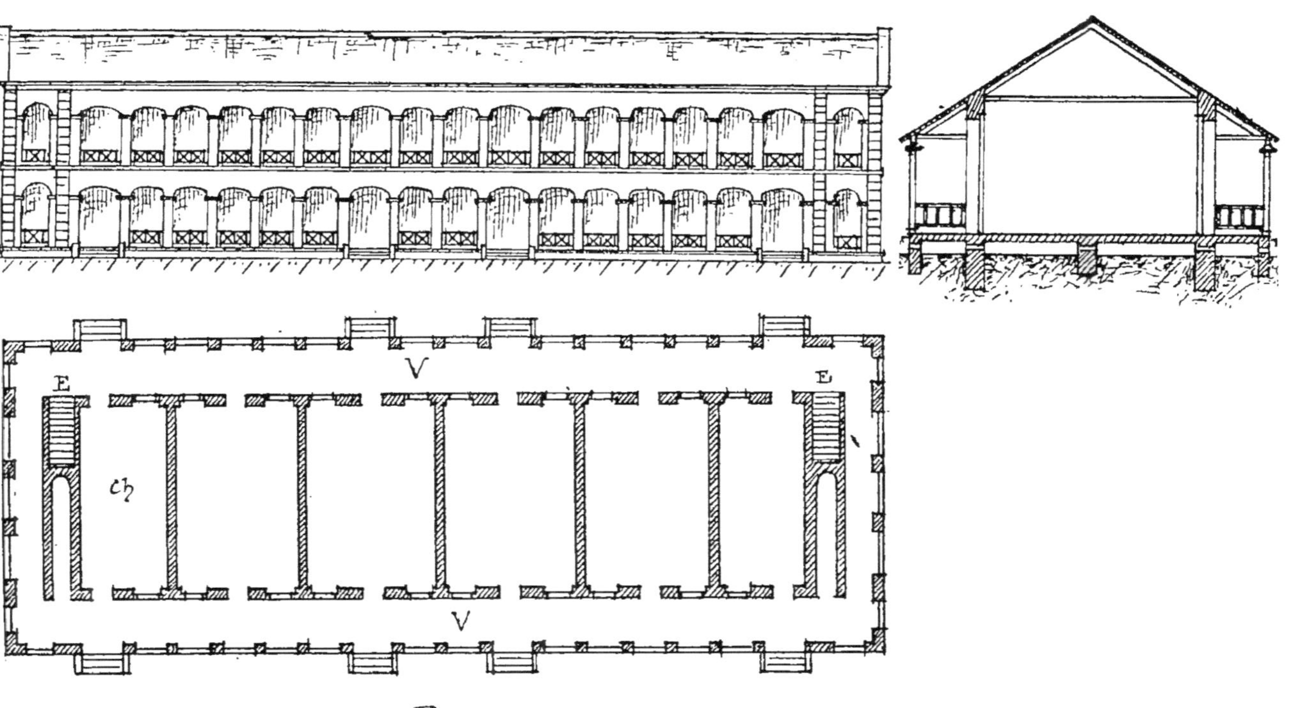

Fig. 22. — Habitation collective. Caserne de la Martinique. — V. Verandah ; *ch* , chambrées ; E., escaliers ; C , combles.

vaste grenier constituant un matelas d'air en circulation au-dessus de la maison. A cet effet, ce grenier sera percé à deux extrémités opposées d'ouvertures fermées par des persiennes, ou sera surmonté d'un lanterneau ouvrant une libre circulation de l'air. Des ouvertures spéciales le mettront en communication avec les vides ou conduits ménagés dans les murs de la maison. Les murs des appartements sont percés d'ouvertures qui les mettent en relation avec les conduits qui parcourent les murs et, d'autre part, avec l'air extérieur. De cette manière s'opère le renouvellement de l'air intérieur par l'appel d'air qu'exerce l'échauffement de l'air des combles.

Toutes les fois qu'il sera possible, la toiture sera double : 1° toiture en briques ou tuiles, en zinc ou en bardeaux ; — 2° une deuxième toiture, à 0 m. 50 au-dessus de la première, la débordant et ménageant ainsi entre les deux un matelas d'air. Cette seconde toiture pourra être faite de chaume, de feuilles de latanier.

Les appartements seront distribués en pièces larges s'ouvrant immédiatement sur un vestibule commun et sur une grande cage d'escalier, avec des cloisons incomplètes en haut. L'air circule ainsi librement de l'escalier dans les chambres.

Les ouvertures extérieures, ayant toute la hauteur de l'étage, seront fermées en dedans par des châssis à vitres-perforées et en dehors par de grandes portes-fenêtres à persiennes.

Les dimensions à donner à chaque dortoir ou chambre seront telles que chacun puisse recevoir 25 habitants en lui assurant un cubage individuel de 45 mètres cubes, soit :

Longueur........................	35 mètres.
Largeur........................	8 —
Hauteur........................	4 —

Ces dimensions ne se trouvent dans aucune de nos casernes coloniales. Les pavillons Moysant, qui servent de casernes à Diego-Suarez, ne donnent que 23mc. par homme avec une ventilation très imparfaite. Les casernes récentes de Hanoï, divisées à chaque étage en 12 chambres de 16 lits chacune, ne donnent que 20 mc. d'air à chaque homme. Ces dimensions exiguës ne pourraient être compensées que par une ventilation très active. Les types les plus recommandables sont les casernes de Saïgon (voir PLANCHE I).

4. **Aération, ventilation, éclairage.** — Même dans les réfectoires, dans les bibliothèques, dans les salles de classe où les élèves et les soldats ne font pas des séjours prolongés au delà de 3 ou 4 heures, il faut donner à chaque habitant un cube d'air largement calculé, de manière que non seulement l'extrême limite de l'impureté ne soit jamais atteinte, mais que le cube d'air soit toujours au-dessus des besoins stricts de l'organisme (4 m. 3 d'air pur par heure) pendant le temps maximum de séjour et que le renouvellement s'effectue en même temps que sa souillure. Le renouvellement de l'air sera assuré par les portes et fenêtres se faisant vis-à-vis ; une fenêtre de 4 mètres carrés, placée en vis-à-vis avec une autre fenêtre, donnera en 1 heure, avec un vent de 1 mètre par seconde : 1 m. × 4 mq. × 60 × 60 = 14.400 mètres cubes d'air. L'aspiration d'air produite par l'échauffement des combles, l'appel d'air, produit par des capes à vent à girouettes surmontant des tuyaux qui plongent dans les étages inférieurs, les ventilateurs mécaniques par aspiration et propulsion donneront dans les casernes, les hôpitaux, les prisons, une ventilation assez énergique pouvant réaliser, avec certains appareils, un débit de 32 à 33 mètres cubes d'air par homme et par heure, indépendamment de *l'aération naturelle* qui s'effectue par les portes et fenêtres.

La vitesse d'introduction de l'air ne doit pas dépasser 0 m. 50 à 0 m. 70 par seconde. L'air de renouvellement doit pénétrer sans former de courant sensible. La température sera ainsi maintenue constamment au-dessous de celle de l'air expiré par une ventilation artificielle et par l'agitation de l'air que donne le panka.

L'éclairage des salles de classe pendant la journée doit être fait, non d'un seul côté, comme dans les régions septentrionales, mais des deux côtés, de manière à pouvoir fermer l'une ou l'autre ouverture alternativement avec des persiennes, stores, suivant la position du soleil. La lumière diffuse ou réfléchie est, dans les régions équatoriales, tellement dangereuse que toutes les ouvertures devront être fermées par des stores. Les vérandahs formeront une protection efficace qui sera complétée par les persiennes ou stores qui les clôturent. La salle sera ainsi enveloppée d'ombre et ses fenêtres pourront être maintenues ouvertes.

Dans les *prisons*, cette large ouverture n'est pas possible. Il faut alors assurer le renouvellement de l'air par le haut des murs. Ceux-ci, incomplets, s'arrêtent à une certaine distance des plafonds et sont complétés par des claires-voies, des grillages en fer. La ventilation artificielle est ici indispensable.

Les écoles, casernes et hôpitaux doivent avoir des réfectoires où les habitants iront prendre leurs repas et qui serviront pendant le jour de lieux de réunion. Les dortoirs seront, pendant ce temps, assainis et nettoyés.

Une fois par jour, les fenêtres seront ouvertes en grand pour laisser pénétrer le soleil pendant une heure environ.

Le mobilier sera simple, sommaire, sans ornementation; pas de rideaux, pas de tapis; un matelas dur au lit en fer; un sommier en acier ou en rotin tressé; une moustiquaire, un panka.

Les annexes de l'habitation, cuisines, lieux d'aisances, magasins, seront éloignés de la maison.

Piscines et bains. — Les habitations collectives doivent être munies de piscines ayant de l'eau courante ou journellement renouvelée. Elles auront aussi des bains-douches de propreté où, périodiquement, chaque habitant viendra procéder à un nettoyage corporel complet par un savonnage avec de l'eau tiède. Cette installation sera peu coûteuse si elle est faite au voisinage des cuisines qui peuvent toujours fournir un calorique plus que suffisant pour échauffer l'eau au degré voulu (environ 35° ou 40°). Les vapeurs qui s'échappent des fourneaux seront conduites par un serpentin à travers l'eau d'un réservoir situé au-dessus d'un pavillon à 4, 6, 8 ou 10 loges. Celles-ci, disposées en cercles, bien closes, ayant un parquet cimenté et recouvert d'un caillebotis, s'ouvrent sur un couloir fermé par des portes formant tambour et aboutissant à un vestiaire.

Ce vestiaire servira également pour les bains de piscine si celle-ci est disposée dans le voisinage du pavillon des bains-douches.

Telle est, en quelques mots, la disposition peu coûteuse de ces bains-douches de propreté nécessaires pour les individus qui, en raison de leur susceptibilité particulière, ne peuvent pas prendre de bains froids.

Hôpitaux. — Les dispositions spéciales des hôpitaux seront étudiées dans le dernier chapitre.

Eloignement des immondices (1). — L'évacuation des matières excrémentitielles sera effectuée soit par le tout à l'égout, soit par des tinettes enlevées journellement.

Les autres immondices seront balayées et déposées chaque matin devant la maison dans un récipient fermé.

(1) Pour le détail de l'installation des cabinets d'aisances et des appareils récepteurs, voir le chapitre : *Habitation privée;* dans le 2e volume : HYGIÈNE DES COLONS. Voir l'installation des égouts et la destination définitive des gadoues et des matières excrémentitielles dans le chapitre suivant : *Hygiène urbaine.*

CHAPITRE IX

HYGIÈNE URBAINE COLONIALE

I. — Caractères de la ville coloniale.

Une ville est une agglomération de maisons et une réunion d'individus rapprochés par des intérêts communs, mais dont le groupement doit être tel qu'il ne porte pas préjudice à la santé de chacun des membres du groupe.

Les villes coloniales présentent trois caractères principaux :

1° Les agglomérations sont peu considérables (1);

2° Les habitations sont répandues sur une vaste surface;

3° Elles comprennent toujours deux éléments distincts : un *groupe Européen* peu nombreux, constituant une infime minorité composée parfois de moins de *cent* individus ; un *groupe indigène* ordinairement beaucoup plus important. Les villes de Port-Saïd (PLANCHE II), de Zanzibar (PLANCHE III) sont des types différents de ces agglomérations.

L'état sanitaire du 2e groupe exercera une grande influence sur celui du 1er groupe. A ce titre, autant qu'en raison de la participation qu'il convient d'assurer aux bienfaits de la science hygiénique, le citoyen Européen, colonial

(1) La population Européenne de Libreville (Gabon) s'élevait, en 1897, au chiffre de 105 habitants. — Le chiffre approximatif de la population indigène était à la même époque de 2000 individus. — La population blanche et libre de Nouméa, capitale de la Nouvelle-Calédonie, atteignait, en 1898, le chiffre de 4649 habitants.

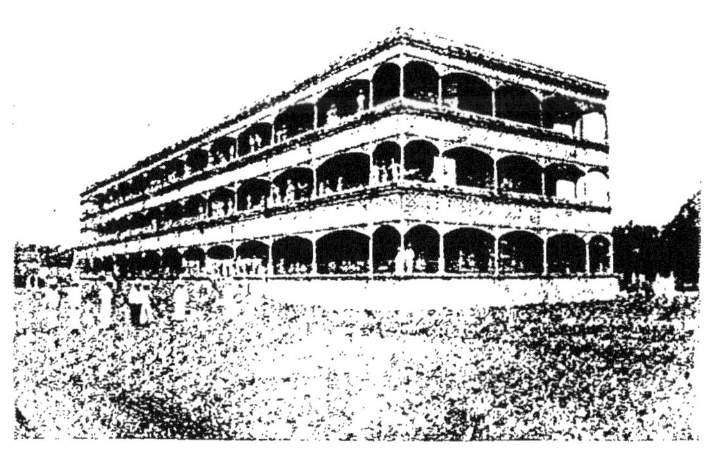

Caserne de Saïgon (p. 23).

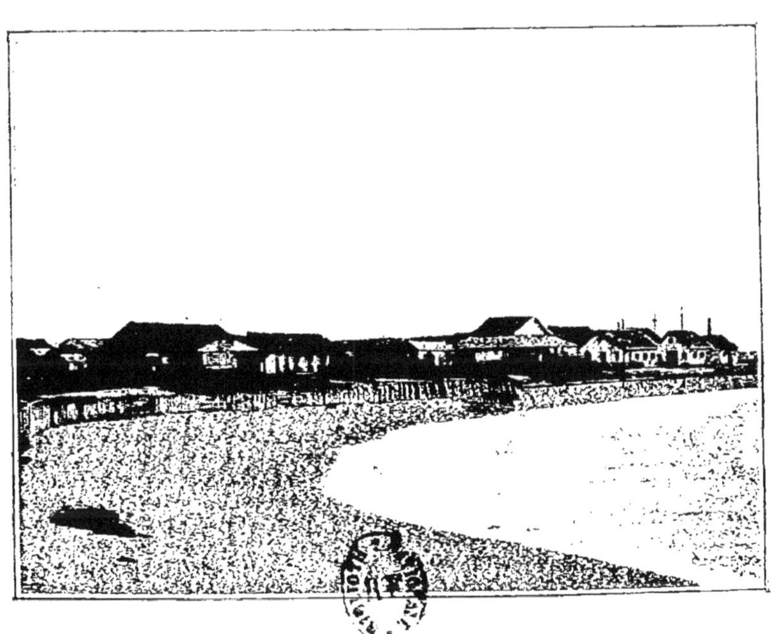

Vue de Majunga (Madagascar) (p. 206).

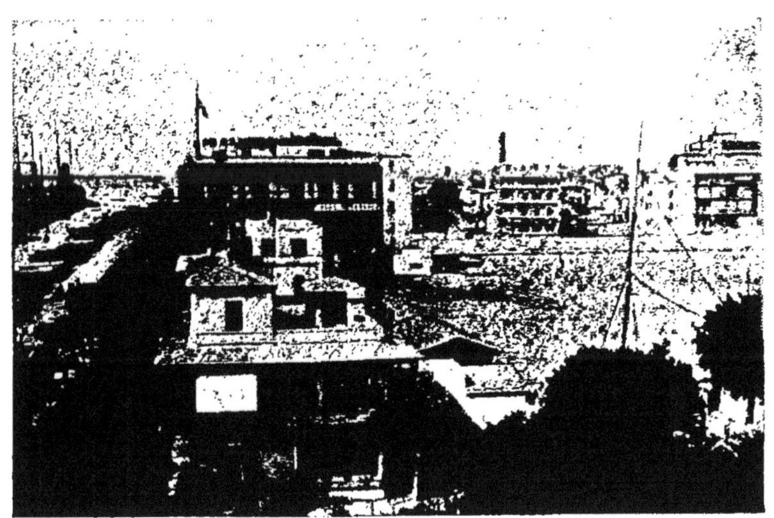

Vue de Port-Saïd (p. 206).

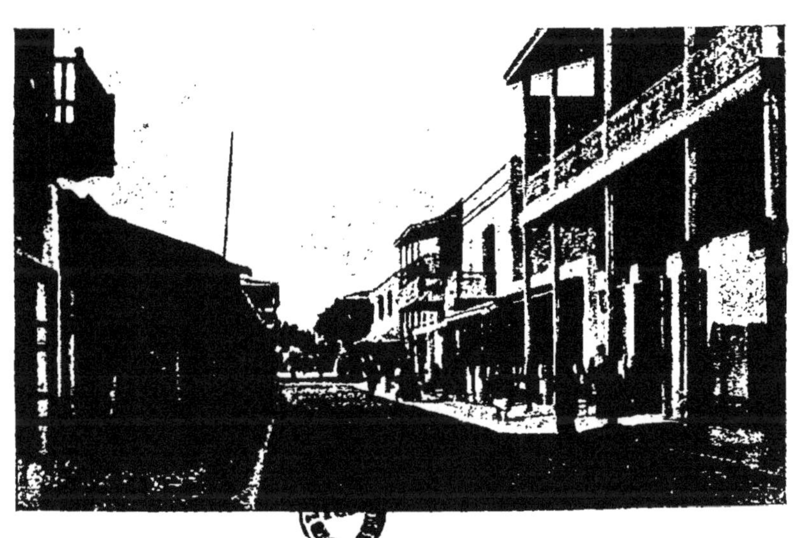

Rue d'Ismaïlia (p. 208).

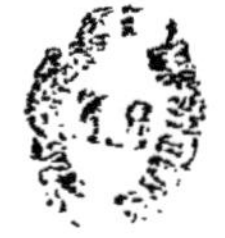

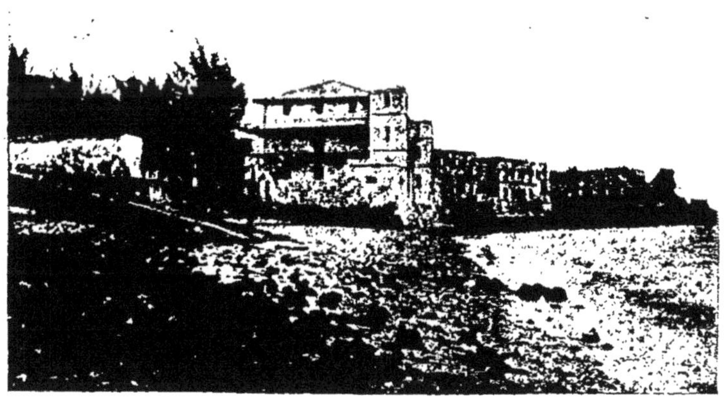

Vue de Zanzibar (p. 206).

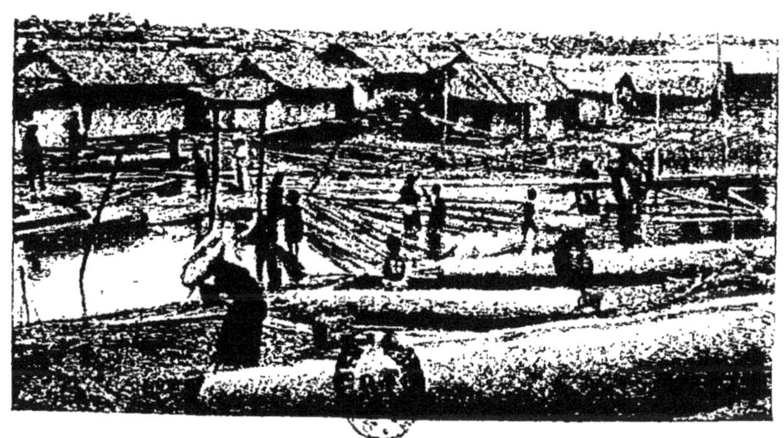

Village annamite (p. 207).

et colonisateur, a des obligations à remplir à la fois envers ceux de sa race et envers les indigènes qu'il doit faire bénéficier de son éducation et de sa science supérieures.

II. — Principes sanitaires applicables aux agglomérations.

Les principes sanitaires qui doivent guider dans la construction ou l'agrandissement ou l'assainissement des villes coloniales sont les suivants :

1° Choisir un sol non palustre et un site qui assure le minimum de chaleur et d'humidité ;

2° Tracer les voies publiques et réglementer la construction des maisons de manière qu'elles soient pourvues d'air et de lumière tout en étant protégées contre l'ensoleillement excessif ;

3° Eloigner toutes les causes de souillure du sol de la ville par un complet nettoyage ;

4° Assurer l'alimentation saine et suffisante et l'approvisionnement d'eau de bonne qualité ;

5° Empêcher la propagation des maladies infectieuses.

1. **Choix de l'emplacement de la ville.** — Deux cas peuvent se présenter : la ville indigène existe déjà et l'agglomération nouvelle va s'agréger à l'ancienne dont elle subira l'influence ; — dans le second cas, tout est à créer, et les fondateurs de l'agglomération urbaine auront libre champ pour leur choix et la conception de leurs plans ; c'est la situation ordinaire dans les colonies nouvelles ou dans celles qui s'étendent.

Dans les deux cas les fondateurs auront à se préoccuper de l'agglomération indigène, préexistante ou postérieurement agrégée, à tenir compte de sa topographie, de l'état primitif de l'agglomération, comme celui que présente un village annamite (PLANCHE III), des mœurs et aussi des droits des indigènes. Dans le premier cas le problème est délicat tant par la limitation de l'espace que par la difficulté d'adapter un système d'assainissement nouveau à une ville ancienne. Les règles qui dictent le choix de l'emplacement ont été énoncées dans le précédent chapitre.

2. **Assurer l'air, l'espace et la lumière nécessaires.** — L'emplacement étant choisi, défriché, aplani, les remblais exécutés avec les précautions indiquées pour ces travaux de la terre, il s'agit de tracer les plans de la ville.

Le quartier européen sera distinct du quartier indigène et placé au vent et au-dessus de celui-ci pour être préservé de toutes les émanations désagréables ou dangereuses et de l'écoulement des eaux sales. Le plan de la ville d'Ismaïlia a été conçu dans cet esprit (PLANCHE II).

Le tracé des rues, boulevards, places, squares et jardins sera fait une fois pour toutes dans son ensemble avec des réserves pour l'avenir.

Les règles qui président au tracé des rues reposent sur cette donnée générale. La maison coloniale européenne destinée à l'habitation n'est généralement pas en bordure sur la rue.

La *direction des rues* principales est commandée par la direction des brises régnantes plus encore que par la marche du soleil. La direction méridienne (du nord au sud) a l'avantage de mettre dans l'ombre, à tour de rôle, chaque côté de la rue. Mais, plus souvent, les grandes rues seront orientées de manière à permettre le libre accès des brises régnantes. C'est dire qu'elles seront dirigées tantôt suivant la ligne équatoriale, tantôt suivant la méridienne, tantôt obliquement. — Le vent s'engageant dans les rues longues et grandes fait alors appel sur les transversales. La longueur ne devra pas être exagérée dans les pays où règnent de grands vents qui soulèvent des nuages de poussières (Saint-Denis de la Réunion ; Diego-Suarez).

La disposition en damier est la plus commune; c'est aussi celle qui favorise le plus la circulation de l'air.

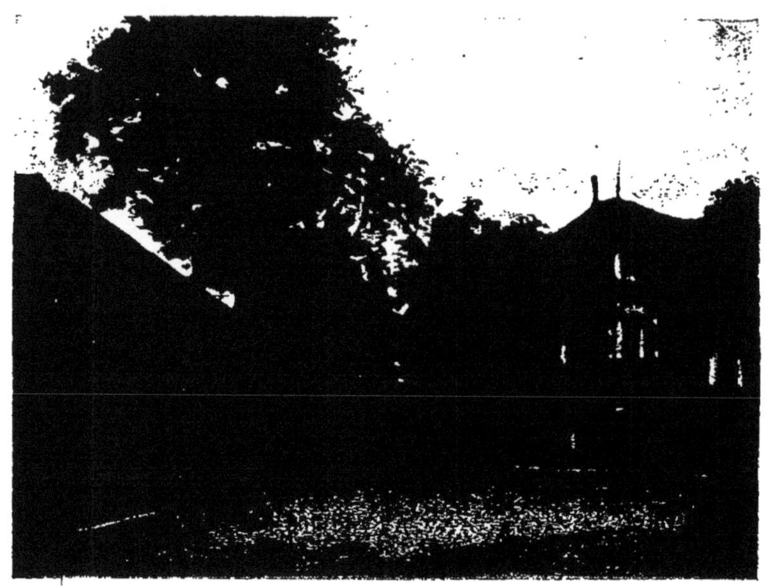

Rue de Saïgon.

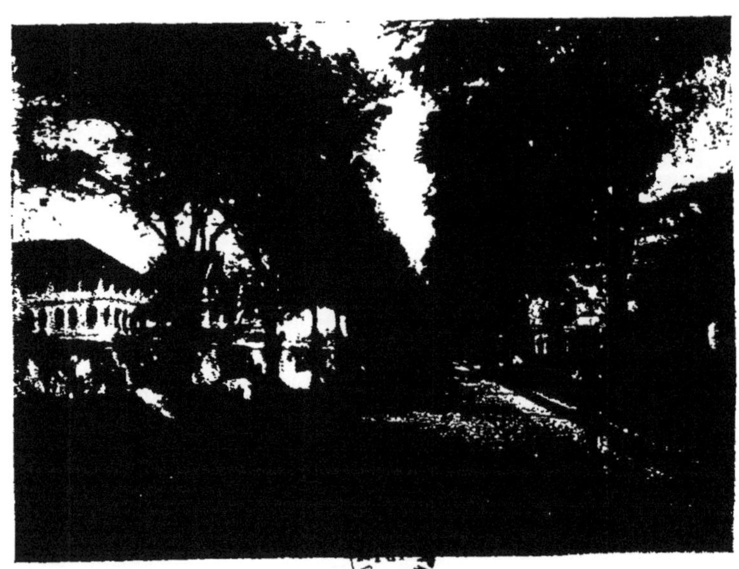

Rue de Saïgon.

L'air de la ville peut être vicié par une trop grande proximité des habitations et des habitants. — Les maisons juxtaposées ou adossées, les étages superposés, les maisons hautes en alignement le long des rues trop étroites sont autant de conditions défavorables pour l'aération et aussi pour l'éclairement. Pour les maisons coloniales l'accolement et l'adossement (*le back-to-back*) doivent être absolument proscrits.

Pour assurer la salubrité il faut accroître au maximum les surfaces vides.

A cet effet on augmentera la largeur des rues, on diminuera la hauteur des maisons, on multipliera les jardins et les places publiques.

La largeur des rues doit être, au minimum, suffisante pour que la chaussée laisse passage à 3 voitures de front; soit environ 10 mètres de chaussée et 6 mètres de trottoirs. Le principe de la proportionnalité de la longueur des rues à la hauteur des maisons est inapplicable aux villes coloniales où les maisons ne comptent, en général, qu'un seul étage et sont en arrière d'un jardin.

Les trottoirs auront chacun de 3 à 4 mètres de large, au minimum, de manière à permettre la plantation d'arbres de chaque côté et le long de toutes les rues. Les rues de Saïgon offrent ces avantages (voir PLANCHE IV).

La largeur réunie des 2 trottoirs, dans les rues ordinaires, sera donc au moins égale à la moitié de la largeur de la chaussée.

Dans les grandes avenues, les trottoirs seront encore agrandis. La disposition la plus favorable, celle qui permet de diminuer les surfaces nues, ensoleillées et de répartir également les surfaces d'ombre, est la division de la chaussée en 3 parties, une principale médiane et les deux autres latérales, séparées l'une de l'autre et des maisons par des trottoirs plantés de plusieurs rangées d'arbres.

De loin en loin, des emplacements seront ménagés pour les places publiques et les squares. Les places comme les squares seront plantés d'arbres. Ces surfaces vides, avec leur végétation, représentent les poumons de la ville. Elles exercent une influence assainissante précieuse par l'assèchement du sol autant qu'en décomposant l'acide carbonique de l'air des villes et introduisant de l'ozone sous l'influence de la lumière. — Ces squares procurent de l'ombrage et de la fraîcheur.

Les quartiers indigènes seront percés de rues et d'avenues larges qui feront disparaître un certain nombre de cases malpropres. — L'hygiène de la ville européenne est directement intéressée à cette opération qui devra être pratiquée avec tact, mais nécessairement. — Des indemnités accordées aux propriétaires des immeubles supprimés, des concessions d'emplacements nouveaux, le respect des établissements vénérés par les indigènes ou consacrés au culte apaiseront toutes les susceptibilités.

Dans tous les cas il importe de faire combler les mares, de supprimer les fondrières, les cloaques, les rues ravinées qui font des villages indigènes des foyers malariens. Les enceintes qui protègent bon nombre de villages annamites ou soudanais seront percées de larges ouvertures permettant l'accès de l'air.

L'*éclairement* est un problème que l'hygiéniste colonial est le plus souvent appelé à résoudre dans un sens contraire à la solution recherchée en Europe. — Les villes coloniales doivent en effet se préserver de l'excès d'éclairement et elles y parviennent par les plantations d'arbres multipliées.

Cependant quelques villes indigènes, remarquables par l'étroitesse des rues (villes arabes), sont insalubres par défaut de lumière. — Les maisons assez hautes, n'ayant que peu d'ouvertures sur la façade antérieure, n'ont que l'*éclairement par reflet*. — Dans ces agglomérations et aussi dans les quartiers commerçants européens, il faut exiger que les rues soient bordées de maisons ne dépassant pas les 2/3 de la largeur de ces voies. — La hauteur des étages ne doit pas être moindre que les 2/3 de la profondeur des pièces habitées. Enfin les baies d'éclairage doivent avoir toute la hauteur de l'étage.

Le ciel est, en effet, la source de lumière ; or, la lumière qui en vient peut être *verticale*, *horizontale* ou *intermédiaire*. La lumière *horizontale* n'atteint pas les fenêtres des maisons des villes, elle est d'ailleurs avariée sur son parcours. La lumière *verticale*, venant du zénith, la seule qui pénètre dans les rues étroites, n'atteint pas les fenêtres. La lumière *intermédiaire* vient du milieu céleste au-dessus d'un angle de 30 degrés. C'est celle qu'il faut rechercher par l'élargissement des rues.

L'*ensoleillement* n'est pas moins favorable que l'aération à la salubrité des agglomérations. Il est nécessaire pour l'asséchement des murs et des rues, pour la stérilisation des appartements et du sol.

L'ambiance lumineuse est étendue à tout le ciel, mais l'ensoleillement est restreint au disque solaire. Il y a interruption de l'ensoleillement par les nuages et aussi par l'excès des ombrages dont il faut se garder dans les rues comme pour la façade des maisons. Si les massifs d'arbres plantés dans les rues, jardins et squares doivent être assez touffus pour protéger efficacement contre l'ensoleillement vertical, cependant ils doivent être plantés en allées ou en bouquets de manière à permettre pendant quelques instants chaque jour l'ensoleillement oblique du sol qu'ils recouvrent.

3. **Protéger le sol contre toutes les souillures.** — La protection du sol sera assurée par un revêtement qui s'opposera à la pénétration des souillures par le balayage systématique de ce revêtement et par une canalisation superficielle et profonde qui éloignera celles de ces souillures qui peuvent être entraînées par les liquides.

a) *Revêtement du sol des rues et places publiques.* — Avant de procéder au revêtement du sol des voies publiques il importe de faire au préalable les tranchées nécessaires pour la canalisation d'eau, d'égout, de gaz d'éclairage, de manière à ne plus être obligé de remuer la terre quand la ville sera bâtie. Chaque bouleversement postérieur sera le signal d'une nouvelle explosion de fièvre.

La protection du sol des rues s'obtient par un revêtement solide, dur, relativement imperméable, s'opposant à la pénétration des eaux usées, de pluie ou de lavage et résistant à la pression des corps pesants que supporte sa surface, piétons, voitures, charrettes, etc.

Dans les villes coloniales il est bien rare, en raison de la très vaste étendue des villes et du petit nombre des habitations européennes, qu'on puisse recouvrir les rues d'un revêtement coûteux comme les pavés de grès, l'asphalte simple ou caoutchoutée, le bois, etc. D'ailleurs, si les matières premières et l'argent ne faisaient pas défaut, certains revêtements ne résisteraient pas aux conditions spéciales que présentent les pays chauds. L'asphalte se ramollirait et se boursouflerait au soleil. Le bois pourrirait sous l'effet de l'humidité et serait dévoré par les insectes.

Les voies publiques seront donc et sont généralement empierrées. Après avoir été remblayées avec des matériaux secs *non alluvionnaires* de manière à présenter une surface courbe, à convexité supérieure dont la flèche soit égale au moins au 1/60 de la largeur, on procède à l'empierrement et au cylindrage. C'est le macadam que les Romains pratiquaient déjà. Ce système a, comme inconvénients graves, l'effritement du revêtement, la production abondante de boues et de poussières où peuvent végéter tous les germes que le vent disperse de tous côtés. A Saint-Denis (de la Réunion), il y a recrudescence de maladies infectieuses au début des grandes brises. Enfin le lavage des chaussées est impossible.

On remédie en partie à ces inconvénients par le choix des matériaux qui servent à l'empierrement. Les pierres calcaires s'effritent beaucoup et donnent une énorme quantité de poussières. Elles sont employées dans les villes du delta tonkinois. En Cochinchine et à Dakar, on emploie une pierre argilo-ferrugineuse (latérite, pierre de Bien-Hoa) qui a l'inconvénient d'absorber l'humidité et de fournir une abondante poussière rouge. Les grès et surtout les fragments basaltiques (île de la Réunion), galets roulés par les rivières, forment un revêtement plus solide.

La circulation peu intense et l'absence de gros charroi dans la plupart des villes coloniales ne déterminent qu'une usure faible de telle sorte que la production des poussières et des boues est restreinte. Reste l'imperméabilité insuffisante et l'impossibilité de pratiquer le lavage. Le revêtement des trottoirs peut être plus parfait. On emploie, suivant les ressources locales, des briques posées de champ (Saïgon), des moitiés de galet juxtaposées avec la tranche de section à la surface (Saint-Denis de la Réunion), de larges dalles en calcaire ou en argile. Le ciment et l'asphalte se fendillent et s'écaillent. Cependant si le climat n'est pas excessivement chaud on pourrait se servir des agglomérés d'argile (Keramit) pulvérisée et cuite à une haute température, posés sur un béton de ciment (1).

Les ruisseaux qui courent le long des trottoirs sont susceptibles de recevoir, outre les eaux de pluie et de lavage qui ruisselleront sur la chaussée et les trottoirs, les eaux usées des maisons. Ils seront donc revêtus de dalles jointoyées au ciment ou au mortier hydraulique. Pour faciliter l'écoulement des eaux vers le ruisseau, les trottoirs présenteront une très faible déclivité vers la chaussée.

Il reste à éloigner par un procédé à déterminer les souillures jetées sur le sol et que les liquides peuvent transporter à sa surface ou dans sa profondeur. Cette question constitue un des problèmes les plus importants de l'hygiène urbaine.

(1) On se sert avec avantage à Munich, à Nuremberg, à Hambourg de briquettes faites avec de la serpentine broyée à laquelle on ajoute un agglutinatif. Les briquettes sont posées sur un béton.

III. — Eloignement des immondices dans les villes coloniales.

On comprend sous le nom d'*immondices* tous les détritus de la vie de l'homme et des animaux domestiques. Elles se composent :

1° Des balayures des rues et des maisons; des débris végétaux des jardins ;

2° Des fumiers d'animaux ;

3° Des matières fécales ;

4° Des eaux ménagères ;

5° Des eaux industrielles, des eaux de lavage ou de pluie. On les distingue en : 1° *gadoues*, comprenant les balayures, fumiers d'animaux, boues ; 2° *matières excrémentitielles et eaux usées industrielles*. Ces matières, par leurs qualités plus encore que par leur quantité, souillent le sol en y introduisant de l'eau, des matières organiques, des substances toxiques, des germes morbides. Avec les poussières qui se détachent du sol, voltigeant dans l'air ou s'attachant à la peau, aux vêtements, aux objets, ou avec les eaux qui s'infiltrent dans les sources ou réservoirs d'eau potable, les poisons et les germes atteignent les habitants. Il importe d'éloigner ces immondices de la ville. Le procédé différera suivant leur nature.

1. **Quantité**. — Les balayures des maisons, comprenant les poussières des appartements, les déchets de cuisine, les chiffons, les cendres, etc., forment un poids total approximatif de 150 kilog. par an et par tête d'habitant.

Les balayures de jardin représentent un poids triple, quintuple, ou décuple même du précédent dans les cottages à grande surface. — Elles contiennent environ 75 p. 100 de matières organiques fermentescibles.

Les ordures des rues, très variables dans leur composition et leur quantité suivant les quartiers et les saisons, renferment, dans les villes plantées d'arbres, une quantité de matières organiques au moins égale à 50 p. 100, formée en majeure partie par les débris végétaux et les fumiers animaux.

Les matières excrémentitielles représentent par individu et par an un poids de 30 à 34 kilogrammes de matières stercorales et de 250 à 300 kilogrammes d'urines. Les matières stercorales contiennent 73 p. 100 d'eau; les urines en contiennent 93 à 96 p. 100.

La quantité des eaux ménagères, très élevée généralement en raison de l'abondance et de la fréquence des ablutions, varie suivant l'abondance des approvisionnements. Leur richesse en matières fermentescibles sera en proportion inverse de leur quantité.

Les eaux industrielles, de composition très spéciale, sont rarement une cause d'embarras dans les villes coloniales où les industries sont peu nombreuses.

Les eaux de pluie, par contre, occasionnent de sérieuses difficultés, pour leur évacuation, en raison de leur quantité parfois énorme; elles peuvent atteindre, en certains pays, jusqu'à *100 millimètres en un seul jour* d'ouragan.

Leur composition dépendra de leur fréquence, de l'état de souillure de la surface du sol et des toitures. — L'eau des premières pluies lessivera, en effet, ces surfaces, entraînant avec elles tous les germes morbides qui s'y sont accumulés.

2. **Nocivité des immondices.** — Les immondices peuvent servir à la propagation des *maladies infectieuses*, étant susceptibles de recevoir les bacilles de la diphtérie, de la tuberculose, le pneumocoque avec les crachats; les bacilles de la dysenterie, du choléra du typhus avec les excréments; les micrococques, les germes des fièvres éruptives avec les poussières des appartements; les bacilles de la peste avec les poussières de jardin, avec les cadavres de rats.

Les eaux ménagères elles-mêmes peuvent véhiculer bon nombre de ces germes.

La persistance des germes pathogènes au sein des immondices n'est pas exactement connue pour la plupart d'entre eux. Cependant on a constaté la présence du B. du typhus dans des excréments après 150 jours (Uffelmann). Les bacilles de la fièvre jaune et de la peste ont une longévité de plusieurs mois. En tout état de cause il est donc prudent d'attribuer une longue vitalité aux germes que peuvent contenir les immondices.

Ceux qui sont incorporés aux eaux ménagères et aux poussières sont dangereux en raison de leur facile diffusion.

L'*action toxique* est peu redoutable parce que les substances toxiques se décomposent avec une très grande rapidité sous l'influence de la chaleur excessive. Les gaz toxiques CO^2 ou HS^2 ne sont redoutables que dans un espace confiné comme une fosse d'aisances.

Les immondices sont gênantes dans les villes par les odeurs désagréables, sinon dangereuses, qui se dégagent de leur amas ou du sol où elles s'infiltrent et qu'elles peuvent communiquer aux eaux souterraines.

Elles sont déplaisantes à l'œil au point de déterminer une répulsion, un véritable état nauséeux, de créer l'obsession de la crainte d'infection. Mais l'habitude de les voir crée aussi l'habitude de la saleté, conséquence plus directement dangereuse pour la santé et qui est une des principales causes de la résistance insurmontable qu'on éprouve à modifier les mœurs des populations qui ont toujours piétiné dans leurs immondices jetées à la rue ou dans les cours.

IV. — Procédés d'éloignement des immondices.

Le *collectionnement d'une longue durée* est inadmissible et impraticable (1). L'*évacuation* immédiate est seule

(1) Il n'est admissible que pour les balayures et fumiers et pour un temps très court seulement, 2 à 3 jours environ.

de mise. Elle diffère de modes suivant les matières à éliminer, gadoues ou matières excrémentitielles, et suivant les localités.

Gadoues.

1° Les fumiers, balayures, boues, détritus végétaux et autres sont soumis au régime de l'enlèvement périodique, soit par les soins des particuliers, soit par le service municipal.

a) Les *balayures*, déposées chaque jour, ou à des intervalles de 2 et 3 jours suivant les ressources locales, à la porte de chaque habitation privée, sont ramassées à l'aide de tombereaux, de brouettes qui les transportent hors de la ville. Elles ne seront portées sur le trottoir qu'au jour et à l'heure fixés, dans des récipients spéciaux, en métal, étanches, fermés d'un couvercle, d'un maniement et d'un nettoyage faciles. — L'enlèvement doit être autant que possible fait à heures fixes de manière que le séjour des ordures sur les trottoirs soit aussi court que possible et qu'elles ne soient pas dispersées par les chiens ou les passants.

Si l'habitation est entourée de jardin, les débris végétaux, en raison de leur volume trop considérable, seront simplement déposés en tas sur le trottoir. Dans ce cas il est nécessaire que le trottoir soit dallé et l'enlèvement des ordures suivi d'un lavage de la place où elles sont déposées.

b) En aucun cas les *fumiers* ne devront être déposés sur la voie publique. Ils doivent être recueillis à l'intérieur des emplacements, dans le fond des cours. Leur transport hors de la ville sera effectué périodiquement, chaque semaine au moins, avant le jour et dans des véhicules couverts. On ne doit pas oublier que le fumier animal est susceptible de contenir les bacilles du charbon, de la morve, du tétanos, de la tuberculose.

c) Malgré ces soins, la rue est couverte d'une certaine quantité d'immondices provenant des *ordures ménagères* jetées par les habitants, des fumiers des animaux qui circulent dans la ville, de la poussière détachée du sol par les piétons et les véhicules, des boues que forme cette poussière avec l'eau de pluie ou les eaux usées. Il y a aussi à tenir compte de la masse des déchets provenant des halles et marchés et des débris végétaux des plantations publiques.

d) Un *balayage journalier*, précédé d'une humectation légère du sol (jet d'eau en pluie), fera disparaître dès le matin les détritus accumulés principalement le long des ruisseaux. Les tas d'ordures rassemblés par le balayage seront immédiatement enlevés par les tombereaux ou les brouettes de la voirie. Le système de l'enlèvement par des brouettes, tel qu'il est pratiqué à Port-Saïd et dans quelques villages annamites, a le double avantage d'être peu coûteux et d'être applicable aux villes dont le tracé des rues est défectueux. Il peut être pratiqué plusieurs fois par jour, par une circulation incessante des brouettes, de telle sorte que les rues sont immédiatement débarrassées des ordures qui y sont projetées.

Les véhicules, *brouettes* ou *tombereaux*, seront recouverts d'une bâche pendant le transport et nettoyés après avoir été vidés.

L'arrosage des rues et le lavage des ruisseaux compléteront le nettoyage des voies publiques. L'arrosage des rues demande une grande dépense d'eau, qu'il soit fait au tonneau ou avec le manche d'arrosage suivant les dispositions locales. Dans tous les cas, il faut proscrire l'arrosage fait à la pelle, avec l'eau sale des ruisseaux, de même que l'étalage des boues sur la chaussée.

e) *Destination définitive des balayures, fumiers, boues, poussières, ordures (gadoues).* — Les quantités énormes de matières enlevées chaque jour des rues d'une ville ne doivent pas rester dans son voisinage immédiat. C'est une obligation inéluctable pour les municipalités, bien qu'on dise que « tout ce qui pue ne tue pas ».

Dépotoirs. — Déposer les ordures en tas dans des fosses

entourées d'arbres pour arrêter leurs émanations ne constitue qu'un pis-aller à peine tolérable si ces *dépotoirs* sont situés très loin de l'agglomération urbaine et sous le vent.

Jet à la mer et au fleuve.— Dans bien des cas on jette ces matières à la mer ou au fleuve. Les jeter au fleuve c'est créer un danger pour les riverains situés en amont. Les jeter à la mer près de la plage, c'est s'exposer à les voir rejeter par la mer sur la plage. Dans les deux cas c'est perdre bénévolement une grande quantité d'engrais qui a de la valeur pour l'agriculture.

Utilisation agricole en nature. — C'est en vue de l'utilisation par l'agriculture que ces déchets sont transportés hors des grandes villes. — Les gadoues sont peu utilisées par les agriculteurs des pays chauds.

Les fumiers animaux sont généralement transportés directement dans les champs et désormais inoffensifs pour l'agglomération. On doit éviter de les mélanger à des excréments humains, car les bactéries pathogènes que renferment ces derniers sont plus aisément transportables lorsqu'ils sont incorporés au fumier qui favorise d'ailleurs leur pullulation par sa température élevée. Les ordures ménagères autres que les fumiers ne sont pas d'un placement aussi facile et leur accumulation aux portes des villes, de même que leur transport en nature dans les champs où elles resteront en tas, pendant quelque temps, en voie de fermentation avant d'être utilisées, ne sont pas sans danger. On a signalé l'apparition de la diphtérie, d'angines diverses dans des districts agricoles d'Europe où se faisaient des dépôts de gadoues. Ils servent évidemment à la pullulation des microbes. Ils permettent la ponte des moustiques. On devra exiger que les dépôts particuliers soient placés dans les champs à 100 mètres au moins de toute habitation.

Les dépôts publics, créés en vue de l'approvisiounement des agriculteurs, devront être soumis à une autorisation préalable; ils ne pourront être au voisinage ni des gares, ni des ports, ni des habitations. — Les procédés imparfaits de manipulation, chargement, transport, déchargement entrepôt de ces matières contribuent à augmenter leur nocivité.

f) *Traitement et transformation des gadoues.* — Des procédés multiples ont été mis en usage pour transformer les gadoues en matières utilisables pour l'agriculture et plus aisément transportables ou pour assurer leur destruction. Ces modes de traitement sont :

1° Le broyage et la trituration ;

2° Le traitement par la vapeur sous pression, coction ;

3° L'incinération : *a*) combustion en présence d'un air surchauffé ou fusion ;

— *b*) l'incinération proprement dite.

1° Broyage et trituration. — Après qu'on en a retiré les résidus pouvant avoir une valeur marchande, la matière passe dans des broyeurs capables de débiter chacun 25 tonnes de gadoues à l'heure (1). Le produit est très demandé par les agriculteurs. Mais ce procédé a l'inconvénient de laisser persister l'odeur et de ne diminuer que faiblement le poids et le volume de la gadoue (usine de Saint-Denis, à la Réunion). C'est un mauvais procédé.

2° Traitement par la vapeur sous pression (système Arnold-Desbrochers). — Les gadoues sont soumises à l'action de la vapeur d'eau à 4 ou 5 atmosphères dans des digesteurs en acier. Les jus concentrés, séparés des graisses dont on fait du savon, fournissent un engrais riche, mais d'un prix trop élevé. C'est un procédé trop coûteux pour les villes coloniales, qui n'est pas applicable à toutes les matières composant les gadoues et dégageant des vapeurs incommodes pour le voisinage (Vallin).

3° Incinération. — a) *Fusion* (système Schneider). — Les matières organiques sont soumises, dans des fourneaux

(1) Usine de Saint-Ouen, Seine.

chauffés au gaz, à des températures de 1500 degrés qui les transforment, en présence d'un excès d'air surchauffé, en acide carbonique, réduit ensuite en oxyde de carbone et comburé dans le foyer. La vapeur d'eau est condensée. Les matériaux inorganiques sont vitrifiés et, refroidis dans des moules, forment des matériaux de construction inaltérables. Il n'y a pas production d'odeurs ni de vapeurs. Les débris métalliques, les chiffons, papiers, etc., sont triés et mis à part avant la combustion.

Ce procédé réalise toutes les conditions sanitaires désirables, mais il supprime les engrais et est trop coûteux pour les petites villes coloniales.

b) *Incinération proprement dite. — Fours Horsfald.* — Le système de l'incinération est le plus pratique.

Les fours d'incinération les plus connus sont :

	Frais de traitement par tonne de gadoue.
Le type Freyer	1 fr. 10 à 1 fr. 25
— Beaman	1 fr. 50
— Warner	0 fr. 60 à 0 fr. 95
— Horsfald (employé à Oldham, Edimbourg, Bradford)	1 fr. 05 (moyenne)
— Lauriol (usine de Javel)	2 fr. 50 à 3 fr.

Parmi ces types de four le plus recommandé est le *four Horsfald* (fig. 23) installé dans beaucoup de villes de la Grande-Bretagne et à Hambourg. Le but poursuivi est d'éviter, par des courants d'air chaud et par le mode d'introduction des ordures dans les cellules de chauffe, le dégagement de gaz nuisibles ou incommodes tant dans l'appareil même que par la cheminée.

Les ordures déchargées sur des plans inclinés sont conduites presque automatiquement dans les chambres de combustion. Des souffleries à vapeur activent puissamment l'incinération des matières de toute espèce en déterminant des températures de 980°.

Pour éviter l'entraînement des cendres dans les cheminées

par un tirage aussi accentué, on a disposé, entre la partie horizontale des cheminées des fours et la grande conduite de fumée extérieure, un appareil collecteur de poussières.

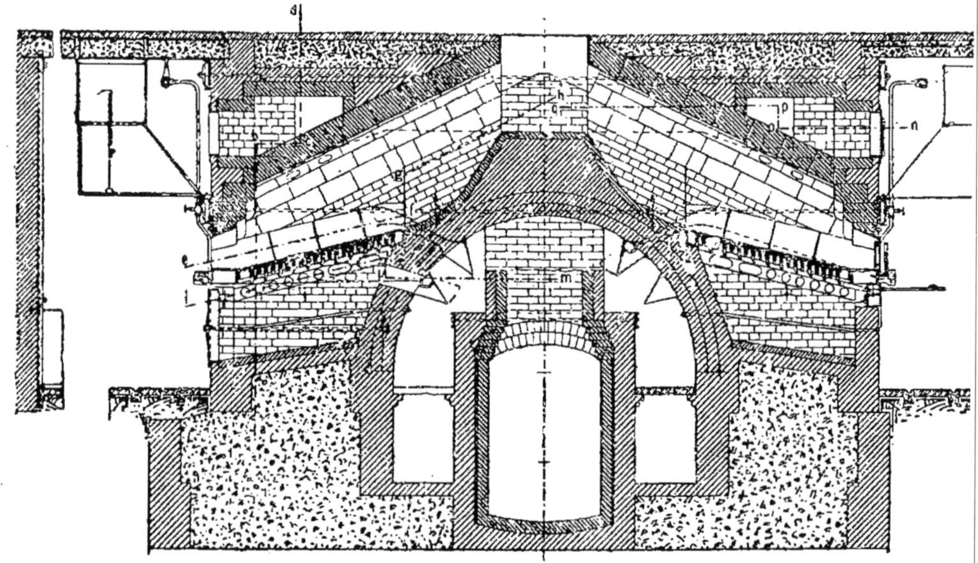

Fig. 23. — Fours Horsfald.

De cette façon les usines peuvent fonctionner au milieu des villes. Les objets les plus volumineux, matelas, peaux, cadavres d'animaux sont complètement détruits et la combustion se fait dans des conditions de minéralisation telles que les hautes cheminées ne sont pas indispensables. Les immondices des villes coloniales, riches en détritus végétaux, étant autocomburantes, il n'est pas besoin de charbon si ce n'est pour la mise en train, la combustion devant être continuellement alimentée par l'apport incessant des ordures.

Les *fours Horsfald* se composent de batteries de 3 couples de cellules : chaque cellule peut brûler en 24 heures 8 à 9 tonnes. Les résidus de l'incinération, soit 25 à 32 pour 100 des ordures incinérées, peuvent être employés à la fabrication de mortiers, de dalles, etc., etc., et peuvent se vendre environ 2 fr. 75 la tonne. La chaleur perdue peut être utilisée pour la production de vapeur d'électricité. L'usine de Hambourg suffit ainsi à son propre éclairage électrique, à la mise en action de la machinerie, des ventilateurs, des grues électriques, des broyeurs de scories, d'une pompe des eaux d'alimentation, etc., etc. (1).

En Angleterre, le nombre des villes qui emploient l'incinération s'est élevé, depuis 1876, de 0 à 55 et le nombre des fours incinérateurs à 570. Ces fours représentent une force de 10.000 chevaux-vapeur employés à élever de l'eau, à produire de la lumière électrique, à faire marcher des railways (Ch. Weill, *Semaine médicale*).

Ces procédés sont applicables à des villes coloniales importantes telles que Hanoï, Saïgon, Singapore, Batavia, où ils pourront fournir une force motrice utilisable. Dans les très petites villes on pratiquera l'*incinération simple* dans des fours en brique ou, au besoin même, dans des fosses en terre, entourées d'arbres pour empêcher l'entraînement des débris par les fumées. L'abondance des détritus végétaux assurera la combustion.

L'incinération est le procédé le plus économique et le plus sûr pour assurer la désinfection des villes. Elle a l'inconvénient de priver l'agriculture d'un bon engrais.

B. — *Eaux usées et excréments* (*Sewage*).

Les villes coloniales ont, pour l'éloignement des eaux usées et des excréments, des procédés rudimentaires qui sont, à peu près, ceux en usage chez les Africains ou les Asiatiques : le jet au fleuve ou à la mer, l'utilisation immédiate ou à l'état brut pour la culture maraîchère. Le soleil et les animaux domestiques se chargent de détruire ce que la terre ou l'eau n'ont pas reçu.

Il suffit, pour s'en convaincre, de jeter un rapide coup

(1) E. Vallin ; F. Renaut ; Erismann ; Pagliani ; Livache ; *Rev. d'hyg.*, octobre 1900 ; juillet 1901.

d'œil sur l'état de la voirie dans les villes les plus anciennes ou dans les plus importantes parmi les nouvelles.

Les villes coloniales françaises des Antilles pratiquent le « tout au ruisseau ». La ville de Saint-Louis du Sénégal, datant de 1626, n'a pas de service de voirie. Les matières fécales, avec les autres immondices, sont jetées sur les bords du fleuve, formant ainsi un cercle de détritus autour de la ville : c'est la « couronne d'ordures ». Il en est ainsi de Dakar et de Rufisque, toutes localités fameuses par leur mauvais état sanitaire.

Les villes de la Réunion pratiquent le « tout à la terre » et n'ont qu'un service de tinettes (baquets en bois mal fermés) des plus primitifs.

Parmi les villes coloniales nouvelles, Saïgon possède un réseau d'égouts peu nombreux d'ailleurs qui sont surtout des drains et ne servent qu'à recevoir les eaux pluviales d'une petite partie de la ville. Les maraîchers chinois font la vidange avec des baquets en bois.

Hanoï, Haïphong (au Tonkin) pratiquent le « tout au fleuve ». A Tamatave, à Diego-Suarez (à Madagascar), c'est le tout à la mer qui est en usage. A Nouméa (Nouvelle-Calédonie), bien qu'il y ait un service de vidanges mobiles, la terre reçoit la plus grande partie des immondices.

Si on regarde les colonies étrangères, on trouve une situation peu différente. A Ceylan, les riches seuls ont des cabinets avec tinettes ; les pauvres vont dans les broussailles. Il en est de même, d'après Ed. S. Marse (1), dans plusieurs états du Sud et de l'Ouest aux Etats-Unis et de même dans l'Amérique centrale et dans celle du Sud, sauf dans les grandes villes.

Dans les cités espagnoles de Cuba, caractérisées par leurs odeurs puantes, la rue servait d'égout et même de cabinet d'aisances pour les habitants avant l'occupation de l'île par les Américains.

(1) *The American Architect.*, 18 mars 1893.

Jusqu'à 1850, dans la capitale du Brésil, à Rio-de-Janeiro, le service de voirie et de vidanges était à peu près nul. Une masse énorme d'immondices qui, pour les matières excrémentitielles seules, était évaluée à un total de près de 7 millions de kilog. (6.872.910 kilog.) s'accumulait dans l'enceinte de la ville ou sur ses praïas (plages).

Après 1850, des travaux d'assainissement furent entrepris, mais mal exécutés.

Les villes de la Malaisie ne sont pas mieux partagées. Si dans les rues des quartiers européens de Singapore la propreté est parfaite en apparence, il n'en est pas de même dans les immenses quartiers malais et chinois.

Là comme à Java, comme à Bang-Kok, comme à Pnum-penh, comme à Calcutta, c'est à la mer, au fleuve, aux mares voisines des maisons que les ordures sont jetées. L'usage des tinettes est limité aux Européens et à quelques rares indigènes frottés de civilisation. Quelques maraîchers utilisent le contenu à l'état brut pour la culture.

Ces pratiques barbares sont faites pour aggraver, sinon pour créer de toutes pièces, l'insalubrité notoire des localités que nous venons de citer. Cette situation est la résultante de plusieurs causes : habitude des indigènes que les Européens subissent, tolèrent ou adoptent même ; ignorance générale de l'action pathogène de ces immondices ; confiance dans l'action destructive du soleil ; enfin insuffisance des ressources pécuniaires pour exécuter de grands travaux d'assainissement.

Choix d'un système d'éloignement des immondices applicable a une ville coloniale. — Il faut tenir compte non seulement des conditions topographiques ou géologiques de la ville permettant l'application du système des égouts, par exemple, mais encore des conditions financières de ces agglomérations où la partie imposable de la population, composée d'éléments hétérogènes, est très restreinte, où les systèmes d'assainissement doivent s'étendre sur une vaste superficie, où, par conséquent, les dépenses de constructions et d'entretien ne pourront pas être couvertes, ni même notablement diminuées par le recouvrement des taxes d'assainissement, applicables à une faible minorité, ou par la vente des produits de transformation des immondices.

Le système barbare de l'abandon à la terre étant condamné, les procédés qui restent en présence sont : 1° *l'enlèvement immédiat et par circulation constante* que réalise une canalisation d'égouts; 2° *l'enlèvement intermittent avec collectionnement temporaire* plus ou moins prolongé que réalisent les fosses fixes, vidées périodiquement, et les tinettes enlevées très fréquemment.

Les fosses fixes, exception faite des *fosses à terre*, bonnes pour les habitations rurales, étant impraticables et très dangereuses aux colonies, il reste à opter entre l'application du *système des égouts* et celui de la *vidange par tinettes*.

1. **Egouts.** — Les systèmes de l'entraînement de toutes les eaux usées et des excréments par circulation dans un réseau de canaux sont de deux espèces :

a) *les égouts unitaires* qui reçoivent l'intégralité des matières excrémentitielles et des eaux usées ;

b) *les égouts séparateurs*, ayant une canalisation à section étroite pour les excréments et une canalisation à section large pour les autres matières.

a) *Egouts unitaires.* — Dans ce système les immondices recueillies dans un réseau souterrain y cheminent par flottaison d'une façon continue. Les conditions nécessaires sont : 1° que les matières à évacuer soient immédiatement envoyées à l'égout sans stationnement intermédiaire ; 2° que ces canaux soient disposés de manière à assurer un écoulement rapide et constant ; 3° que, sur le parcours, il ne puisse s'échapper ni germes infectieux, ni liquides, ni gaz odorants; 4° qu'à l'issue des égouts le contenu soit dirigé ou transformé de telle manière qu'il n'en résulte aucun danger pour la santé, ni incommodité pour les habitants voisins.

1° *Disposition des canaux.* — Le réseau complet comprend :

Le réseau particulier de la maison, les petits égouts des rues secondaires formés de tuyaux à petite section, les grands égouts, à grande section, parcourant les rues principales, les galeries principales, enfin les collecteurs amenant les immondices à l'émissaire ou aux émissaires, qui les conduisent soit au fleuve, soit à la mer, soit à une usine de transformation.

La disposition des appareils récepteurs dans les cabinets privés et des tuyaux de chute dans les habitations (voir : *l'Hygiène de l'habitation*, livre II, chapitre II) assure l'envoi immédiat à l'égout. Les tuyaux de chute viennent se réunir en un drain principal de maisons qui s'abouche à un angle aigu dans l'égout de la rue. Ce drain porte un regard de visite à fermeture hermétique, placé au fond d'un puits maçonné, accessible par le trottoir de la rue, ou par le sous-sol des maisons.

Les égouts sont généralement placés au milieu de la rue. — Les canaux de petit calibre sont en grès vernissé à surface intérieure parfaitement lisse. Les plus larges sont construits en maçonnerie (pierres, briques ou plaques de béton cimentées). On fait aussi des tuyaux en poterie de 1 m. à 1 m. 50 de diamètre.

La *section* des canaux est ovoïde avec pointe dirigée en bas ; par cette disposition la nappe d'eau en mouvement a la plus petite largeur et la plus grande hauteur possible et le dépôt des ordures est réduit au minimum. Ordinairement le radier de l'égout est fait en courbe raide, affectant la forme d'un demi-cylindre dont le rayon est à peine égal au quart de la hauteur de l'égout (voir fig. 24).

Le type d'égout (Durand-Claye, à cuvette coupée et relevée sur un des côtés, facilite le curage sans arrêter le fonctionnement du canal tout en assurant l'écoulement des eaux sous le plus petit volume.

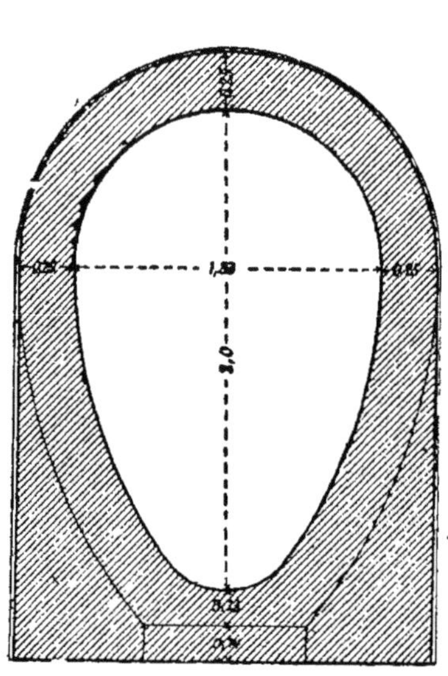

Fig. 24.

Profil de l'égout ovoïde de Berlin.

Profil de l'égout ovoïde moyen de Paris.

Afin de faire servir les égouts au draînage de la nappe souterraine, on peut ménager des espaces vides dans la maçonnerie de soutien (sommier ou block) ou le faire reposer sur un lit de gros gravier (voir fig. 25). L'eau souterraine aura un écoulement de direction parallèle à l'eau des égouts. C'est un excellent mode d'asséchement des localités palustres. Les résultats qu'il donne sont tels qu'ils seront d'un grand poids dans le choix du procédé d'évacuation des matières usées. Il n'y a pas à craindre la sortie des eaux d'égout dans ces manchons de pierre, en cas d'étanchéité incomplète, car le courant des égouts fait appel en dedans en vertu de ce principe que, si deux liquides sont séparés par une membrane, la diffusion se produit, mais le courant établi va du liquide immobile qui passe à travers le membrane vers le liquide en mouvement.

La *largeur* des égouts se règle sur la masse des eaux pluviales qu'ils ont à recevoir (1). On ne peut cependant pas

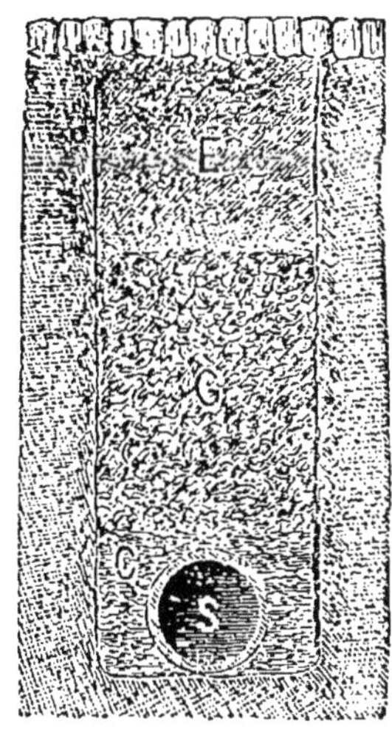

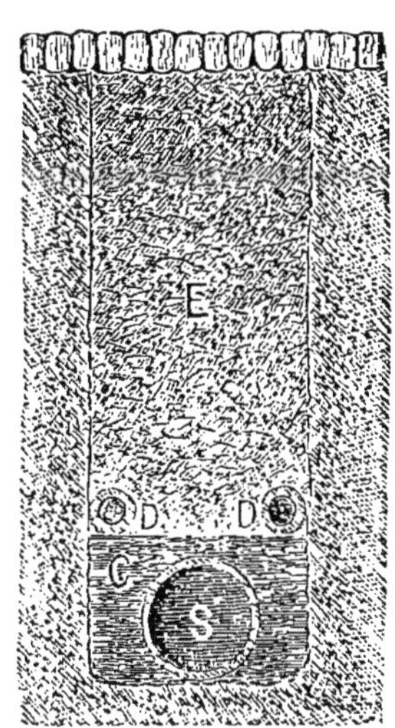

Fig. 25.

Egouts et drains, tuyaux à Dantzig. Egout et gravier draînant à Dantzig.

songer à recevoir la totalité des pluies d'orage torrentielles qui tombent pendant l'hivernage des pays chauds. La largeur moyenne est calculée de manière à donner passage à une hauteur de pluie de 7 millim. à l'heure. En cas de pluies plus fortes, l'excédent sera reçu dans les rameaux secondaires et immédiatement déversé par des conduites de dérivation partant du pourtour supérieur des canaux et aboutissant directement à un cours d'eau, à la mer.

Le réseau doit être construit de telle façon que les égouts auront une *pente* suffisante pour assurer le rapide écoulement de leur contenu. L'inclinaison à donner augmente à mesure que le calibre du canal se rétrécit de 1 p. 2000 aux grands collecteurs jusqu'à 1 p. 50 dans les conduites de maison.

(1) Les plus grands égouts de Berlin et de Bruxelles ont 2 mètres de hauteur ; les petites conduites cylindriques de poterie ont 0 m. 20 à 0 m. 60 de diamètre.

de l'air avec la surface de l'eau, et les courants émergeant par les bouches d'égout seront insignifiants.

Les égouts ainsi construits reçoivent tout ce qui est susceptible d'être entraîné par les eaux.

b) *Egouts séparateurs.* — Dans ce système, adopté par 40 villes d'Angleterre depuis 1891, les eaux de rues ou les eaux pluviales s'écoulent au ruisseau ou dans une canalisation spéciale; les matières excrémentitielles, accompagnées ou non des eaux usées, s'écoulent dans une autre canalisation spéciale à petite section.

Le réseau se compose de tuyaux de chute de 10 centimètres de diamètre, aboutissant à des collecteurs de 15 centimètres qui se raccordent eux-mêmes à des tuyaux d'un diamètre croissant, mais toujours de proportions restreintes. Ces tuyaux, en poterie vernissée, n'ont qu'une pente de 2 à 5 p. 1000.

La circulation, facilitée par la faible adhérence des parois, est assurée par les eaux ménagères et surtout par des chasses d'eau (système Rogers Field).

La ventilation se fait par l'évacuation de l'air intérieur suivant les tuyaux de chute prolongés jusqu'au-dessus des toits et son renouvellement par les ouvertures des regards grillés.

Ce système, peu coûteux, rapidement installé, n'exposant pas aux émanations, exige un entretien et des soins minutieux pour prévenir les obstructions et les fractures. C'est cependant un système très recommandable pour des hôpitaux, des casernes, des petites agglomérations et des petites villes coloniales. Les dépenses de premier établissement et d'exploitation sont moins élevées, car la canalisation est moins considérable, une grande partie des eaux de pluie s'écoulant dans les caniveaux de la surface, le réseau pluvial, s'il existe, étant restreint à quelques gros collecteurs et s'écoulant directement au point le plus proche du fleuve ou de la mer. Les eaux pluviales amenées séparément au fleuve ne sont pas aussi dangereuses que les eaux venues des égoûts unitaires, déversées au fleuve en temps de pluies torrentielles. Les reflux d'eau dans les caves et dans les maisons sont moins à craindre. Les installations pour l'épuration définitive des eaux d'égout sont moins considérables en raison du plus faible volume des eaux-vannes.

On peut rapprocher de ce système ceux de *Liernur* et de *Berlier*, qui ne visent que l'enlèvement des matières excrémentitielles.

Tous deux ont pour objet d'enlever par aspiration pneumatique les matières fécales de chaque habitation en les faisant circuler par de petites conduites d'évacuation (8 à 10 centimètres de diamètre).

Ces appareils ont l'inconvénient de fonctionner par un mécanisme un peu compliqué, ce qui est une cause d'infériorité pour tout système destiné à l'éloignement des immondices.

2. **Avantages de l'évacuation des immondices par les égouts.** — Les avantages sanitaires du système des égouts ne sont plus à démontrer.

Les villes principales d'Angleterre et d'Allemagne lui doivent, pour une bonne part, leur salubrité supérieure. Cette influence sanitaire a pour mesure l'abaissement de la mortalité typhoïde. L'abaissement a été général dans les villes anglaises qui ont fait exécuter un réseau d'égouts. Après l'exécution des travaux, le chiffre de la mortalité n'a plus été en moyenne que la moitié et, pour quelques-unes même, que le tiers de ce qu'il était avant les travaux.

Tandis qu'à Paris, de 1866 à 1886, le chiffre des décès typhoïdes varie de 4 à 14.3 pour 100.000 habitants, la mortalité typhoïde dans les autres principales villes de l'Europe qui vidangent à l'égout est dans la même période :

A Dantzig.....................	de 0.74 à 9.9
A Hambourg....................	de 2.02 à 7.5
A Francfort-sur-Mein..........	de 2.00 à 6.1
A Londres.....................	de 1.07 à 2.8
A Bruxelles...................	de 0.05 à 2.9

A priori, il est évident que l'assèchement du sol, déterminé par la canalisation d'égouts, aura pour conséquence la disparition partielle de la malaria. Dès lors, il paraît d'autant plus désirable que les villes coloniales importantes, réunissant d'autre part toutes conditions nécessaires, soient pourvues d'un réseau d'égouts.

Le système à appliquer, *unitaire* ou *séparateur*, sera commandé par les conditions locales du sol, de sa nature, de sa déclivité, etc.

Les *égouts unitaires* sont les plus parfaits ; mais les dépenses de construction et d'entretien de la canalisation, seront des obstacles à l'adoption de ce système dans les villes peu considérables, à budget restreint. D'autre part, dans les vallées inondées, sur le littoral ou dans les deltas, la nappe d'eau souterraine est si superficielle et le sol si humide qu'il sera très difficile de construire à une profondeur suffisante des canaux en maçonnerie étanches nécessaires au tout à l'égout.

Bon nombre de villes coloniales, bâties sur un sol très déclive, auront profit à adopter le *système séparateur* qui, moins coûteux, convient bien à des cités étendues sur un vaste emplacement comprenant de grands espaces non bâtis.

3. **Évacuation intermittente avec collectionnement de courte durée.** — Dans ce système, les eaux usées ou pluviales et les excréments sont évacués séparément.

Les matières excrémentitielles sont recueillies dans des fosses mobiles, ou *tinettes*, consistant dans des récipients métalliques à fermeture hermétique, disposés au bas du tuyau de chute de chaque maison (voir livre II, chap. II. Hygiène de l'habitation privée). L'enlèvement doit être journalier, pratiqué le matin avant le jour. Les récipients métalliques seront lavés et désinfectés soigneusement à l'usine, après avoir été vidés. A Shang-haï, les récipients, simples baquets de bois non couverts, sont nettoyés avec des coquilles (*arca granosa*), à côtes et nodules, agitées avec des bambous. — Les jonques où ces baquets sont vidés transportent cet engrais dans les rizières.

S'il est pratiqué avec la décence et la propreté qui conviennent, avec des appareils en métal d'un nettoyage facile, le système des fosses mobiles assurera aux petites villes coloniales une préservation suffisante avec le minimum de frais (1).

Un des défauts de ce système est de laisser subsister pendant tout un jour, et quelquefois pendant plusieurs jours, un foyer infectieux dans la maison.

Les autres défauts, très graves, sont la circulation à l'air libre, l'épandage sur le sol des cours et des rues, le déversement au fleuve des eaux usées de toute espèce. Dans les petites agglomérations la quantité des matières dangereuses charriées par les eaux usées est assez minime pour ne pas motiver une préoccupation sérieuse. Néanmoins, l'épuration des eaux usées est toujours désirable si le cours d'eau est peu important ou si la ville est grande.

Les ruisseaux qui conduisent les eaux ménagères ou pluviales doivent être cimentés avec soin. Des chasses d'eau seront faites périodiquement et on projettera les eaux de trop-plein des bassins, fontaines, conduites d'eau particulières.

4. **Destination définitive des immondices.** — Lorsqu'on s'occupe de donner une destination définitive aux

(1) A Shang-haï, des Chinois enlèvent chaque jour les excréments dans des baquets qu'ils transportent sur leurs épaules. — Dans l'arrière-cour de beaucoup de maisons sont de larges jarres en terre enfoncées dans le sol. Des amas de cendres sont placés à côté pour être jetés dans les jarres à chaque visite.

Au Japon, chaque maison a ses cabinets et, sauf les plus pauvres, à côté du cabinet, une salle avec de l'eau et des serviettes. Les récipients sont des jarres ou des tonneaux vidés fréquemment. Les matières sont utilisées comme engrais; près des cabinets est planté un arbre (le Nanteu), qui a la vertu d'attirer un animal imaginaire (le Boku), lequel dissipe les mauvaises odeurs.

matières excrémentitielles et aux eaux usées, il faut fixer principalement son attention sur les matières organiques décomposables qu'elles tiennent en suspension et sur les bactéries, agents de putréfaction et d'infection qu'elles contiennent.

Les procédés peuvent être classés de la manière suivante :

a. Procédés d'évacuation définitive *sans épuration*.	1° Utilisation directe par l'agriculture ; 2° Dépotoirs, fabriques d'engrais ; 3° Déversement dans les cours d'eau ou à la mer ;
b. Procédés d'évacuation définitive *après épuration*.	1° Epuration agricole, irrigation ; 2° Clarification mécanique ; 3° Clarification chimique ; 4° Clarification mécanico-chimique ; 5° Epuration biologique ou bactérienne.

a) Procédés d'évacuation sans épuration, — 1° *Utilisation agricole directe*. — Ce procédé barbare est le plus usuel dans les villes asiatiques. A Hanoï, à Saïgon, à Shang-haï ce sont des maraîchers qui viennent tous les jours enlever les baquets d'ordure de chaque maison et vont les vider dans les jardins potagers de la banlieue. A Shang-haï, au Tonkin, dans les villages annamites, les naturels portent les matières fécales dans les rizières. Les eaux ménagères sont versées à même sur le sol, autour de l'habitation, dans le fleuve ou dans des puisards voisins des puits qui fournissent l'eau potable.

Cet arrosage, fort désagréable pour les voisins, devient funeste pour la santé lorsque, pour donner aux légumes plus de vitalité et un plus rapide accroissement, les jardiniers arrosent, non le pied de la plante, mais les feuilles mêmes. Des fièvres typhoïdes ont pu être contractées de cette manière. Le bacille typhique a été décelé directement sur des plantes potagères ainsi traitées (Dr Brandeis, de Bayonne). Il est permis de croire que, dans des pays à choléra et à dysenterie, de telles pratiques sont aptes à répandre ces deux maladies.

2° *Dépotoirs fabriques d'engrais.* — Les matières de vidanges, avant d'être utilisées par l'agriculture, sont enlevées par un entrepreneur, transportées hors de la ville, accumulées dans un réservoir d'attente et réduites en poudrettes par mélange et trituration avec les ordures des rues. Ces amas d'immondices constituent des embarras et des dangers très sérieux aux abords des villes. Leur enlèvement pour les besoins de l'agriculture ne se fait qu'à longs intervalles. Ces dépôts doivent être placés à une grande distance et sous le vent des villes.

3° *Déversement à la mer ou dans les cours d'eau.* — Le déversement des eaux vannes et chargées d'excréments peut se faire sans inconvénient à la mer si le point de déversement est en dehors des rades ou des plages fréquentées et si les courants ou mouvements des marées sont susceptibles de transporter les résidus au loin sans les faire circuler, dans un va-et-vient, sur le front de mer de la cité.

Certains microbes pathogènes, en particulier ceux du choléra et de la fièvre typhoïde, très probablement le germe de la fièvre jaune qui affectionne les quartiers maritimes, conservent dans l'eau de mer leur vitalité et leur virulence pendant longtemps, et même y végètent. Les travaux du Dr Mosny ont fait connaître l'infection des huîtres par les eaux d'égout arrivant dans les parcs ostréicoles sur certaines plages.

Le mouvement de la marée descendante abandonne à découvert sur la plage des quantités énormes de détritus qui entrent en fermentation sous l'action du soleil (praïas de Rio-de-Janeiro) ou bien la marée montante fait refluer les immondices et la vase jusqu'en ville par les ouvertures de déversement. De là l'obligation de transporter le débouché des égouts assez loin dans la mer pour qu'il reste toujours couvert par l'eau ou de munir l'embouchure des égouts de valves, d'écluses qui entraîneront le stationnement et l'accumulation des matières dans des réservoirs jusqu'à l'heure de la marée favorable.

Ces inconvénients sont parfois assez graves pour faire renoncer au système du jet à la mer dans les villes maritimes soumises au phénomène des marées.

L'embouchure des égouts devra, en tous cas, être portée très loin du littoral de la ville.

Le jet à la mer est aussi pratiqué directement, par déversement des tonneaux de vidange, dans bon nombre de localités coloniales maritimes. — Les mêmes règles sont applicables à cette pratique: jet au large, loin des plages habitées ou fréquentées, en aval des courants qui suivent la côte et au delà des limites des plus basses mers.

Le déversement des eaux-vannes et des excréments dans un cours d'eau constitue le procédé le plus en usage dans toute la zone intertropicale (Bang-kok; Pnum-penh, Saint-Louis du Sénégal, etc.). Les matières de vidanges se diluent dans l'eau du fleuve et leur degré de nocivité dépendra du degré de leur dilution, de la nature des germes qu'ils tiennent en suspension, du chemin parcouru avant d'arriver à l'agglomération riveraine la plus proche en aval.

Tout d'abord il faut considérer que les matières en suspension peuvent, par suite du faible volume du cours d'eau récepteur ou de la lenteur de son écoulement, des obstacles rencontrés, former des bancs de vase dans le lit du fleuve, sur les bords des îles, sur les berges, qui, à découvert pendant les basses eaux, deviendront putrides, désagréables et même dangereux sous l'effet des hautes températures. C'est le cas des rives du Sénégal (Saint-Louis), des rives du Mékong, à sa traversée de Pnum-penh, etc.

Cependant si les eaux résiduaires ne contiennent pas plus de 1 à 2 p. 1000 d'impuretés moitié organiques, moitié inorganiques dont une partie est dissoute et l'autre reste en suspension, il en résulte que le danger d'envasement n'est pas aussi redoutable pour les cours d'eau à débit considérable et constant, charriant de grandes quantités de matières minérales en suspension. Les dépôts formés par les eaux vannes sont bientôt recouverts ou mélangés de limon, de nature surtout inorganique. Ainsi dilués ils sont moins offensifs et sont emportés aux premières crues.

Le déversement au fleuve est dangereux pour les riverains qui y puisent leur eau potable par les bactéries pathogènes que les matières de vidange peuvent y introduire. Ces bactéries peuvent, sinon se multiplier, au moins vivre et conserver leur virulence pendant un certain temps dans l'eau. Les germes de la dysenterie, du choléra, de la fièvre typhoïde, de la fièvre jaune, etc., seront ainsi introduits dans l'eau du fleuve.

Le danger de cette pollution est clairement démontré par de nombreux faits observés en Indo-Chine et dont quelques-uns ont toute la précision d'une expérience de laboratoire.

A Hué, en 1885, la garnison européenne buvait l'eau du fleuve prise devant la légation. Les villages annamites situés en amont déversent leurs vidanges dans ce fleuve. Le choléra sévissait chez les indigènes : il éclate dans la garnison. L'ordre est donné de puiser l'eau au-dessus des villages : le choléra cesse. L'exécution de cet ordre est ensuite négligée : le choléra reparaît pour cesser de nouveau quand on revient aux ordres négligés.

Le choléra apparaît à Pnum-penh aux basses eaux dès que la maladie sévit parmi les nombreux pêcheurs établis sur le Tonlé-sap, le grand lac dont les eaux passent devant Pnum-penh. L'analyse bactériologique de ce bras du Mékong faite par le Dr Angier, médecin des colonies, a donné, sur 64 colonies, 2 colonies de bacilles-virgules, des colibacilles, des staphylocoques pyogènes. Depuis que l'eau du fleuve, distribuée dans la prison de Pnum-penh, a été soumise à la décantation et à l'alunage, le choléra et la dysenterie ont considérablement diminué parmi les prisonniers cambodgiens (1).

Assainissement spontané. — L'aptitude des bactéries à se multiplier dans l'eau fluviale souillée n'est pas admise partout (2).

Il est certain que l'assainissement spontané du sewage, commencé dans la circulation du réseau d'égouts, intervient activement pour débarrasser les cours d'eau des matières suspendues ou dissoutes qui lui ont été apportées. Il est le résultat de la dilution des matériaux, des transformations chimiques qu'ils subissent, de l'action du soleil, de la précipitation des matières suspendues, de la décomposition et de l'utilisation de ces matières par les êtres vivants que contient l'eau : animalcules, plantes vertes ou dépourvues de chlorophylle, microbes saprophytes. L'assainissement spontané est sous la dépendance du degré de la température, de la quantité et de l'espèce des souillures, de la nature du lit du fleuve; mais il dépend surtout du volume et de la rapidité du cours d'eau, du temps de séjour des matières.

L'épuration se produit surtout par sédimentation; elle n'a toute son efficacité que dans les lacs, les lagunes, véritables bassins de décantation.

D'une manière générale, dans les cas les moins favorables, on considère les eaux des fleuves comme épurées après un parcours de 20 à 30 kilomètres.

Le déversement au fleuve ne présente pas les mêmes inconvénients dans tous les pays. L'énorme volume des eaux que roulent certains fleuves des régions tropicales, comme le Congo (100.000 m. cubes d'eau à la seconde), le Fleuve Rouge, le Mékong (crues de 8 à 9 mètres et courants de 4 à

(1) Dr Angier, *le Cambodge* (*Annales d'hyg. et méd. coloniales*, 1er trim. 1901).

(2) Pour ce qui est du « poison putride » ingéré par voie gastrique, l'homme, d'après les expériences d'Emmerich, n'aurait rien à en craindre.

5 milles par heure), rend peu offensive la pollution faite par le déversement des eaux-vannes de quelques petites agglomérations situées sur leurs rives. Il n'en est pas de même s'il s'agit de grandes villes comme Bang-kok, Hanoï. Il faut que le fleuve soit proportionné à la masse des eaux vannes.

Règles du déversement. — En général les matières fécales et les eaux ménagères ne doivent pas être jetées au fleuve lorsqu'il y a en aval des habitants faisant usage de ces eaux. Le déversement ne peut être autorisé que si la quantité d'eau du fleuve *aux plus basses eaux* équivaut au moins à 15 fois la quantité d'eau sale qu'y déversent les égouts, quand la rapidité du fleuve n'est pas inférieure à celle de l'égout et s'il n'y a pas d'habitants jusqu'à 20 kilomètres au moins en aval. Le déversement doit avoir lieu au milieu du lit du fleuve, jamais sur les berges.

Les eaux pluviales peuvent être admises isolément sans conditions si les villes sont tenues en bon état de propreté.

En dehors de ces conditions, les eaux-vannes excrémentitielles subiront l'épuration avant d'être déversées au fleuve. Si on a le droit d'user du fleuve on n'a pas le droit d'en mésuser (Duclaux).

b) EVACUATION APRÈS ÉPURATION. — 1° *Epuration agricole; épandage.* — Cette méthode est basée sur la transformation des matières complexes contenues dans les eaux d'égout par la vie des plantes, par action chimique ou par la concurrence vitale dans le sol où les eaux d'égout sont répandues. C'est l'auto-épuration du sol. Elle peut être parfaite, théoriquement, et, en même temps, donner un grand profit de l'utilisation des matières fertilisantes pour l'alimentation des plantes.

Mais la vie végétale ne peut assimiler la matière organique qui se trouve dans l'eau d'égout que si elle a été décomposée préalablement par les bactéries.

Le procédé d'irrigation généralement employé est une

filtration descendante intermittente. L'eau-vanne, dépouillée préalablement des souillures les plus grossières, papiers, débris de légumes, etc., s'écoule, naturellement ou projetée mécaniquement, jusqu'aux champs d'irrigation situés à 8 ou 10 kilom. de la ville.

Les champs d'irrigation, établis en terrains plats, sont divisés en damiers par des digues peu élevées, comme des rizières. Des drains, situés à une profondeur de 1 à 2 mètres, collectent et conduisent l'eau filtrée au fleuve le plus voisin. Des canaux de distribution, suivant les digues et munis d'écluses, déversent les eaux-vannes dans chacune des cases du damier où sont cultivés des légumes, des prairies, etc.

L'eau d'égout pénètre dans le sol, se dépouille des matières en suspension, de ses bactéries. La proportion des matières organiques qu'elle contenait a diminué de 75 p. 100, transformée dans le sol en divers composés minéraux, par l'action des microorganismes. Les plantes activent la décomposition des matières, absorbent une partie des composés minéraux de décomposition et une grande partie de l'eau. L'épuration ne s'exerce bien que sur des eaux peu concentrées.

Il y a peu de terrains réfractaires à l'irrigation ; il existe en Angleterre des champs d'irrigation même en terrains argileux. Mais les sols sablonneux sont les plus avantageux. La condition essentielle est, en effet, d'avoir un sol poreux.

Parmi les conditions qui favorisent l'épuration, l'intermittence de l'irrigation et l'aération du sol remué par la charrue ou la bêche tiennent le premier rang, car la transformation des immondices est surtout l'œuvre des microorganismes, principalement des nitrificateurs qui sont des aérobies.

Il faut, en outre, des terrains d'une grande étendue (environ 4/10 d'hectare pour 50 personnes), la quantité d'eau-vanne que le sol peut épurer étant en moyenne de 8 à 10 mille mètres cubes par hectare et par an et, dans les circonstances les plus favorables, de 20 mille m. cubes.

Valeur sanitaire de l'épandage. — L'épandage est un bon procédé s'il y a utilisation partielle au profit de l'agriculture et si on dispose de terrains meubles, perméables et faciles à draîner (1). Les champs ne dégagent pas d'odeurs incommodes pour le voisinage et ne sont pas dangereux pour les ouvriers qui les travaillent.

Il est applicable aux villes coloniales bâties sur terrains sablonneux et en régions sèches (Saint-Louis et Dakar, au Sénégal; — Port-Saïd et Ismaïlia en Egypte). Mais ce procédé est coûteux en raison de l'éloignement du champ d'épandage, de sa grande superficie, du draînage à établir. Enfin les exploitations agricoles coloniales, où se font des cultures générales, s'accommodent mal d'une irrigation régulière.

Clarification. — La clarification peut être obtenue par des procédés mécaniques, chimiques ou mécanico-chimiques.

2° *Clarification mécanique.* — La purification s'opère par décantation ou sédimentation dans des bassins spéciaux où le sewageest maintenu au repos pendant quelques heures ou qu'elles traversent avec une grande lenteur (8 millim. par seconde à Hanovre ; 4 à 7 millim. par seconde à Francfort).

Les matières organiques en suspension diminuent de 54,6 p. 100. Les boues précipitées forment une masse énorme très embarrassante.

3° *Epuration chimique ou mécanico-chimique.*— L'épuration chimique a pour but de détruire une plus forte proportion de bactéries, d'augmenter la précipitation des matières en suspension et de diminuer les odeurs désagréables.

(1) Congrès des agriculteurs (Lausanne, 1898; — Paris, 1900).

— Les procédés généralement employés consistent à ajouter aux eaux-vannes des produits tels que de la chaux (1/10 de chaux pour 100) et du fer, puis à amener le mélange dans des bassins ouverts à travers lesquels le liquide coule avec lenteur de manière à permettre la formation d'un précipité qui emprisonne toutes les substances putrescibles, et à n'avoir comme effluent qu'un liquide clair et épuré.

Pour obtenir une précipitation plus complète on associe le sulfate d'alumine à la chaux de manière à avoir un double précipité d'hydrate d'alumine et de gypse. On a préconisé aussi l'emploi de la *ferrozone-polarite* (substance formée d'une combinaison de sulfate d'alumine et d'oxyde de fer et d'une combinaison poreuse de silice et d'oxyde de fer).

La filtration a été combinée avec la décantation et les agents chimiques pour produire une épuration plus complète.

Ainsi à *Francort-sur-Mein* l'eau d'égout passe lentement sur un lit de sable puis à travers un tamis avant d'arriver aux bassins où elle est soumise à l'action chimique, puis à la décantation et de là au fleuve.

Dans le procédé de *Rockner-Rothe*, la filtration par aspiration dans des cylindres en fer bien clos est combinée à la clarification par action chimique et par décantation. L'eau-vanne, qui a été traitée chimiquement et qui a passé dans des bassins munis de diviseurs en forme de persiennes, arrive dans les cylindres par leur partie inférieure percée de trous et filtre à travers la vase qui est accumulée au fond. Tous les appareils se réduisent en somme à l'un ou l'autre de ces types : bassins et récipients *en surface* à fonctionnement lent ; citernes et récipients *en profondeur* d'un fonctionnement plus rapide.

Valeur sanitaire. — Le traitement chimique des eaux d'égout enlève la plupart des bactéries (?), mais n'enlève guère que 55 p. 100 de la matière organique contenue dans l'eau. — Le précipité recueilli dans les bassins est énorme, difficile à traiter, et, s'il ne peut être jeté à la mer, il faut le faire passer à la presse, ou le brûler, ou le répandre sur des terrains inoccupés. — L'effluent est encore susceptible de putréfaction et ne peut, par suite, être évacué dans un cours d'eau qui, en étiage, débiterait moins de dix fois le volume à y projeter. Des bancs de vase en fermentation se formeraient.

Les agents chimiques, chaux, alun, silice, sulfate de fer, sont coûteux.

La clarification simplement mécanique rendra cependant des services aux villes situées sur les bords de fleuves considérables (Fleuve Rouge, Mé-Kong, Congo). — La clarification chimique avec filtration et décantation, plus complète, permet le déversement dans de petits cours d'eau.

a) Incinération par le feu. — On a proposé de chauffer les matières en vases clos sous pression et à une température élevée (G. Roux) ou de les incinérer dans des fours spéciaux (Kozloff). — La stérilisation est ici parfaite, mais peu pratique pour l'épuration de grandes masses (1).

4° *Epuration bactérienne.* — Les méthodes modernes de traitement sont les méthodes dites bactériennes.

1° Filtration intermittente ou oxydation (2). — Ce procédé a son origine dans la constatation de l'épuration d'une eau d'égout passant d'une manière intermittente à travers du sable (Müller, 1865). — Le mécanisme de l'épuration est le suivant : les eaux d'égout fraîches renferment, en nombre immense, des bactéries vivant sur la matière organique morte et causant sa décomposition. Ces bactéries se décomposent en 2 groupes : les *aérobies*, vivant au contact

(1) Il y a lieu de signaler le procédé d'épuration basé sur l'action d'un composé chloré obtenu par l'électrolyse de l'eau de mer et mélangé aux eaux vannes.

(2) L.-P. Kinnicut. *Congrès de l'Association américaine pour l'avancement des sciences* (*Revue scientifique*, 6 sept. 1902).

de l'air et de la lumière ; les *anaérobies* vivant en dehors de l'air et de la lumière. Chaque groupe joue un rôle distinct : les *anaérobies* agissent d'abord ; ils désintègrent les matières animales solides et les matières végétales, les liquéfient et assurent leur dissolution ; les *aérobies* agissent sur les composés désintégrés et liquéfiés et, par un processus d'oxydation, les changent en gaz inoffensifs ou en substances minérales.

En faisant passer l'eau d'égout d'une façon intermittente à travers des couches de matières poreuses, on réalise les conditions les plus propres à l'accroissement et à l'action des bactéries.

Ces matières ne sont pas seulement filtrantes, elles servent de substratum aux phénomènes d'oxydation qui épurent les eaux-vannes.

Les installations qui utilisent ces matières comprennent : 1° une chambre de dégrossissage et des écrans pour débarrasser les eaux-vannes des gros corps flottants et des boues lourdes ; 2° un certain nombre de couches de sable, ayant chacune environ 1/2 hectare de superficie, séparées les unes des autres, nivelées, drainées et ne recevant chacune les eaux que pendant six heures sur 24, de manière que l'air puisse pénétrer dans les pores de couches de sable à mesure que le liquide est évacué par les drains.

On peut épurer ainsi environ 560 à 850 m. cubes d'eau par jour et par hectare de surface de sable. L'eau de l'affluent est claire, sans odeur et peut être déversée au fleuve.

2° Bassin septique et filtration. — En fractionnant le travail des bactéries aérobies et celui des bactéries anaérobies, l'épuration peut être obtenue plus rapidement avec des installations moins étendues.

L'adjonction du *bassin septique* au filtre réalise cette séparation de travail.

Le *bassin septique* est en définitive une fosse fixe, un bassin clos ou ouvert à travers lequel l'eau d'égout coule continuellement, avec une lenteur telle qu'elle met 24 heures pour le traverser,

L'eau d'égout restant dans le bassin hors du contact de l'air, les bactéries anaérobies vont se multiplier et, agissant sur les matières liquides et solides, produire la putréfaction. L'eau d'égout « travaille » (Sedgwick) ; elle s'épure elle-même; la fermentation dont elle est le siège donne en définitive une eau usée dans laquelle une forte proportion de matières solides a été liquéfiée et changée en gaz.

Les hydrocarbures (amidon, sucre, fibre de bois, papier) sont décomposés en substances élémentaires et partiellement liquéfiés; certaines substances azotées, les protéides, sont liquéfiées.

Les graisses sont partiellement décomposées. Des gaz abondants se développent formant, au moment du plein fonctionnement, un volume de 60 mètres cubes de gaz pour chaque mètre cube d'eau passant à travers le bassin.

Les bulles de gaz qui crèvent à la surface charrient des matières solides qui finissent par constituer une sorte de chapeau noir, gras, plus ou moins dense, atteignant jusqu'à 20 ou 30 centim. d'épaisseur et ne la dépassant plus. L'échappement des gaz donne, en temps chaud, eaux d'égouts l'apparence d'un liquide en ébullition. Ces gaz recueillis peuvent être utilisés pour le chauffage ou l'éclairage car ils contiennent jusqu'à 75 p. 100 de *gaz des « marais »* (Kinnicutt .

Sur le sol de la fosse septique il se forme aussi un dépôt de 25 à 30 centim. d'épaisseur qui n'augmente plus.

L'épuration biologique par fosse septique élimine environ 50 p. 100 des matières putrescibles. Elle donne lieu à des dégagements d'odeurs désagréables. Si les eaux d'égout contiennent certains résidus industriels destructeurs des bactéries, tels que des acides dans la proportion de 20 à 25 p. 100.000, le bassin septique ne peut être employé si ces substances ne sont pas éliminées par un traitement préalable.

Le *bassin septique* a comme avantage de réduire la superficie du sable nécessaire pour l'épuration consécutive des eaux d'égout par la *filtration*, puisqu'il a déjà enlevé 50 p. 100 des matières putrescibles. Le cube des eaux d'égout traité sur chaque hectare peut être quintuplé.

3° TRAITEMENT PAR LITS DE CONTACT (procédé de Dibdin), — Ce procédé diffère de la filtration intermittente en ce que l'eau, au lieu d'être amenée lentement et de filtrer à travers une couche de sable, est versée rapidement, directement ou après clarification par la chaux et le sulfate de fer sur un lit de coke ou de mâchefer, ou de terre cuite cassée en morceaux menus, superficiellement recouvert de sable. L'eau d'égout est retenue dans ce bassin pendant un nombre d'heures déterminé avant d'être évacuée. — Les lits de contact sont formés par des bassins de 10 à 20 ares de surface, drainés, remplis de l'un des matériaux indiqués ci-dessus, cassés en morceaux de 8 à 12 millim.

Ces bassins peuvent être à 2 ou 3 étages : un supérieur, servant à la décantation des gros matériaux en suspension, où l'eau ne séjourne que 5 à 12 minutes ; un 2e, où est le *support d'oxydation primaire ou dégrossisseur*, un 3e contenant un filtre à sable ordinaire ou à scories fines formant le support d'*oxydation secondaire* (procédé de Dumbœr) ; c'est le système à double contact.

La durée du contact dans le 2e bassin (support à gros grains) est de 10 minutes environ ; la durée du 2e contact (support à petits grains) est de 2 à 4 heures environ.

Avec 2 remplissages par jour la diminution d'oxydabilité de l'eau est de 75 à 80 p. 100. L'eau est claire, son odeur est à peine sensible.

D'après Dunbar, l'épuration de 1 m. d'eau d'égout reviendrait à :

3 à 7 cent. avec un remplissage par jour = 1 fr. à 1 fr.50 par an et par habitant ;

3 à 5 centim. avec trois remplissages par jour = 1 fr. 20 à 1 fr. 65 par an et par habitant;

en prenant pour base les chiffres de 100 litres d'eau par jour et par habitant.

Il faut se préoccuper non seulement du processus biologique, mais encore des propriétés physico-chimiques du support et notamment du pouvoir absorbant. Chacun des éléments de support est enveloppé, après quelques jours de fonctionnement, d'une substance boueuse qui, séchée, prend l'aspect de la gelée, composée surtout de bactéries et douée d'un pouvoir absorbant considérable pour l'oxygène. C'est de cette couche que dépend l'épuration ; plus elle est abondante jusqu'à un certain point, plus l'action est efficace : il y a multiplication des microbes et une modification favorable des espèces. Mais si une certaine limite vient à être dépassée, les espaces vides entre les fragments du support se trouvent comblés, le bassin devient spongieux, il n'y a plus place pour le liquide, l'eau n'est plus filtrée ni drainée.

Il est difficile de régler la croissance des organismes et l'introduction des eaux d'égout de manière que le bassin fasse son travail sans perdre de sa capacité. L'eau d'égout brute ne peut pas être traitée avec succès par la seule méthode des lits de contact. D'autre part, certains germes pathogènes (coli-bacille; B. enterotidis sporogène) ne sont pas retenus.

4° Epuration par fosse septique et lits de contact combinés.— L'interposition, entre les lits de contact et l'arrivée des eaux-vannes, d'une fosse septique où les bactéries anaérobies vont solubiliser les matières insolubles remédie en partie à ces difficultés.

La figure 27 représente le schéma du dispositif adopté pour la ville de Manchester (1).

Le séjour dans la fosse septique est de 24 heures environ.

(1) Calmette, *Revue d'hygiène*, mars 1901.

Au sortir des lits aérobies l'eau est suffisamment épurée, non *altérable*, et peut être déversée au fleuve. Elle ne contient plus que 5 à 10 p. 100 des germes de l'eau brute.

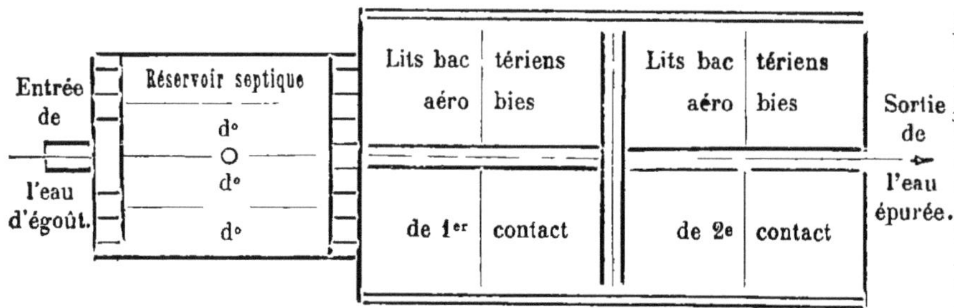

Fig. 27. — Schéma d'une installation par réservoirs septiques avec double contact sur lits bactériens aérobies.

La surface totale pour épurer 100.000 mètres cubes par heure doit être de 25 hectares 33. — Il faudrait 900 hectares pour obtenir le même résultat par l'*épandage*. — Ainsi ce procédé permet d'épurer 36 fois plus d'eau d'égout sur une surface égale.

On peut aussi remplacer l'épuration biologique de la fosse septique par l'*épuration chimique* qui précédera alors l'envoi dans les bassins à double contact. Mais la dépense est alors plus élevée (combinaison des lits aérobies et des appareils Howatson).

Dans les cas où les eaux vannes qu'il s'agit d'épurer renferment des matières grasses et des matières azotées insolubles en quantité assez considérable pour que leur extraction soit rémunératrice, il sera préférable de procéder d'abord à cette extraction (procédé Delattre, basé sur le traitement des eaux-vannes grasses par l'acide sulfurique) et d'achever l'épuration totale sur les lits à double contact sans réservoirs septiques.

Valeur sanitaire. — Le procédé d'épuration par fosse septique avec double contact aérobie n'est pas un procédé de stérilisation absolue de l'eau vanne. Les microbes pathogènes tels que les B. typhique, les B. coli, les B. enteritidis sont diminués de nombre; mais on en trouve encore à la sortie des lits bactériens. Cependant l'épuration est suffisante pour rendre l'eau-vanne identique à l'eau des fleuves.

Le prix de revient comparé au prix de revient de l'épandage après épuration chimique est le suivant :

Epuration chimique avec épandage successif :

(Pour 2.250 mètres cubes d'eau par jour, à Sutton) 70.000 fr. par an; = (190 fr. par jour).

Système biologique : (fosse septique et lits de contact) 19.000 fr. par an; = (52 fr. par jour).

Ce système est recommandable pour les villes coloniales voisines de cours d'eau à faible débit incapables de recevoir des eaux fortement souillées.

5° Filtration continue. — Cette méthode est basée sur l'idée que les périodes de repos nécessaires avec les lits de contact et avec la filtration intermittente deviennent inutiles si l'air est fourni au filtre en même temps que l'eau d'égout. On y parvient en épandant l'eau d'égout *clarifiée* sous forme de jets fins de manière que chaque goutte de liquide se trouve entourée d'air quand elle pénètre dans le filtre. Pratiquement il est difficile de construire des appareils automatiques pour la pulvérisation de grandes quantités d'eau d'égout, et des filtres assez poreux pour assurer la présence constante de l'air (filtres Whitaker Bryant; Stoddart; Salford). Cette méthode permettrait le traitement de 22 mille à 33 mille mètres cubes d'eaux-vannes par jour. — Elle est encore à l'étude. — Jusqu'à plus ample informé les procédés de filtration intermittente et de bassin septique avec double contact sont les plus recommandables.

V. — Service des eaux.

Amenées d'eau; canalisations. — Un des devoirs les plus importants des municipalités coloniales est l'approvisionnement de la cité en eau de bonne qualité et de suffisante quantité.

Nous dirons ailleurs quelles qualités doit présenter l'eau potable et comment il faut capter des sources d'eau (voir livre II, Boissons, chapitre IV).

Mais il faut aussi conduire cette eau jusqu'au robinet du consommateur de manière qu'elle soit préservée de toute souillure et qu'elle ne soit pas trop échauffée par le soleil pendant le trajet de la source à l'habitation. La traversée des centres habités est particulièrement dangereuse par les infiltrations des eaux de pluie, des eaux de lavoir, des eaux-vannes, des ordures de toute espèce que jettent les habitants dans les canaux superficiels (canalisations de Saint-Denis et de Saint-Pierre, à la Réunion) (1).

Les conduites d'eau seront donc couvertes dès que la canalisation pénètre en territoire habité. Faites en tuyau de fonte, en poterie vernissée, en canaux de maçonnerie, elles doivent, en tout cas, être imperméables : à cet égard les canalisations en fonte, malgré leur usure rapide, malgré les végétations qui obstruent leur lumière, sont encore préférables aux tuyaux en poterie ou conduites en maçonnerie dont les joints résistent mal aux infiltrations des eaux souterraines et aux racines d'arbre.

Elles seront enfouies à une profondeur de 2 mètres pour échapper aux variations de température des couches superficielles du sol.

Les réservoirs seront placés sous toiture et abrités par des enveloppes de bois, ou mieux de maçonnerie, contre l'action du soleil. Une couverture en toile métallique les protégera de la ponte des moustiques.

Les tuyaux de distribution seront dissimulés dans l'épaisseur des murs d'enceinte pour être mis à l'abri de l'échauffement du soleil.

(1) Dr G. Reynaud, *Hygiène de la ville de Saint-Denis* (*Arch. méd.*, nav. 1889).

La *quantité* d'eau amenée devra être considérable si l'on admet que chaque maison est pourvue d'un bassin avec écoulement constant, servant aux bains et à l'arrosage des jardins.

D'autre part les services publics, fontaines, arrosage des rues, chasses d'eau dans les ruisseaux, lavoirs et bains publics, exigent un volume d'eau au moins égal à celui d'une ville d'Europe équivalente. En tenant compte de ces exigences il est sage de prévoir une consommation moyenne journalière de 400 à 500 litres par habitant. C'est le volume d'eau potable débité par la conduite d'eau de la ville de Saint-Denis (île de la Réunion).

La situation sanitaire s'améliore en raison directe de la quantité d'eau délivrée à chaque habitant lorsque cette eau est de bonne qualité. Les villes coloniales n'ont assez d'eau que quand elles commencent à en avoir trop. Aussi faut-il exagérer les proportions ordinairement admises.

Si l'approvisionnement en eau de source ou en eau de rivière de bonne qualité n'est pas suffisant, il ne faut pas craindre de compléter la quantité nécessaire par les eaux de qualité suspecte prises dans un fleuve, dans une mare et amenées par une *canalisation spéciale* et, si possible, corrigée par filtration en grand, ou par l'ozone, avant d'être distribuées.

Si on ne peut pas soumettre cette eau suspecte à la correction il faut réserver la première pour les distributions aux particuliers et pour les fontaines publiques et réserver l'eau impure pour les autres services publics : arrosages, chasses d'eau, piscines, etc.

Les lavoirs publics et les piscines seront multipliés dans les quartiers populaires et indigènes; les réservoirs seront à eau courante et vidés chaque soir pour éviter la pullulation des moustiques à leur surface.

Dans ces mêmes quartiers, il est nécessaire d'établir des latrines gratuites publiques, avec tinettes mobiles si le tout à l'égout n'est pas installé. Leur entretien exigera de grands lavages journaliers.

VI. — Règlements de voirie.

Le règlement de voirie est fait de l'ensemble des conditions précédemment énoncées que doivent présenter les rues en dimensions, constructions, recouvrement, entretien; les règles particulières à appliquer aux habitations privées pour la hauteur, la disposition des écuries, cabinets d'aisances, lavoirs, l'écoulement des eaux de pluie et des eaux usées, le dépôt et l'enlèvement des ordures, l'éloignement des matières excrémentitielles, les prises d'eau potable.

Dans la conception de ces règles et dans leur application il faut tenir compte de la situation spéciale des villes coloniales compliquée par la présence de l'élément indigène préexistant ou surajouté. Il est des prescriptions de salubrité publique, qui sont impraticables dans les quartiers indigènes où une population misérable grouille dans des cases sordides qu'elle partage avec des animaux domestiques, dans des rues étroites, irrégulières, tortueuses, tracées par le hasard et entretenues par la nature.

C'est avec mesure et avec des ménagements qu'on pourra imposer peu à peu le nettoyage journalier, le dépôt des ordures à heures fixes, le balayage, l'obligation de ne jeter les eaux sales que dans les caniveaux et non sur le sol. On profitera de la percée de voies nouvelles et plus larges dans les quartiers indigènes pour imposer aux habitants des conditions pour la reconstruction de leurs cases, conditions appropriées aux ressources et aux mœurs des populations. Il y a là une question de tact qui sera résolue suivant l'habileté et les connaissances spéciales des administrateurs. Il importe de ne pas heurter de front les habitudes des indigènes qui verraient dans ces réglementations une atteinte nouvelle à leur indépendance. Peu à peu, les habitudes européennes pénétreront dans ces quartiers ; encore faut-il que les Européens donnent le bon exemple.

VII. — Alimentation, expertises et inspection.

Les administrations européennes doivent assurer l'approvisionnement du pays en matières alimentaires principales et en surveiller la qualité.

L'hygiéniste, s'il n'a pas à rechercher les moyens d'approvisionner de riz, de viande de boucherie ou de blés des régions comme l'Indo-Chine ou Madagascar, ne peut cependant pas se désintéresser des mesures fiscales, douanières ou autres propres à prévenir des disettes comme celles qui désolent l'Inde périodiquement et préparent l'invasion d'épidémies de peste ou de choléra. Il est nécessaire parfois de prémunir les indigènes contre la pénurie qui pourrait résulter d'une exportation trop active de riz. Les administrations indigènes de l'Annam avaient prévu le cas en créant des magasins généraux où des provisions étaient réservées pour les mauvais jours.

Dans l'autre cas, c'est l'importation du riz ou du blé, celle de la viande de boucherie ou de poisson salé qu'il faut assurer ; alors surgit la nécessité de vérifier la qualité des denrées introduites et aussi de celles qui sont conservées ou produites dans la colonie. (Voir : Alimentation, livr. II, chapitre III).

Une surveillance permanente des marchés, des boutiques de vente en gros et en détail sera exercée par des délégués municipaux assistés par des experts. Les altérations des viandes de boucherie et des poissons se produisent avec une extrême rapidité sous l'effet de la température humide. Elles seront accélérées par la malpropreté des boutiques, des tables et des vendeurs indigènes.

Le consommateur doit être protégé contre toutes les altérations spontanées et aussi contre les falsifications des marchands malhonnêtes (lait, farines, vins, etc.) (1).

Le colon européen a, bien plus souvent que le citadin d'Europe, à intervenir dans ces réglementations et ces expertises; il exerce une sorte de tutelle envers les populations indigènes placées sous la protection d'une puissance européenne.

Il ne faut pas hésiter à prescrire la destruction, le jet à la mer ou la dénaturation des viandes faisandées, corrompues, des fruits pourris ou verts, des farines altérées qui sont trouvés sur les marchés ou dans les entrepôts et boutiques.

Marchés et abattoirs. — 1° *Marchés.* — Les marchés seront couverts en tuiles, largement ventilés, munis de tables en pierre, marbre, tôle émaillée ou zinguée, d'un nettoyage facile. Le parquet cimenté ou dallé, coupé par des rigoles, sera lavé deux fois par jour à grande eau et les eaux de lavage conduites à l'égout ou au réseau des caniveaux de la ville.

Les boutiques de bouchers, charcutiers, marchands de volaille, poissons, seront fermées par des portes et fenêtres à persiennes ou des grilles, garnies de toiles métalliques laissant passer l'air et arrêtant les insectes. — Les parois des murs seront imperméabilisées de façon à permettre un lavage journalier.

Les viandes étant altérées du matin au soir, il faudra donc interdire la vente de celles qui ont déjà subi la chaleur de la journée précédente. — Les viandes à consommer

(1) Voir : *Article 423 du Code penal*, punissant la tromperie sur la nature de la marchandise ; — la loi des 27 mars-1er avril 1851, sur les falsifications ou les tromperies sur la quantité ; — l'article 477 du Code pénal ordonnant les saisies et confiscations ; — la loi du 5 mai 1851, applicable aux boissons ; — la loi du 14 mars 1887, concernant la répression des fraudes commises dans la vente des beurres ; — les lois du 11 juillet 1891 et du 15 juillet 1894, sur la fraude dans la vente des vins.

seront abattues la veille au soir, et conservées dans des endroits frais ventilés, à l'abri des mouches : — il sera fait exception pour celles qui sont conservées dans des glacières.

2° *Abattoirs.* — Les abattoirs devront être l'objet d'une surveillance spéciale.

L'abattoir sera construit hors de l'enceinte de la ville, sous le vent régnant, loin des cours d'eau ou des nappes d'eau souterraine alimentant l'agglomération, en contre-bas des habitations. Les règles qui président à la construction des marchés lui sont applicables : sol imperméable et surélevé, toiture complète en tuile (ou tôle) avec plafond très élevé et lanterneau, murs percés dans la partie supérieure de nombreuses fenêtres à claire-voie laissant un libre passage à l'air ; imperméabilisation des murs sur une hauteur de 3 mètres au moins ; eau en abondance avec prises d'eau nombreuses ; lavages fréquents des parquets, des murs, des tables et de tous les ustensiles, à grande eau et à la lance ; canaux d'écoulement des eaux usées soigneusement cimentés, conduisant les eaux au réseau d'égout ou de canaux de la ville ; s'il n'y a pas un réseau d'égouts, la décantation, le filtrage et la stérilisation des eaux usées s'imposent avant la sortie de l'abattoir.

Des écuries à sol déclive et cimenté, destinées au bétail sur pied, des loges grillagées et fermées de toiles métalliques, destinées à recevoir les viandes après abatage, seront annexées à l'abattoir.

Les industries se rattachant aux abattoirs, triperies, entrepôt de cornes, peaux, etc., enclos d'équarrissage, tanneries etc., seront groupées dans les environs et soumises aux mêmes prescriptions pour la construction et la propreté des locaux et pour l'écoulement des eaux usées.

Viandes de boucherie. — Les règles appliquées en Europe pour la surveillance des *viandes de boucherie* sont entièrement applicables aux colonies. En France, la loi du 21 juillet 1881, complétée par le décret du 28 juillet 1888, interdit la consommation des viandes d'animaux atteints de :

Peste bovine (ruminants);

Péripneumonie (contagieuse dans l'espèce bovine) ;

Clavelée et gale (espèces ovine et caprine);

Fièvre aphteuse (espèces bovine, ovine, caprine et porcine);

Morve, farcin, dourine (espèces chevaline et asine) ;

Rage et charbon (toutes les espèces) ;

Décret du 28 juillet 1888 :
- Charbon (sang de rate et symptomatique);
- Tuberculose (1);
- Rouget ;
- Pneumo-entérite infectieuse, espèce porcine ;

La loi établit l'obligation : 1° de déclarer la maladie à l'autorité; 2° d'isoler les animaux atteints; 3° d'exécuter différentes mesures de préservation ordonnées suivant le cas par l'autorité (2).

Pour rendre la surveillance efficace il convient d'imposer l'obligation d'abattre dans l'abattoir municipal pour les communes ayant une population supérieure à 5000 habitants inscrits.

Un vétérinaire sera commis à la direction et à la surveillance de l'abattoir et des viandes de boucherie dans les grands centres. Dans les autres agglomérations on s'adressera à un médecin ou, à défaut, à des surveillants sanitaires, instruits par le vétérinaire de la circonscription ou de la colonie, soumis à son contrôle et à celui de la commission municipale d'alimentation et muni de pouvoirs restreints.

Une surveillance étroite sera exercée aussi sur les abatages clandestins, si communs dans les colonies. On peut

(1) Il serait de la plus grave imprudence de se départir de la sévérité qui est encore de mise contre les animaux tuberculeux et les viandes qu'ils fournissent (voir alimentation, *Hygiène des colons*, chapitre III).

(2) Voir, aux annexes (ch. x), la substance de la législation sur la police sanitaire des animaux.

leur attribuer l'extrême fréquence des maladies occasionnées par les viandes ladres, charbonneuses, etc., que les populations indigènes pauvres n'hésitent pas à consommer en dépit de tous les avertissements ainsi que je l'ai observé à la Réunion, au cours d'une épizootie de charbon.

Il est nécessaire de ne laisser consommer que des viandes estampillées d'une manière apparente par les agents du service d'inspection.

Les viandes foraines et les viandes d'importation doivent être présentées à l'inspection : 1° par quartiers pour les bovidés et les équidés, par moitié pour les porcs, par sujets entiers pour les autres espèces;

2° Avec les organes les plus importants encore adhérents à la pièce de viande à laquelle ils appartiennent anatomiquement.

Les unes et les autres seront accompagnées d'un certificat explicite de l'inspecteur.

Les viandes de qualité inférieure, mais reconnues inoffensives soit d'emblée, soit après préparation spéciale, seront vendues à prix réduit dans des locaux spéciaux de basse boucherie sans déclaration et sous la surveillance de l'autorité.

Le service d'inspection doit pouvoir pénétrer de jour et de nuit dans les établissements qui vendent ou préparent les matières alimentaires.

Pour prévenir la putréfaction et la perte des viandes non vendues dans la journée, les abattoirs et les marchés doivent posséder une cave réfrigérante dans laquelle on entreposera la viande qui aura été exposée quelque temps à l'air libre dans le but de soustraire de l'eau par évaporation à la couche superficielle.

Ce procédé de conservation est applicable au poisson ; il assure de précieuses ressources dans les petites localités où l'abatage n'a pas lieu tous les jours.

L'inspection des troupeaux, écuries, vacheries, et l'application de la police sanitaire des animaux complètent la protection de l'agglomération.

(Voir : l'Inspection des viandes et les caractères des viandes de bonne qualité dans l'*Hygiène des colons*, chapitre III ; article 3, *a*) Aliments d'origine animale, § 3).

VIII.—Morts et inhumations

1. **Dangers**. — Le cadavre d'une personne ayant succombé à une maladie contagieuse ou infectieuse est une source de dangers pour l'entourage pendant son séjour dans la maison mortuaire et peut être une source de dangers après son inhumation.

Les parents et amis du défunt peuvent être contaminés par des germes répandus dans l'appartement précédemment occupé par le malade pendant la maladie ou après sa mort. Le danger d'infection est particulièrement menaçant pour ceux qui manipulent le cadavre, les linges, les vêtements et objets divers ayant servi au malade.

Les chances de contagion augmentent par le séjour prolongé dans la chambre mortuaire. Elles diminuent lorsque le cadavre est isolé et rapidement emporté hors de la maison.

Après l'inhumation, les incommodités et les dangers résulteront du trop grand voisinage des sépultures, de la protection insuffisante contre le dégagement des gaz de décomposition, de la conservation dans le sol de germes infectieux, pouvant devenir nocifs ultérieurement dans des circonstances diverses telles que bouleversement du sol, véhiculation par l'eau, les poussières, etc.

La décomposition des cadavres enfouis dans le sol est opérée par les bactéries qui émigrent à un moment indéterminé, avant ou plutôt après la mort, de l'intestin dans les différents tissus. Ces bactéries, aérobies pures ou facultatives, sont en majorité des espèces multiples de proteus et une espèce voisine de l'œdème malin (Gartner).

Au début de la décomposition il se produit une abondante formation de gaz composés, en grande partie, d'abord, d'hydrogène (90 p. 100), puis de CO^2. Les insectes contribuent pour une forte part au travail de décomposition.

Ces processus de décomposition seront d'autant plus actifs que la chaleur sera plus élevée ; que l'accès de l'oxygène de l'air jusqu'au cadavre et le dégagement du CO^2, plus faciles, permettront le développement des aérobies ; que l'humidité restera dans des limites très faibles. Les terrains calcaires et sablonneux sont les plus propices.

Une très grande sécheresse et un renouvellement d'air actif déterminent la momification.

Par le séjour dans un sol humide et imperméable ou dans une eau courante il se forme du *gras de cadavre* dû à la saponification de la graisse et des muscles, par la transformation en margarates et oléates de chaux, en acides gras libres et en composés ammoniacaux.

La décomposition complète du corps d'un adulte demande de 7 à 9 ans, celle d'un enfant de 4 à 5 ans.

2. **Nature des dangers, voie de transmission.** — Les dangers ou incommodités résultant des inhumations peuvent provenir de la contamination du sol, de l'eau, de l'air.

Les dangers provenant du *sol* sont réels si on démontre que les germes pathogènes peuvent s'y conserver, s'y multiplier et être transportés jusqu'à l'homme.

La survie des agents infectieux dans les corps enterrés peut varier suivant les espèces de quelques jours à plusieurs mois et même plusieurs années. Parmi les espèces qui ont la plus grande longévité et conservent le mieux leur virulence sont les espèces les plus dangereuses pour les habitants des pays chauds : le choléra, la peste, la fièvre jaune. Les reviviscences du choléra sous l'effet des premières pluies succédant aux longues sécheresses, la longue conservation du bacille pesteux dans le sol d'où il sortira porté par les rats ou les puces dès que les circonstances atmosphériques seront favorables; les faits, aujourd'hui incontestés, de la reviviscence de la fièvre jaune à Dakar (Sénégal) et à Kayes (Soudan) à la suite de l'ouverture de tombes, où des cadavres d'individus morts de typhus amaril avaient été enfouis depuis plus *de 20 ans*, montrent le danger d'un enfouissement fait sans précautions, au voisinage ou dans le sol des villes, de corps d'individus morts de ces maladies. Le plus grand nombre des épidémies qui ont ravagé nos colonies ont eu leur origine dans l'infection du sol par les cadavres des victimes des premières épidémies.

L'*air* des cimetières ne renferme ordinairement pas de germes pathogènes tant que le sol n'a pas été bouleversé. Il n'en est pas de même lorsque des fouilles, des travaux de terrassements, accomplis dans des terrains où sont des tombes ignorées, dispersées dans des champs particuliers ou des cimetières anciens (sol de Dakar, du Soudan, de Grand-Bassam, du Delta Tonkinois et de l'Annam).

Les ouvriers employés à ces travaux sont les premiers atteints.

Des gaz toxiques peuvent également s'échapper de caveaux longtemps fermés ou de sépultures faites en masses en temps de guerre ou d'épidémie.

Le même inconvénient peut se produire avant l'achèvement de la décomposition ou si la couche de terre qui recouvre le sol est inférieure à 1 m. 50.

L'*eau souterraine* peut être souillée par les cadavres, principalement par ceux qui sont enfouis sans cercueil, lorsqu'elle s'élève jusqu'au-dessus du niveau des fosses, circonstance fréquente dans la zone intertropicale. Dans ce cas, les puits alimentés par cette nappe d'eau seront susceptibles de véhiculer des germes de choléra, de fièvre typhoïde, etc...

Quant aux poisons solubles (ptomaïnes), produits en petite quantité, ils seront rapidement décomposés dans le sol, mais ils sont à redouter cependant si le cimetière est installé en terrain très humide.

De ces notions découlent les règles qui doivent présider aux funérailles et aux inhumations.

3. Funérailles et inhumations chez les indigènes. — Dans l'établissement des réglementations il est indispensable de tenir compte des religions et des pratiques des indigènes, pour ne pas heurter de front des croyances, violenter des cultes et s'aliéner, sinon pousser à la révolte, des populations qui ne verraient dans ces actes de préservation que des mesures vexatoires et de la persécution.

Les pratiques des indigènes, très variées, ont toutes pour effet d'aggraver les dangers qu'occasionnent les morts et les sépultures. Parmi tous ses peuples, si divers par leur origine, leurs mœurs, leur civilisation, domine une coutume à peu près générale : c'est la conservation des morts pendant un temps fort long dans la maison familiale et la célébration des funérailles par des libations prolongées et abondantes qui deviennent, en certains pays, de véritables orgies générales. Les modes de sépulture diffèrent suivant les croyances, mais il en est peu qui ne soient très funestes pour la santé des vivants.

Quelques exemples de ces pratiques seront instructifs :

1° *Asiatiques*. — Commençons par les plus civilisés. Chez les *Tonkinois*, les corps des décédés sont conservés quelquefois plus d'un mois dans la maison, temps consacré par la famille aux préparatifs des funérailles qui seront célébrées avec une pompe inouïe et dureront plusieurs semaines.

Chacun enterre ses morts dans son champ familial et comme il lui plaît. Parfois, aux approches des villes, il y a des monticules réservés aux inhumations, mais il n'y a pas de cimetières à proprement parler; une simple levée de terre suffit aux indigents. On conçoit aisément tout le danger de cette dispersion des cadavres sur toute l'étendue d'un pays où le choléra et la dysenterie sont endémiques.

Dans le *Haut-Laos*, sur les bords de la *Rivière Noire*, le corps du décédé est conservé dans sa bière pendant plusieurs jours encore (de 5 à 20 jours), après avoir été lavé, revêtu de vêtements neufs et roulé dans une natte. Après plusieurs jours de fête, l'enterrement a lieu dans le cimetière du village caché dans un bois qui est sacré. En cela les coutumes des Laotiens sont préférables à celles des Annamites du Delta tonkinois.

Au *Cambodge*, comme au Siam, on a l'habitude de brûler les cadavres; mais cette pratique excellente a ses bons effets diminués par l'habitude de garder le mort longtemps à la maison. Autrefois, on gardait pendant des mois les cadavres enfermés dans la bière à la maison mortuaire ou dans une pagode. Actuellement cette manière de procéder a été interdite et, si la crémation ne peut avoir lieu tout de suite après le décès (quelques jours), on enterre les morts pour les exhumer au moment où la crémation devra être faite. Cette exhumation est une source de graves dangers.

Il faut noter cependant cette pratique de la crémation qui existe également dans le Siam, dans l'Hindoustan. Malheureusement, dans ces deux pays, on a aussi, dans quelques cas, l'habitude d'exposer les morts sur des civières élevées au-dessus du sol pour les faire déchiqueter par les oiseaux de proie; ou bien aussi les cadavres des individus morts de maladies contagieuses sont *jetés au fleuve*.

2° *Africains*. — *Madagascar*. — Le culte des morts est non moins développé à Madagascar que dans l'Indo-Chine. Dès qu'un individu a rendu le dernier soupir, on procède à sa toilette, on le lave, on le coiffe, on le revêt de lambas neufs. Puis la veillée commence, mélange de piété et de débauche dégénérant facilement en saturnale.

A peu près partout, sauf chez les Hovas, la veillée dure de longs jours, parfois plusieurs semaines.

Ordinairement c'est dans la case même que le cadavre

est exposé sur une estrade, accroupi, ou étendu, ou debout attaché à un poteau. Pour les chefs Betsileos, ainsi attachés au poteau, on recueille les liquides de décomposition dans des vases placés sous les pieds. Ailleurs, chez les Antankara, les Antoimoro, les Antanosy, on recueille aussi les liquides de décomposition des cadavres et les esclaves des premiers s'en frottent le corps de temps en temps.

Les Hovas d'origine malaise et les tribus de la côte Orientale d'origine arabe ont des funérailles plus rapides.

La veillée des morts finie, on procède aux funérailles. Les corps des décédés sont mis dans des tombeaux, dans des trous de rocher ou sur la terre même. Chez les Hovas, le tombeau est à côté de la maison, parfois dans la cour même ou, au moins, à proximité du village.

Ile de la Réunion. — L'habitude de la veillée des morts et des libations faites à cette occasion se retrouve parmi les noirs africains de la côte orientale engagés comme travailleurs à la Réunion.

Au cours d'une inspection médicale dans une commune de l'île ravagée par la variole, j'ai vu des créoles noirs (originaires de Mozambique) rassemblés dans la chambre mortuaire et jouant aux dominos sur le cercueil d'un des leurs mort de la variole.

Côte occidentale d'Afrique. — *Au Loango*, chez les Bavilis, les morts sont conservés fort longtemps, serrés dans des bandelettes, placés ensuite dans des caisses de bois et enfouis dans la terre à une faible profondeur.

A Porto-Novo, les morts sont enterrés dans la maison ; puis on va brûler aux abords d'un bois, le bois fétiche, toutes les défroques du mort en même temps qu'on fait des distributions d'alcool aux invités toujours nombreux.

Dans le pays des Soussous (rivières du Sud), les pratiques varient d'une tribu à l'autre (1).

(1) Dr Drevon, *Pays des Soussous* (*Arch. de méd. nav. et col.*, juin 1894).

Chez les Nalous et les Landouman on garde le corps jusqu'à ce qu'on sache à quoi s'en tenir sur la vraie cause de la mort, par poison ou par autre procédé. On l'enterre ensuite dans le bois sacré et 8 jours après les fêtes et les danses ont lieu à son domicile.

Chez les Bagas-Forehs, dans le Kolisocco, et dans quelques villages de la région du Katako, l'assistance danse toute la journée autour du mort assis sur un escabeau en lui demandant pourquoi il ne mange, ni ne boit, ni ne fume, ni ne danse. Le soir venu, on l'enterre dans sa case et pendant 15 jours on fait du feu sur sa tombe pour qu'il n'ait pas froid, pratique assez heureuse qui chasse pour ce temps les émanations putrides. Au bout de 6 mois environ on déterre les ossements et on les porte, la nuit, à la lueur des torches, au pied d'un arbre dans le bois sacré. La case est alors habitée de nouveau.

Après ce court aperçu sur les mœurs de quelques-uns des peuples de la zone inter-tropicale, on conçoit combien il est difficile de les faire renoncer à ces pratiques, dépendant de croyances religieuses, et à ces orgies dont les morts sont les occasions et qui ont les cadavres pour témoins.

4. **Préparatifs des inhumations.** — Les cadavres ne doivent, en aucun cas, être conservés au delà de 24 heures dans la maison. Passé ce temps ils doivent être transportés dans un dépôt mortuaire situé hors de la ville, à l'intérieur du cimetière. Une modeste case en bois peut servir de dépôt.

Le transport immédiat au cimetière doit être la règle pour les cadavres d'individus morts de maladie contagieuse.

Lorsqu'il s'agit d'une des graves maladies épidémiques, fièvre jaune, peste, choléra, des mesures complémentaires sont nécessaires. Il faut placer les cadavres sous une moustiquaire pour éviter la dissémination des germes par les mouches et les moustiques (une précaution semblable est indiquée pour les individus morts de paludisme et de filariose).

Il faut ouvrir les cavités thoracique et abdominale afin de les bourrer, ainsi que les cavités buccale et nasale, de substances imprégnées d'antiseptiques; mettre les corps en bière le plus rapidement possible après les avoir enveloppés d'un drap ou d'une pièce d'étoffe quelconque imprégnée de substances désinfectantes. Le mieux est de les couler dans un lit de chaux.

Avant le transport, le cercueil fermé sera épongé avec une solution désinfectante.

Le transport s'effectue soit par des corbillards spéciaux, soit par des porteurs indigènes.

Si le corps doit être transporté à une certaine distance, il sera enfermé dans un double cercueil; le second fait de préférence de métal soudé.

Tandis que l'équipe des porteurs enlève le cercueil, une autre équipe devra pratiquer au domicile la désinfection des objets et des locaux contaminés. Cette mesure est indispensable dans les cases où se trouve entassée une population nombreuse. Si l'habitation n'a pas de valeur et si la maladie qui a causé la mort est de nature épidémique, la case sera brûlée tout autant que son isolement le permettra.

Les réunions et les repas de funérailles dans la maison mortuaire doivent être interdits tant que le cadavre est présent et dans tous les cas de maladies contagieuses.

5. Cimetières; modes d'inhumation. — Un cimetière doit être éloigné de la ville, non seulement pour écarter un voisinage lugubre, mais aussi pour supprimer des dangers et des inconvénients possibles.

On choisira de préférence un sol sec, perméable, plat autant que possible. Le niveau de l'eau souterraine sera maintenu au-dessous du niveau du fond des fosses par un drainage.

La surface totale nécessaire sera calculée de manière qu'en attribuant une surface de 4 à 5 m. q. pour chaque individu le renouvellement des fosses n'ait pas lieu avant

10 années; encore faut-il s'assurer, avant l'ouverture des fosses, que la décomposition est complètement terminée.

La profondeur de chaque fosse doit être de 2 mètres et portée jusqu'à 2m.50 pour les cadavres infectieux.

Pour ces derniers, particulièrement pour les individus morts de fièvre jaune, peste ou choléra, les cercueils seront enfouis dans un lit de chaux vive. Leurs fosses ne devront jamais être touchées et leur emplacement devra être indiqué par des marques ineffaçables et enregistré par le gardien du cimetière.

6. **Crémation.** — Le procédé de destruction des cadavres par le feu est en usage parmi quelques populations de l'Asie. Mais cette coutume, telle qu'elle est pratiquée par eux, est accompagnée de circonstances qui diminuent sa valeur sanitaire, en particulier la longue conservation du cadavre dans la maison.

En raison des inconvénients graves des méthodes ordinaires d'ensevelissement, dont les épidémies récentes auraient suffi à montrer la réalité si elle n'était reconnue depuis longtemps, il serait désirable que la pratique de l'incinération fût généralisée dans les colonies européennes de la zone tropicale.

Le procédé le plus simple est celui de l'incinération sur un bûcher, tel que le pratiquaient les Grecs et les Romains et comme le pratiquent les Hindous, les Siamois et les Cambodgiens des classes pauvres.

Les monuments dans lesquels les Hindous et les Siamois de distinction brûlent leurs morts, fours primitifs où rien n'est disposé pour la destruction des gaz de combustion, avec la simplicité de construction qui les caractérise, peuvent déjà rendre des services. Les appareils des Cambodgiens sont aussi des plus primitifs. Le catafalque sous lequel on brûle le corps des rois ou des princes, *le Men*, a généralement la forme d'un pavillon quadrangulaire. Celui des simples particuliers se compose d'une toiture plus ou moins ouvragée, soutenue par 4 colonnes. On y brûle du bois ordinaire ou du bois odorant, suivant la caste des morts.

Un des fours les plus usités en Europe est le *four Siemens* (fig. 28). Il se compose : 1° d'une chambre au générateur, formé de briques s'emboîtant les unes dans les autres

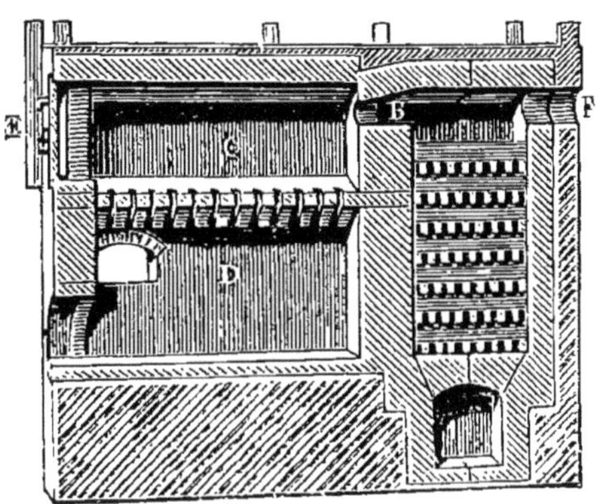

Coupe du four Siemens.

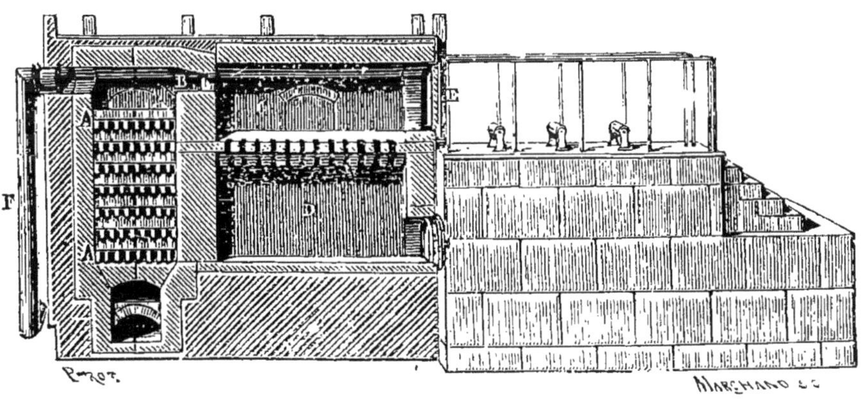

Fig. 28. — Appareil Siemens. — A. Régénérateur. — B. Canal horizontal pour le passage des gaz. — C. Chambre de calcination de combustion. — D. Cendrier. — E. Porte en fer. — F. Canal.

de manière à former grillage ; 2° d'une chambre crématoire située entre le générateur et la cheminée. On chauffe avec du gaz de houille mélangé d'air, jusqu'à ce que le générateur soit chauffé à blanc ; de là les gaz vont échauffer la chambre crématoire. Lorsque la chaleur a atteint un certain degré, on pousse le cercueil dans la chambre; on suspend l'entrée du gaz, on ne laisse entrer que l'air qui combure

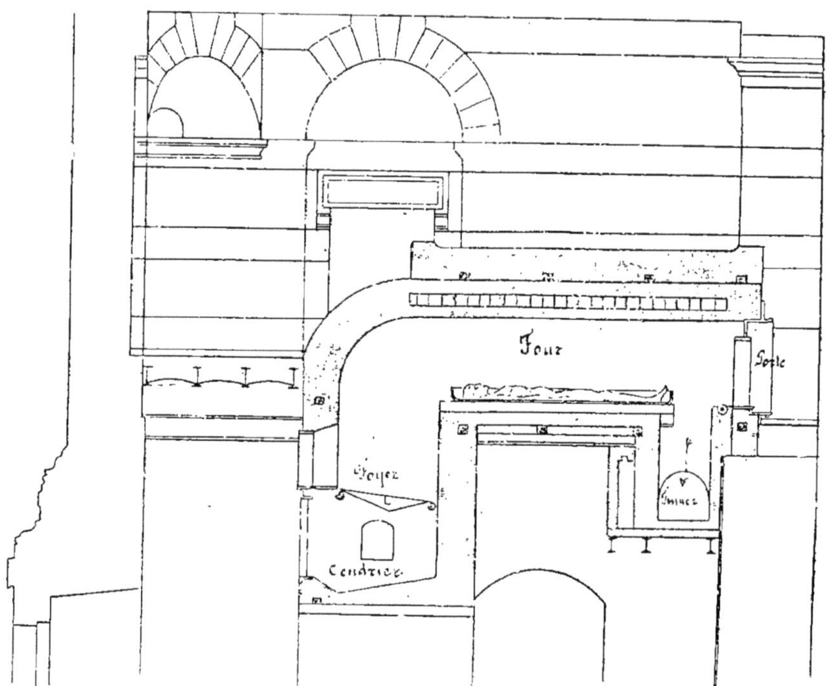

Fig. 29. — Four crématoire, système Gorini.

le cadavre en moins de 2 heures. Les cendres sont recueillies dans des urnes (1) (fig. 28-29).

La figure 29 représente un four crématoire, système Gorini, employé à Milan et à Rome. Il est alimenté par des fagots de bois ne produisant pas une température de plus de 600 degrés. La combustion du corps est obtenue sans dégagement d'aucune odeur en 2 heures.

La crémation a été recommandée par le Dr Kermorgant au Congrès d'hygiène de Paris en 1900 et un vœu, dans le

(1) L'appareil de Reichter permet d'obtenir la momification par le formol grâce à un dispositif très simple (communic. or. de M. Lévy : ingénieur-administrateur de la Société Geneste-Herscher).

sens de la généralisation de la crémation, a été présenté au vote de ce Congrès par M. Salomon, rapporteur.

Il y a actuellement en Europe et en Amérique 70 monuments crématoires.

L'adoption de ces pratiques serait facile pour les peuples Bouddhistes qui ont été les véritables initiateurs de la crémation.

A côté des avantages que l'incinération procure aux agglomérations, salubrité, disponibilité de grandes surfaces de terrain, il y a lieu de souligner l'avantage de ramener, sans dangers et sans frais, dans la métropole les restes des soldats et des colons morts dans les possessions d'outre-mer et réclamés par leurs familles.

Comme corollaire aux mesures à prendre contre les morts de maladies contagieuses, la déclaration obligatoire et la constatation des décès s'imposent dans toutes les colonies. La plus grande difficulté pour enrayer l'extension des épidémies dans les villes coloniales mixtes vient de l'absence de déclarations des décès indigènes. Quelques progrès ont été faits dans les grandes villes de l'Indo-Chine. Mais il reste encore beaucoup à faire et une législation précise, fixe et non de circonstance, est de première nécessité.

CHAPITRE X

ORGANISATION SANITAIRE DE LA COMMUNE ET DE LA COLONIE

RÈGLEMENTS SANITAIRES ; BUREAUX D'HYGIÈNE ; SERVICES DE DÉSINFECTION ; INSTITUTS VACCINOGÈNES ; HÔPITAUX ; DISPENSAIRES ; SANATORIA ; RAPATRIEMENTS

Il est toute une catégorie de maladies transmissibles de l'homme malade à l'homme sain soit directement, soit indirectement par les êtres vivants, par les objets quelconques ayant été en contact avec les malades et qui, produites par un contage plus ou moins saisissable, sont des *maladies évitables*.

L'organisation de la défense contre ces maladies dans les agglomérations urbaines ou dans la colonie incombe aux administrations publiques. Seules, en effet, les administrations publiques sont en possession des moyens d'information, de coercition, de pouvoirs légaux, d'instruments spéciaux propres à assurer la *prophylaxie des maladies transmissibles*.

La loi du 4 février 1902 pour la protection de la santé publique (1) coordonne, complète et confirme ces pouvoirs.

Par elle, les autorités municipales sont dans l'obligation de déterminer par des arrêtés :

(1) *Journal officiel ; Revue d'hygiène* du 20 février 1902.

1° Les mesures à prendre contre les maladies transmissibles visées à l'article 4 de la loi, spécialement les mesures de désinfection ou même de destruction des objets à l'usage des malades ou qui ont été souillés par eux et généralement des objets quelconques pouvant servir de véhicule à la contagion;

2° Les prescriptions destinées à assurer la salubrité des maisons et de leurs dépendances, des logements loués en garni et des autres agglomérations quelle qu'en soit la nature, notamment les prescriptions relatives à l'alimentation en eau potable ou à l'évacuation des matières usées.

(*Article 3*). En cas d'urgence, c'est-à-dire en cas d'épidémie ou d'un autre danger imminent, le préfet (le gouverneur) peut ordonner l'exécution immédiate des mesures prescrites par les règlements sanitaires prévus à l'article 1er.

(*Article 4*). La liste des maladies auxquelles sont applicables les dispositions de la présente loi sera dressée après avis de l'Académie de médecine et du Comité consultatif d'hygiène de France.

Il est indispensable que les autorités, chargées de la prophylaxie, soient immédiatement informées de l'existence du premier cas d'une maladie transmissible.

Une liste des maladies a été déjà dressée, par application de la loi du 30 novembre 1892 sur l'exercice de la médecine, et rendue applicables aux colonies par décret du 17 août 1897 (art. 10) et *Arrêté ministériel du 7 janvier 1902* :

« *Art. 1er.* — La liste de maladies épidémiques dont la divulgation n'engage pas le secret professionnel et dont la déclaration sera obligatoire aux colonies est la suivante :

1° la fièvre typhoïde;
2° le typhus exanthématique;
3° la variole et la varioloïde;
4° la scarlatine;
5° la diphtérie:
6° la suette miliaire;
7° le choléra et les maladies cholériformes;
8° la peste;
9° la fièvre jaune;
10° la *dysenterie confirmée;*
11° l'ophtalmie des nouveau-nés;
12° les injections puerpérales;
13° la rougeole;
14° la lèpre.

Les déclarations sont dues par tout médecin civil ou militaire, par tout médecin indigène ou sage-femme exerçant dans la colonie (art. 10 du décret du 17 août 1897; — article 5 de la loi de 1902).

(1) *Annales d'hygiène et de médecine coloniales*, juillet-août septembre 1902, p. 513.

« Art. 2. — L'autorité publique qui doit recevoir la déclaration des maladies épidémiques est représentée par le gouverneur. Des arrêtés locaux détermineront si la déclaration doit être faite simultanément au maire ou aux autorités administratives qui en remplissent les fonctions.

« Art. 3. — Les praticiens mentionnés à l'article 10 du décret du 17 août 1897 devront faire la déclaration aussitôt le diagnostic établi.

Dans les corps de troupe, cette déclaration devra être faite par l'autorité militaire locale.

« Art. 4. — La déclaration sera faite à l'aide de cartes détachées d'un carnet à souche, qui porteront la date de la déclaration, l'indication de l'habitation contaminée, la nature de la maladie désignée par un numéro d'ordre, suivant la nomenclature inscrite à la première page du carnet. Elles peuvent contenir, en outre, l'indication des mesures prophylactiques jugées utiles (désinfection, transport, etc.).

La *rougeole* et la *lèpre* ont été ajoutées à la nomenclature adoptée en France, en raison de l'extension rapide de ces maladies et des ravages qu'elles font dans la population indigène.

L'enquête faite à l'occasion de la conférence de Berlin a fait connaître que le nombre des lépreux est considérable dans certaines colonies étrangères. Pour ce qui est des colonies françaises, nous ne savons rien de précis. Toutes les évaluations faites jusqu'à ce jour sont entachées d'erreur. Les malades se cachent où sont dissimulés par leur entourage; d'autre part, le diagnostic de la lèpre au début est difficile. — Nous savons cependant que, si les colonies françaises ne sont pas les plus mal partagées, cependant la maladie a une tendance envahissante très marquée et, constatation affligeante, les Européens, bien que plus rarement contaminés que les indigènes, n'échappent pas à la contagion. Des cas nombreux ont été signalés à la Guyane, en Nouvelle-Calédonie, à Tahiti, à Bourbon. Le danger de la lèpre est donc très menaçant. La lèpre vient des lépreux et se déplace avec eux, par conséquent les dangers vont croissant avec la multiplicité des relations qui augmentent les chances de contagion.

L'arrêté de 1902 spécifie pour la *dysenterie* que la *dysenterie confirmée* doit seule être déclarée. Cette dernière addition a eu pour but d'éviter que des diarrhées banales n'ayant aucun caractère infectieux soient signalées au même titre que les dysenteries.

Cette réglementation constitue un progrès notable qui permettra, si l'application est conforme à l'esprit de la réforme, d'enrayer le développement d'une de ces redoutables épidémies qui se répandent hors de leurs foyers d'origine, sous les tropiques, vers l'Europe.

La liste des maladies transmissibles eût été complétée avantageusement par l'addition du *béribéri* et de la *tuberculose*.

La première de ces maladies, fréquente parmi les indigènes, prend souvent les allures d'une épidémie grave.

Quant à la *tuberculose*, elle présente un danger non moins grand que la *lèpre* pour les populations des pays chauds. Elle frappe de plus en plus les indigènes, mis en contact avec la civilisation Européenne, à mesure que l'*alcoolisme*, cause prédisposante si active, fait de plus grands ravages parmi eux. Comme la lèpre, avec laquelle elle présente des affinités si étroites, elle est contagieuse et on peut dire d'elle également que la tuberculose vient du tuberculeux et marche avec lui.

Mais, en dépit de la presque unanimité du monde savant qui admet la nécessité de la déclaration pour la tuberculose, cette déclaration se heurtera à la résistance des familles qui n'admettront pas facilement la divulgation de leurs tares, l'internement dans un hôpital et la désinfection obligatoire. Comme pour la lèpre, la prophylaxie de la tuberculose sera indéfinie, ne cessant le plus souvent qu'avec la vie du malade.

La déclaration des grandes maladies épidémiques, peste,

choléra, fièvre jaune et des maladies qui ne sont pas des tares pour les familles ne rencontrera pas les mêmes difficultés. Toutefois si la conséquence de la déclaration doit être l'isolement obligatoire, la séquestration dans un hôpital ou, pour la variole et pour la peste, la vaccination obligatoire, on est exposé à rencontrer une vive opposition qui ne cédera que peu à peu suivant le tact et l'habileté des administrateurs et *si les autorités et les médecins indigènes* servent d'intermédiaires pour l'application de la loi et des soins nécessaires.

S'il est imprudent de compter sur la déclaration obligatoire de la *Lèpre* et de la *Tuberculose*, on ne peut cependant rester indifférent devant l'extension de ces deux fléaux qui ruineront les races indigènes. Il faut écarter les malades lépreux et aussi les tuberculeux des professions (boucher, pâtissier, domestique, blanchisseur,etc.) qui les exposent au contact de leurs semblables et des Européens ; éloigner les enfants malades des écoles; ouvrir des hôpitaux spéciaux où les malades seront reçus.

Autorités sanitaires. — La déclaration doit être faite en principe au Gouverneur de la colonie et, suivant les circonstances de lieu, simultanément au maire ou aux autorités similaires.

C'est, en effet, le Gouverneur qui doit aviser le directeur de la santé chargé de prescrire les mesures utiles. Mais d'autre part c'est l'autorité municipale qui applique les instructions générales permanentes ou les instructions spéciales qui pourront être édictées dans chaque colonie.

La circulaire du 7 janvier 1902 a laissé une certaine latitude aux autorités locales pour compléter par des prescriptions spéciales les instructions générales du Comité consultatif d'hygiène publique de France (1). Il appartient aux autorités locales d'être prévoyantes et de ne pas attendre le

(1) Voir les instructions du Comité consultatif d'hygiène publique. Paris, librairie Baillière.

moment du danger pour improviser des règlements et perdre ainsi un temps précieux (1).

Bureaux d'hygiène. — L'élément essentiel de l'organisme sanitaire est le bureau d'hygiène (*art. 19 et 20 de la loi de 1902*). Il doit en exister un dans le chef-lieu de chaque circonscription sanitaire. Il représente le pouvoir exécutif par rapport aux conseils d'hygiène et aux commissions sanitaires, assemblées délibérantes.

C'est lui qui reçoit ou recherche tous les renseignements intéressant la santé publique, qui veille sur la déclaration des décès et des maladies épidémiques, qui recherche les causes véritables d'une morbidité anormale. Il veille à l'exécution de la réglementation des substances alimentaires, de l'éloignement des immondices, de la salubrité des rues et des maisons. C'est aussi le bureau d'hygiène qui surveille les bassins de captage des eaux, les canalisations et fait procéder périodiquement aux analyses de contrôle.

C'est encore lui qui, ayant la disposition du matériel et du personnel sanitaire (étuves, pulvérisateurs, voitures, équipes de gardes sanitaires et désinfecteurs) fait procéder au transfert des malades, à la désinfection des maisons, du mobilier et des objets contaminés. Aucune ville coloniale ne possède cet organisme essentiel (2).

Autres dispositions principales de la loi sur la protection de la santé publique. — L'Art. 7 de la loi de 1902 spécifie que « *la désinfection est obligatoire pour tous les cas de maladies prévues à l'article 4* ».

(1) Les procédés appliqués à *Tamatave* et à *Majunga* pour arrêter la peste, à *Grand-Bassam* et par moi-même à *la Réunion* pour arrêter la variole, internement des malades, isolement des familles contaminées, destruction des habitations et des objets contaminés, dissémination des individus sains, cordons sanitaires et postes de secours sur les routes, pouvoirs extraordinaires et crédits attribués au Directeur de la santé, montrent que les autorités coloniales peuvent user de pouvoirs très étendus et quels succès suivent des initiatives vigoureuses.

(2) A Nice, depuis l'institution du bureau d'hygiène, la mortalité est tombée de 30 à 21 et enfin à 19 p. 1000.

Art. 8. — Lorsqu'une épidémie menace tout ou partie du territoire ou s'y développe et que les moyens de défense locaux sont reconnus insuffisants un décret présidentiel détermine les mesures propres à empêcher la propagation de cette épidémie et les rend exécutoires en 24 heures.

Art. 9. — Lorsque pendant trois années consécutives le nombre des décès dans une commune a dépassé le chiffre de la mortalité moyenne de la France, des travaux d'assainissement et d'amenée d'eau potable de bonne qualité pourront être prescrits et ordonnés d'office si, après enquête, leur nécessité a été établie.

Art. 10. — Pour protéger les sources, puits, galeries fournissant de l'eau potable, la loi interdit l'épandage des engrais humains et le forage des puits sur un périmètre déterminé.

Art. 12. — Des travaux d'assainissement ou l'interdiction d'habitation peuvent être imposés après enquête à un immeuble reconnu dangereux pour la santé publique.

Art. 28. — L'introduction de matières excrémentitielles ou autre matière nuisible dans l'eau des sources, conduites, puits, réservoirs, etc. l'abandon des cadavres ou résidus animaux quelconques putrescibles dans les excavations quelconques du sol autres que les fosses réglementaires sont punis des peines portées aux articles 479 et 480 du Code pénal.

Art. 6. — *La* vaccination *antivariolique est obligatoire au cours de la première année de la vie, ainsi que la* revaccination *au cours de la onzième et de la vingt et unième année.*

Vaccins. — Instituts vaccinogènes. — Instituts bactériologiques.

Le corollaire de ces prescriptions est la création d'instituts bactériologiques (instituts Pasteur) où se fait le diagnostic bactériologique des maladies épidémiques signalées ou des maladies suspectes, et de centres vaccinogènes où sont préparés et délivrés les vaccins reconnus efficaces pour la prophylaxie et la cure des maladies infectieuses.

Il y a intérêt à réunir le laboratoire d'expertises bactériologiques à l'institut vaccinogène : on réalise ainsi une économie de temps et d'argent et l'unité d'action.

Le premier institut vaccinogène de ce genre a été créé à

Saïgon par le Dr Calmette, en 1891. Depuis, des instituts analogues, sinon aussi complets, ont été créés à Saint-Louis (Sénégal), à Tananarive, à Nha-Trang, dans l'Annam (par le Dr Yersin), à Hanoï. Enfin des laboratoires de bactériologie ont été adjoints aux principaux hôpitaux coloniaux des possessions françaises.

Dès aujourd'hui ces différents instituts sont en mesure de fournir des vaccins préparés sur place ou reçus d'Europe contre la *variole*, contre la *rage*, contre la *peste*, contre le *tétanos*, contre le *charbon*, contre la *morsure des serpents*, contre la *diphtérie*, du vaccin *anti-streptococcique*, de la *malléine*, du vaccin de la *peste bovine*.

1. **Variole et variolisation chez les indigènes.** — Les populations de l'Indo-Chine, de l'Hindoustan, de l'Archipel Malais, de Madagascar, des colonies Africaines sont décimées par la variole qui prend fréquemment les allures épidémiques les plus graves. Elles sont le résultat des croyances religieuses, des doctrines médicales, et des pratiques funestes de la variolisation qui, en réalité, entretient la variole bien plus qu'elle ne la combat.

C'est ainsi que, pour les Cambodgiens et les Annamites, la variole est la conséquence de l'élimination d'un produit impur que notre sang renferme dès notre naissance. Leurs enfants, disent-ils, ne sont pas bien nés tant qu'ils n'ont pas échappé à la terrible maladie. Bien qu'ils méconnaissent sa propagation par contagion, cependant les Cambodgiens reconnaissent le caractère épidémique de la variole, qui leur serait venue du Thibet en suivant le cours du Mé-Kong (1).

A la Côte d'Ivoire les indigènes savent qu'une première atteinte donne l'immunité. Ils ne pratiquent pas la variolisation, mais ils appliquent aux maladies la quarantaine dans tout ce qu'elle a de plus cruel. Les individus atteints

(1) Dr G. Martin, *Service de la vaccine au Cambodge* (*Annales d'hyg. et de méd. colon.*, 3e trim. 1902, p. 497).

sont déclarés « *fétiches* »,expulsés du village et obligés de vivre dans la brousse, sous des huttes en feuillage, mangeant des bananes et quelques racines, prenant quelques remèdes indiqués par le féticheur... Ils évitent de rencontrer leurs congénères qui les tueraient. Des pratiques fétichistes ont lieu dans le village pour conjurer le génie malfaisant (1).

Dans l'Hindoustan les sectateurs de Brahma subissent sans récriminer les atteintes de la variole qu'ils considèrent comme un mal d'essence divine, venant de Kaly, déesse qui préside aux calamités. Sa visite est une punition. Le variolé est un être sacré que les simples profanes ne peuvent toucher. On fait des prières et des sacrifices, mais aucun traitement. — Après guérison, les vêtements sont brûlés. Après la mort le corps est brûlé si le malade était sectateur de Siva. Si c'est une femme enceinte qui succombe, une matrone pratique *post mortem* l'opération césarienne (2)!

C'est à ces superstitions que l'on doit de rencontrer dans l'Inde tant d'aveugles et de malheureux au visage informe.

La variole causait autrefois parmi les Cambodgiens et les Annamites de nombreux décès jusqu'à l'âge de 3 ans, époque à laquelle on pratique encore dans certains régions la variolisation propagée jadis dans tout l'Extrême-Orient par les Chinois et les Malais. Ces médecins chinois et malais font des scarifications légères au bras avec un méchant canif ou des lancettes, assez semblables aux nôtres, et ils portent sur la plaie des petits tampons de coton imbibés de virus varioleux. — Des manuels de variolisation sont entre les mains des médecins chinois. Leurs soins, payés une piastre par vaccination, sont plus facilement acceptés que les soins des médecins vaccinateurs français donnés gratuitement.

(1) Dr H. Vergoz, *Variole et vaccination à la Côte d'Ivoire.*

(2) Dr Blin, *Préjugés des Hindous sur la variole. Annales d'hygiène et de médecine coloniales*, 2e trim. 1900.

Les pratiques de variolisation se retrouvent dans l'Afrique occidentale.

2. **Vaccination.** — Cependant grâce aux progrès de la pacification, grâce à l'abondance et à l'efficacité actuelles du vaccin préparé dans les instituts coloniaux, grâce à l'obligation de la vaccination imposée par l'administration française, la vaccination fait chaque jour de grands progrès dans les provinces accessibles de l'Annam, du Tonkin, du Cambodge, comme en Cochinchine, ainsi qu'en témoignent les *graphiques ci-joints* (fig. 30-31).

Bien que les vaccinations n'aient commencé au Cambodge qu'en 1894 et n'aient été acceptées, au début, que par les Annamites et les Chinois, cependant aujourd'hui, grâce au savoir-faire des médecins vaccinateurs français, le nombre des vaccinés s'est rapidement accru, s'élevant de *1.771 en 1894 à 114.516 en 1899.*

En Afrique, la pénétration de la vaccine est plus difficile en raison des influences prépondérantes du mahométisme qui contribue à propager la variolisation.

Les Anglais ont rencontré des obstacles insurmontables dans l'Inde. On aura la mesure des efforts faits par le service de santé de l'administration des colonies pour préserver l'Indo-Chine de ce fléau qui ravageait la population indigène lorsqu'on saura que, de 1878, époque où fut organisé le service mobile de vaccination, jusqu'en 1892, il a été fait dans la seule Cochinchine 1.124.484 vaccinations, pour une population totale de 2.034.453 habitants.

Aussi l'accroissement de la population a été considérable depuis cette époque. En 1885 et dans les années précédentes la Cochinchine comptait 1.790.226 âmes environ. Jamais ce chiffre n'avait été dépassé. En 1891, c'est-à-dire quelques années après la pratique en grand des inoculations vaccinales, il était de 2.034.453. A la fin de l'année 1896, il y avait 2.252.813 habitants. Ainsi l'accroissement, en

COCHINCHINE
Statistique Générale des Vaccinations depuis 1878 jusqu'à 1899 inclus.
Nombre des Vaccinations
1878
1879
1880
1881
1882
1883
1884
1885
1886
1887
1888
1889
1890
1891
1892
1893
1894
1895
1896
1897
1898
1899
180 mille
170
160
150
140
130
120
110
100
90
80
70
60
50
40
30
20
10

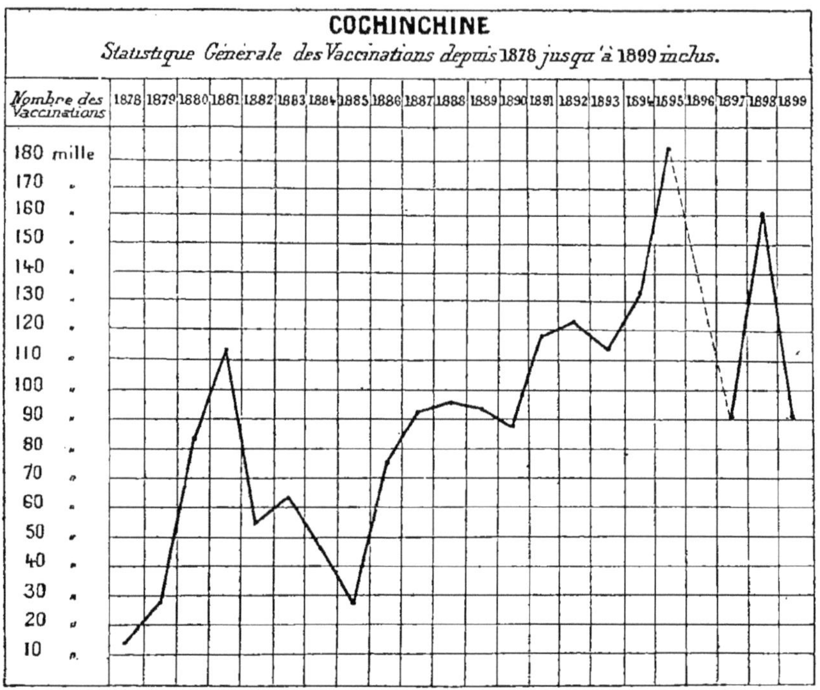

Fig. 30 (1).

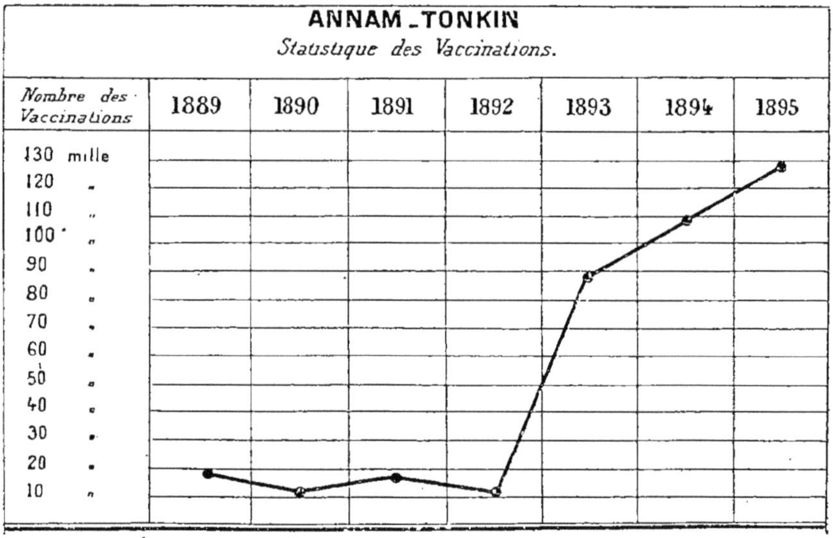

ANNAM-TONKIN
Statistique des Vaccinations.
Nombre des Vaccinations
1889
1890
1891
1892
1893
1894
1895
130 mille
120
110
100
90
80
70
60
50
40
30
20
10

Fig. 31 (1).

(1) Graphiques dus à l'obligeance de M. le Dr Kermorgant, inspecteur général du service de santé des colonies.

Cochinchine seulement, a été de 472.587 habitants en onze années (Kermorgant).

L'administration locale, celle de la métropole et les médecins coloniaux n'ont rien négligé pour arriver à un tel résultat. Jusqu'à la création de l'institut vaccinogène de Saïgon, on s'était servi de tubes expédiés par l'Académie de médecine ou divers instituts vaccinogènes de France. De là des insuccès nombreux *au début*, et l'obligation de pratiquer la vaccination de bras à bras. Il n'est pas besoin de faire remarquer tous les dangers de cette pratique, abandonnée en Europe, et qui était aggravée encore en Indo-Chine par la fréquence de la syphilis et de la lèpre (1).

a) *Conservation du vaccin.* — D'autre part il était bien difficile de remédier aux défaillances du vaccin expédié sous forme de pulpe glycérinée. On sait, en effet, que le vieillissement de la pulpe glycérinée, quand il dépasse 2 mois, a une action tout particulièrement atténuante. Or il fallait au moins ce temps pour expédier les tubes de France à Saïgon et de là les réexpédier dans les postes éloignés du chef-lieu où ils attendaient le moment propice pour être utilisés.

D'autres conditions défavorables résultent de l'exposition des conserves de vaccin aux vicissitudes météoriques ambiantes qui seront d'autant plus néfastes que le vaccin est soumis à des pérégrinations et à des manipulations plus nombreuses avant d'être utilisé. L'action de la chaleur est particulièrement funeste. On sait qu'une température de 40°, prolongée pendant 24 heures, aboutit à la stérilisation presque complète du vaccin.

Ces conditions sont souvent réalisées dans les pays chauds

(1) Ayant la notion de cette contagion possible, la population cochinchinoise repoussait ce mode de vaccination. Au Tonkin, les mères refusaient de laisser prendre du vaccin sur le bras de leurs enfants. Elles s'enfuyaient avec eux et les cachaient. La crainte d'être pris pour vaccinifère a été une des causes de la résistance des Tonkinois à la vaccination jennérienne.

et on ne peut songer à attendre, comme certain médecins des régions méditerranéennes l'ont proposé, que la période des chaleurs soit passée pour pratiquer la vaccination. Dans les pays chauds proprement dits, ceux qui sont compris entre les tropiques, il fait chaud toute l'année. D'autre part, le médecin vaccinateur ne pratique pas, à son aise, dans son laboratoire ou dans une salle de visite où les clients viennent le trouver.

En Indo-Chine, comme au Sénégal, il court la brousse, mangeant et couchant comme il peut, obligé de recourir à des moyens de transport dont quelques-uns laissent fort à désirer, sampans, pirogues, chevaux, éléphants, charrettes à bœufs, palanquin, hamac; il opère en plein vent, courant après les clients sous un soleil de feu, faisant de véritables raids pour se trouver à point voulu dans des centres où il a chance de trouver la population assemblée. Il est des résidences qui doivent être visitées aux basses eaux, d'autres, au contraire, ne peuvent être atteintes qu'aux hautes eaux. Obligé de coucher en route, le médecin vaccinateur colonial est heureux quand il peut se loger pour une nuit dans une pagode. On conçoit aisément les difficultés qu'il éprouve. Le vaccin partage ces tribulations et est exposé aux mêmes intempéries!

La création de l'institut vaccinogène de Saïgon et celle de l'annexe de Hanoï, de date plus récente, ont permis de remédier en partie à ces défectuosités en permettant d'expédier dans les postes du vaccin fraîchement préparé.

Le vaccin est recueilli sur des bufflons et des bufflones; les génisses trop chétives ne donnent pas de bons résultats. Les tubes sont expédiés dans des tubes de bambou bourrés de coton et cachetés.

Il peut conserver son activité intacte pendant plus de 2 mois (G. Martin), mais il est préférable de l'employer le plus tôt possible après sa réception. « Il doit être maintenu à l'abri de la lumière et dans l'endroit le plus frais qu'on aura à sa disposition. A partir de la température de 30° le vaccin subit une atténuation progressive qui peut le rendre inutilisable. Le soleil, le voisinage des chaudières dans les chaloupes transforment bien vite le meilleur vaccin en une substance inerte.

« Le moyen recommandé par le docteur Simond, qui consiste à placer les tubes dans une gargoulette en terre poreuse suspendue en route à l'arrière d'une charrette à bœufs ou à la cage d'un éléphant, m'a rendu les plus grands services » (G. Martin). Celui préconisé par le D. Spire, employé aux Indes Néerlandaises et qui consiste à remplir une boîte en fer blanc d'une tige de bananier fraîchement coupée et à y implanter les tubes, est également excellent; les tubes s'y maintiennent à un degré de fraîcheur suffisant et sont à l'abri de la casse; aussi est-il à recommander.

Les vaccinations de génisse à bras donnent des résultats supérieurs. Les indigènes sont très séduits par ce mode d'inoculation qui excite leur curiosité, les amuse et aussi les rassure plus que l'emploi de ces tubes dont le contenu excite leur méfiance. Dans ce procédé, il faut craindre les infections qui peuvent suivre l'inoculation (1).

b) *Procédés de vaccination. — Emploi du vaccin.* — Chaque tube expédié par l'institut vaccinal de Saïgon contient suivant sa grandeur la quantité de vaccin nécessaire à 20 ou 40 personnes. — La face externe des bras du sujet à vacciner ayant été lavée à l'eau savonneuse et à l'eau pure, on malaxe la pulpe avec le plat de la lancette, on y trempe, pour la charger, les deux faces de son extrémité et, au niveau de l'insertion du deltoïde, on pratique, à chaque bras, soit trois scarifications n'intéressant que l'épiderme, soit un certain nombre de piqûres.

La question de dose, dans la vaccination avec les pulpes glycérinées, doit entrer en ligne de compte pour le choix du

(1) Parmi les germes susceptibles d'être ainsi inoculés, on peut citer le tétanos, le vibrion septique, et même la tuberculose.

procédé. — La nécessité de multiplier la surface d'absorption s'impose pour un vaccin qui est atténué et conduit à l'adoption du procédé par scarification et même par grattage. Pour pratiquer la scarification, on se sert indifféremment de lancettes soigneusement stérilisées après l'inoculation de chaque sujet ; ou mieux encore on se sert d'aiguilles Chambon à tige de métal. Il faut en avoir tout un jeu pour permettre à l'aide de les laver à l'alcool et de les essuyer avant chaque opération.

Le vaccinostyle, « le Jenner » du Dr Maréchal, en forme de plume métallique, a l'avantage, en raison de son prix infime, de pouvoir être sacrifié après son emploi sur une seule personne, ce qui est important lorsqu'on opère sur des populations ayant des maladies héréditaires. On peut, au moyen de cet instrument, pratiquer 200 vaccinations à l'heure (Dr Martin).

Le grattage est pratiqué à l'aide d'un rasoir bien affilé jusqu'à ce qu'on voie apparaître des petits points rouges qui indiquent la dénudation des sommets des papilles du derme (1).

Cette opération est plus longue, demande une instrumentation spéciale ; elle expose plus aux infections secondaires et serait moins facilement acceptée par les indigènes. — Elle est à recommander dans les cas où on a affaire à des sujets de réceptivité amoindrie ou à des vaccins de virulence très affaiblie.

Il est très important de recommander aux indigènes de laisser sécher le vaccin avant de remettre leurs vêtements et de bien se garder d'ouvrir les pustules quand elles sont formées. Les séances de contrôle permettent en effet de constater le développement de nombreux cas de lymphangite.

(1) Drs Rafinesque et Raymond, *Bulletin général de thérapeutique*, 1894, p. 172 : — Drs Benoît et Roussel, *Rev. d'hyg. et de police sanitaires*, juin 1902.

Des médecins indigènes formés aux écoles de médecine indigène coloniale (Tamatave, Hanoï, Pondichéry), ou encore instruits sommairement dans les hôpitaux des circonscriptions seront utilement employés pour répandre la vaccination dans les populations indigènes trop éloignées, ou encore trop effarouchées par la vue des médecins européens. Cette institution, que j'avais inaugurée et mise en œuvre dans les provinces de Bac-ninh et de Haïphong, au Tonkin (1891-1893), m'avait donné les résultats les plus encourageants. Sur ma proposition, elle a été recommandée à l'attention des pouvoirs publics par l'Académie de Médecine.

La multiplication des instituts vaccinogènes facilitera encore la diffusion de cette pratique salutaire pour les populations indigènes.

3. **Vaccination anti-rabique.** — *La rage* est assez répandue dans les colonies. Les terres insulaires qui savent se protéger contre les provenances extérieures suspectes sont seules indemnes. Cependant elle a été signalée à Madagascar et dans les Antilles. Elle est très commune en Asie. Elle a été signalée aussi dans l'ouest africain.

En Indo-Chine, elle est particulièrement fréquente. Elle y a été connue de tout temps comme en Chine. Les Annamites la nomment « Folie des chiens » (cho-diaï). La plus grande fréquence de la forme de la rage dite *muette* où l'animal enragé est paralysé très promptement et, par suite, mis dans l'impossibilité de mordre ses congénères, fait que la rage est moins répandue qu'en Europe (Calmette). Néanmoins on observe parfois dans quelques cantons de l'Indo-Chine de véritables épidémies. Les Annamites mordus par le « chien fou » s'empressent de commander leur cercueil. Au Tonkin et dans quelques districts de la Cochinchine, les hommes mordus tentent de conjurer la maladie en mangeant crû et chaud le foie du « chien fou » qui les a mordus.

L'installation d'un institut anti-rabique en Indo-Chine répondait donc à une véritable nécessité. Depuis sa création le nombre des individus traités, provenant de tout l'Extrême-Orient, s'est accru rapidement ;

1891	27	personnes traitées.
1892	64	—
1893	49	—
1894	50	—
1895	51	—
1897	63	—
1898	53	—
1899	54	—

Les Instituts Pasteur de *Saint-Louis* et de *Tananarive* remplissent le même office en Afrique Occidentale et dans l'Océan Indien.

4. Vaccination contre la peste. — C'est au Dr Yersin, médecin des colonies, qu'est due la découverte du sérum anti-pesteux, comme on lui doit la découverte du bacille pesteux qu'il fit en Chine en même temps que les docteurs Kitasato et Aoyanna découvraient ce même bacille de leur côté.

C'est l'Institut Pasteur de Paris, qui fournit à tous les besoins des colonies où la peste a fait son apparition.

Les résultats donnés par le sérum anti-pesteux de Yersin, *comme curatif*, d'abord excellents à Canton et à Amoy, furent moins bons à Bombay. Cependant, les médecins russes Wyssokovitz et Zabolotny, envoyés en missions à Bombay, ont estimé que l'emploi de ce sérum avait abaissé la mortalité de 80 à 40 p. 100 (1).

A Porto, du 3 septembre 1899 au 19 janvier 1900, l'emploi du sérum fait par MM. Calmette et Salimberré a donné les résultats suivants :

	Nombre.	Décès.	Pourcentage.
Cas non traités....	181	95..........	52,43 p. 100
Cas traités........	148	23..........	15,5 p. 100

(1) Société de Médecine et des Sciences naturelles de Bombay. — Séance du 21 juin 1897.

A Majunga, en 1901, les cas traités par le sérum n'ont eu que 16 p. 100 de mortalité.

D'après ces chiffres l'efficacité du sérum anti-pesteux ne s'éloigne pas sensiblement de celle du sérum antidiphtérique dont l'emploi abaisse la mortalité au chiffre de 12 à 13 p. 100 environ (1).

Le sérum a une efficacité reconnue comme *préventif*. Le docteur Métin déclare n'avoir jamais observé un seul cas de peste, à Porto, dans la population française et chez bon nombre de médecins qui, par leurs fonctions, étaient le plus exposés à la maladie. Le sérum s'est montré également très efficace et sans inconvénient dans l'Inde, en Chine, à Tamatave, au lazaret du Frioul (à Marseille), en Nouvelle-Calédonie (épidémie de peste à Nouméa, en 1901) (2).

Malheureusement, l'immunité conférée ne dure qu'environ 10 à 15 jours, et il est nécessaire, par suite, de renouveler les injections au bout de ce laps de temps.

On peut aussi, bénéficiant du répit que donne une première injection de sérum de Yersin, employer le vaccin de Haffkin, préparé avec des cultures de bacilles tués, cultures faites sur bouillon ou cultures faites sur gélose (3), tuées par la chaleur et diluées dans de l'eau stérilisée ou dans une solution physiologique de sel marin. Le vaccin de Haffkin donne une préservation très longue (plusieurs mois). Malheureusement il est difficilement accepté par les populations en raison des phénomènes qu'il provoque, parce que l'immunité n'est pas immédiate et parce qu'il nécessite l'isolement des vaccinés pendant une douzaine de jours et l'interruption du travail. Le Dr Métin, à Porto, et le Dr Noc, à Nouméa, n'ont pas réussi à le faire accepter par les populations de ces deux pays.

Le Dr Yersin a recherché, à Nha-Trang, la possibilité de préparer un virus pesteux atténué capable de vacciner contre

(1) Dr Métin, *la Peste de Porto* (*Ann. d'hyg. et de méd. colon.*, 2e trim., 1902).

(2) Dr Noc, *Rapport du laboratoire de bactériologie de Nouméa* (*Ann. d'hyg. et de méd. colon.*, 3e trim., 1902).

(3) Dr Noc, *loc. cit.*

le bacille virulent par un procédé semblable à celui de la vaccination charbonneuse. Il est arrivé, en collaboration avec M. Carré, vétérinaire, à vacciner des rats, animaux les plus sensibles à la peste, en ne perdant que 10 p. 100 des animaux à la vaccination (1) et les rats qui ont résisté supportent l'inoculation virulente dans la proportion de 90 p. 100.

Cette vaccination, si elle devenait possible, aurait l'avantage d'être plus simple, d'être plus à la portée des indigènes, car on opérerait à la lancette. L'immunité serait plus solide et plus durable (environ *8 mois*, d'après le docteur Yersin).

a) *Procédé de vaccination anti-pesteuse* — 1° *Vaccination curative* (2). — La méthode *sérothérapique* avec le sérum de Yersin formulée par les docteurs Calmette et Salimberri, après la peste de Porto, comporte, suivant les cas, des injections *sous-cutanées* ou des injections *intra-veineuses*.

Les *injections intra-veineuses* sont indispensables dans les cas où on a constaté des bacilles pesteux dans les crachats, que la pneumonie qu'ils indiquent soit primitive ou secondaire, et aussi des bacilles non englobés dans le suc ganglionnaire. La technique employée est la suivante :

La seringue de Roux, stérilisée par l'ébullition prolongée, est remplie lentement, pour éviter la formation de bulles d'air, avec le sérum tiédi vers 37 degrés, puis tenue verticalement jusqu'à ce que toute bulle gazeuse soit chassée vers le haut du corps de pompe. Préalablement, il importe de vérifier si le sérum est bien limpide et ne contient aucun

(1) Dr Yersin, *l'Institut Pasteur de Nhiatrang* (*Ann. d'hyg. et de méd. colon.*, 4e trim. 1900).

(2) Le sérum antitoxique de Lustig peut aussi être employé, bien qu'inférieur à celui de l'institut Pasteur de Paris. — C'est du sérum de cheval d'une préparation plus simple et plus rapide. — Les cultures sur agar-agar sont traitées par une solution de potasse caustique, puis neutralisées avec l'acide chlorhydrique à 0, 5 p. 100, diluées avec de l'eau carbonatée à 1 p. 100 avant d'être injectées aux chevaux.

coagulum. Il est quelquefois nécessaire de tenir compte de l'âge du sérum. Cependant du sérum qui avait *plus d'un an de fabrication*, *trouble*, mais filtré sur du coton aseptique a rendu de grands services au docteur Noc, à la condition d'injecter des doses plus considérables. Ce sérum avait réellemeut subi une atténuation.

On choisit une veine bien superficielle, dans une partie du corps où la peau est fine, pli du coude, face dorsale du poignet ou région malléolaire. Après asepsie de la région, la veine est rendue saillante par l'application d'un bandage tel qu'il est appliqué pour la saignée. Une fine aiguille de seringue de Pravaz, en platine iridié, est introduite également dans l'axe même de la veine. Le sang vient couler par son extrémité libre montrant que l'aiguille est bien dans la veine. La seringue est adaptée sur l'aiguille et l'injection poussée lentement après avoir enlevé le bandage compressif. L'injection dure 4 à 5 minutes environ. Par mesure de précaution, les dernières gouttes de sérum, pouvant contenir des bulles d'air, ne seront pas injectées et seront utilisées dans l'injection consécutive.

La petite plaie est fermée avec une goutte de collodion. Il ne faut pas craindre d'employer des doses un peu fortes dans une même séance, par exemple 40 et même 60 centim. cubes. Chez certains malades le docteur Métin a injecté jusqu'à 150 et 200 cent. cubes; le docteur Noc a injecté jusqu'à 310 centim. cubes en 3 jours et le docteur Vassal, à la Réunion, jusqu'à 340 et même 440 centim. cubes tant dans les veines que sous la peau sans que cette quantité ait produit le moindre inconvénient. — Aucun accident n'a été signalé; mais, par contre, on peut ainsi juguler des cas graves à la condition de s'y prendre dès le début.

L'application doit se faire en se guidant sur les indications du microscope qui renseigne sur la persistance ou non des bacilles non englobés dans le suc ganglionnaire ou dans les crachats, sur le nombre des leucocytes qui s'accroît dans les cas bénins et dans la période de guérison ou après chaque injection de sérum, tandis que le nombre des bacilles décroît.

Il y a lieu aussi de tenir compte de la température, du pouls, de la dyspnée et autres troubles fonctionnels.

Le premier phénomène observé après l'injection d'une dose de sérum, d'ailleurs toujours inoffensive, est une légère élévation de température de 1/2 degré à 1 degré au maximum se produisant dans les deux premières heures qui suivent cette injection. Elle cause donc une très légère réaction, mais cette réaction ne persiste pas. A partir de la deuxième heure, en effet, survient une chute de la température plus ou moins brusque suivant la dose d'injection ou la voie d'introduction. Une injection sous-cutanée de 20 centim. cubes ne fait tomber la température que de 1 à 2 degrés en 4 ou 5 heures, tandis que les doses de 40 à 60 centim. cubes par la même voie font souvent descendre la température de 3 degrés (de 40° à 37°) en 2 ou 3 heures seulement (Métin). Une injection intra-veineuse de 20 centim. cubes produit le même effet que cette forte dose en injection sous-cutanée et dans l'espace de 1 heure à 1 h. 1/2 seulement.

En même temps que la température s'abaisse le nombre des bacilles pesteux diminue très vite dans le sang au point que le lendemain de l'injection (surtout intra-veineuse) ils ont disparu. Leur disparition est plus lente dans le bubon. Si le lendemain les bacilles se sont reproduits et si la fièvre a reparu il faut procéder à une nouvelle injection intra-veineuse ou au moins à des injections sous-cutanées qui achèveront l'œuvre de l'injection intra-veineuse première. Si la fièvre reparaît sans que les bacilles reparaissent, il est inutile de recourir à de nouvelles injections qui ne peuvent rien contre les infections associées.

Les injections sous-cutanées se font d'après la technique des injections sous-cutanées de sérum anti-diphtérique.

Elles se pratiquent sous la peau du flanc ou dans la fesse ou ailleurs.

2° *Vaccination préventive.* — C'est le procédé employé pour les injections préventives. La dose injectée est en général de 5 centimètres cubes et, pour ceux qui sont en contact direct avec les malades, de 10 centimètres cubes. — Ces injections ne sont pas douloureuses, mais quelquefois suivies d'un érythème de la région avec tension de la peau, de douleurs articulaires, d'urticaire, d'œdème. Ces accidents ne s'accompagnent pas de fièvre, ne durent que 12 ou 24 heures et n'obligent pas au repos (Métin).

Sur 50 personnes inoculées préventivement, au « Port-de la Pointe » (île de la Réunion), par le Dr Vassal, toutes ayant été exposées à la contagion, il ne s'est pas déclaré un seul cas de peste (1).

5. **Vaccination contre le choléra.** — Le choléra est endémique dans une grande partie de nos possessions d'Extrême-Orient. Malheureusement nous ne possédons pas encore un vaccin capable de préserver des atteintes de cette maladie qui récidive si facilement.

Les recherches faites jusqu'à ce jour sont restées infructueuses.

Haffkine a préparé (1892) un vaccin avec un vibrion cholérique rendu fixe, puis atténué par culture en bouillon chauffé avec courant d'air ou en culture phéniquée. — L'inoculation avec virus atténué est suivi 8 jours après d'une inoculation avec une culture virulente. Ce vaccin a donné dans l'Inde des résultats très variables à son auteur.

Roux et Metchnikoff préparent un sérum anti-toxique en se servant du sérum d'un cheval immunisé avec des toxines cholériques. Ils auraient ainsi obtenu 21 p. 100 de guérisons dans des cas mortels.

(1) *Sérothérapie de la peste bubonique*, par le Dr Vassal (*Annales d'hyg. et de méd. coloniales*, 4e trim. 1902, p. 568).

La question d'un sérum préventif ou curatif est encore à résoudre.

6. **Vaccination contre la fièvre jaune.** — Les tentatives de vaccination faites par Domingos au Brésil et par Carmona au Mexique avec des cultures atténuées, celles de Finlay, à la Havane, à l'aide de piqûres de moustiques, n'ont donné aucun résultat dont on puisse sérieusement tenir compte.

Les recherches de Sanarelli lui ont permis de préparer un sérum anti-amaril, provenant de chevaux vaccinés contre le bacille ictéroïde, qui lui aurait donné des résultats assez satisfaisants pour qu'il conseille l'application la plus large de la méthode dans tous les cas de fièvre jaune (1). Pour que son efficacité soit réelle, le sérum anti-amaril doit être injecté le plus tôt possible aussitôt le diagnostic établi.

Ce sérum jouirait aussi de propriétés préventives.

En raison des résultats obtenus par MM. Sanarelli, Foa, Bruschettini, Doty, Fitzpatrick, etc., il y a lieu de ne pas négliger l'emploi de ce moyen préventif et curatif (2).

Vaccination contre les morsures des serpents venimeux. — Les belles études entreprises à l'institut Pasteur de Saïgon par le Dr Calmette lui ont permis d'obtenir un sérum anti-venimeux contre les morsures de serpents si fréquentes et si dangereuses dans les pays chauds.

Injecté en quantité suffisante aux personnes mordues par les différentes espèces de reptiles (*Cobra capella* et *Trimeresurus* de l'Asie, *Naja-Haye* et *Cerastes* d'Afrique, *Crotalus* de l'Amérique, *Botrops* de la Martinique, *Pseudechio* et *Hoplocephalux* d'Australie, *Vipères* d'Europe) le sérum empêche les effets du venin si l'intoxication n'est pas arrivée à une période trop avancée.

« Le sérum anti-venimeux est du sérum de cheval im-

(1) *Semaine médicale*, 4 avril 1900.

(2) M. Malherbe, à Montevideo, fabrique ce sérum.

munisé contre le venin des serpents. Il conserve ses propriétés indéfiniment, si on prend soin de ne jamais déboucher le flacon qui le renferme et de le maintenir à l'abri de la lumière. Il n'est altéré par la chaleur qu'au-dessus de 60 degrés centigrades. »

Il est employé en injections hypodermiques dans le flanc. La dose à employer est de 10 centimètres cubes, c'est-à-dire un flacon entier, pour les enfants et pour les adultes, lorsqu'il s'agit d'une vipère d'Europe ou d'un serpent de petite espèce des pays chauds.

Dans les cas de morsure par des serpents de grande taille (Cobra capel, bothrops, etc.,) il est nécessaire d'injecter 20 centigrammes d'un seul coup.

Les animaux mordus par les serpents sont traités de la même manière et avec le même bénéfice.

Le même sérum peut être employé pour les piqûres de scorpion.

7. **Vaccination anti-tétanique.**— La fréquence du tétanos dans les pays chauds impose l'obligation d'entretenir des provisions de sérum antitétanique dans chaque centre important, et dans chaque poste médical. Il est employé en injections à la dose de 10 à 20 c. cubes, suivies d'injections de solutions phéniquées. Il est bon de l'employer à titre préventif.

8. **Vaccination anti-diphtérique.** — Plus rare qu'en Europe, la dipthérie existe néanmoins dans les pays chauds et doit être combattue par la vaccination préventive et curative.

Le vaccin expédié par l'Institut Pasteur de Paris conserve toute son efficacité après un voyage de 45 jours sur un navire.

L'action *curative*, incontestable, sera obtenue si l'injection sous-cutanée est faite (10, 20 ou 30 cc.) immédiatement, sans attendre le résultat de l'examen bactériologique.

Les *injections préventives*, très efficaces, sans danger,

seront faites, à la dose de 5 à 10 cc., à *tout* l'entourage du malade, famille, gardes, élèves de la même école.

9. Le **sérum anti-streptococcique** efficace contre la fièvre puerpérale et l'érysipèle, le **vaccin anti-typhoïdique** de Chantemesse, bien que d'une efficacité peu souvent expérimentée, doivent entrer dans les approvisionnements des centres coloniaux. — Le vaccin *antityphoïdique de Nettle* n'a donné que des résultats peu favorables sur les troupes anglaises du Transvaal (28,5 p. 100 des officiers *inoculés* eurent la fièvre typhoïde; — 20 p. 100 des officiers non inoculés furent atteints).

10. **Vaccins divers contre épizooties.** — Ils n'intéressent l'homme qu'indirectement.

a) *Tuberculine.* — Le virus atténué, injecté chez un animal suspect, permet de dévoiler l'existence de foyers tuberculeux ignorés et, par suite, d'isoler ou de sacrifier l'animal.

b) *Malléine.* — En solution au 1/10e ou au 1/8e dans de l'eau phéniquée à 5 p. 100 ou simplement dans de l'eau bouillie et, dans ce cas, immédiatement utilisée, la *malléine brute*, employée en injection, sert à révéler la *morve* chez les animaux suspects.

Le sérum dilué d'animaux atteints de morve aiguë peut permettre également de dévoiler l'existence de la morve par son action coagulante sur des cultures de microbes (1).

c) *Vaccin anti-charbonneux.* — La fièvre charbonneuse (charbon bactéridien), transmissible à l'homme, est très commune dans les pays chauds. — Les vaccins (virus atténués) sont très efficaces. La mortalité, de 8 ou 10 p. 100 pour les moutons et de 5 p. 100 pour les vaches, a été réduite à moins de 1 p. 100 pour les moutons et de 1/2 p. 100 pour les vaches.

d) *Vaccination contre la peste bovine.* — Le Dr Yersin et les vétérinaires Carré et Fraimbault, à l'institut de Nha-

(1) Bourges et Méry, *Séro-diagnostic de la morve* (Société de biologie, 5 février 1898).

Trang (Annam), sont parvenus à préparer un bon *sérum préventif* contre cette maladie qui ravage les troupeaux de l'Indo-Chine, du Sénégal, de Madagascar, etc., en immunisant des bœufs. Ce sérum est efficace à la dose de 30 à 40 c. cubes. — Les résultats obtenus au Cambodge (6 p. 100 de perte chez les vaccinés ; 70 à 80 p. 100 de perte chez les non vaccinés) ont été excellents et sont confirmés par ceux obtenus au Tonkin.

Les porcs inoculés ont été également immunisés.

L'*action curative très faible* n'est utilisable que pendant les 2 ou 3 premiers jours de la maladie.

e) *Vaccin du rouget du porc.* — A défaut de vaccin provenant de la métropole, on pourra se servir de suc de la pulpe splénique de cochons morts du rouget, préparé en délayant dans un mortier stérilisé des fragments de rate et en y ajoutant un volume d'eau stérilisée, de façon à avoir une émulsion fortement colorée en rouge. L'émulsion est filtrée à travers un linge stérilisé. On injecte une division d'une seringue de Pravaz (Roux, de Milan).

Isolement des malades.

L'*isolement* a pour but d'empêcher les personnes malades, ou seulement contaminées par leur contact avec les malades et les objets souillés, de transmettre les maladies, dont elles sont les véhicules, en venant au contact des gens, des objets et des milieux non contaminés.

L'isolement dans les villes (1) peut être fait soit *à l'hôpital ou au lazaret*, soit à domicile.

1. **Isolement à l'hôpital ou dans un lazaret.** — Le malade atteint d'une maladie transmissible sera transporté dans le plus bref délai. C'est la mesure la plus efficace.

(1) Voir *aux annexes*, ch. XI. — 1° les mesures à prendre contre les malades arrivant des pays étrangers ; 2° les soins à donner aux malades isolés d'après *les instructions pour arrêter la propagation des maladies transmissibles*.

L'obligation du transfert sera difficilement acceptée soit par les malades européens aisés ayant leur famille qui revendique la charge de donner ses soins aux malades, soit par les indigènes que terrorise l'internement dans un milieu étranger et l'éloignement de leur village.

Toutefois cette hospitalisation s'impose en cas d'épidémie grave (peste, fièvre jaune, choléra, variole) notamment dans les quartiers indigènes et certains quartiers européens où les conditions d'habitation sont telles que la promiscuité est très étroite entre les cohabitants couchant souvent sur le même lit de camp, où règnent la misère et l'ignorance, où l'antisepsie est impossible.

Appliqué avec tact l'isolement sera accepté s'il est effectué dans des hôpitaux spéciaux où les indigènes retrouvent les gens de leur race, installés proprement et si les indemnités sont distribuées à ceux qui subissent des dommages par le fait de leur internement.

Dans tous les cas le malade sera transporté, sous la surveillance des agents sanitaires dans un *véhicule spécial* (voiture, hamac, brancard) bien clos, entouré de rideaux, recouvert intérieurement d'une matière pouvant être facilement lavée et désinfectée. Ce véhicule doit être fourni par le bureau d'hygiène qui fera désinfecter la maison aussitôt après le départ du malade.

A l'arrivée à l'hôpital, le malade sera conduit dans une salle ou un cabinet d'observation où il changera de vêtement et subira des soins de propreté et prendra un bain, si possible.

2. **Isolement à domicile.** — *L'isolement peut être pratiqué bénévolement* par la famille dans l'intérieur de la maison sur les conseils et grâce à l'autorité du médecin. Cet isolement familial est facilement exécutable dans les maisons coloniales d'Européens généralement occupées par une seule famille, construites entre cour et jardin.

Dans d'autres cas l'*isolement sera imposé* par l'administration municipale à ceux qui refusent le transfert à l'hôpital. La loi municipale de 1884 (art. 97) dit que la police municipale comprend : tout ce qui intéresse la sûreté dans les rues, l'interdiction de rien jeter qui puisse causer des exhalaisons nuisibles, le mode de transport des personnes décédées, le soin de prévenir par des précautions convenables et celui de *faire cesser les accidents et fléaux calamiteux tels que maladies épidémiques et contagieuses.*

L'isolement obligatoire des malades est une conséquence de ces attributions de pouvoirs.

Dès que l'existence d'un cas de maladie épidémique sera venue à la connaissance de l'administration municipale le bureau d'hygiène enverra à la famille, qui optera pour l'isolement ou le subira, un exemplaire des instructions sanitaires concernant la maladie déclarée, en même temps qu'offre sera faite de désinfection, de désinfectants, de gardes sanitaires, d'assistance médicale et, s'il y a lieu, de vaccin. La sortie sera autorisée à l'expiration des délais fixés et après les opérations de désinfection prescrites.

La surveillance de la maison contenant un contagieux pourra être confiée à un garde de la police ou à un agent sanitaire du bureau d'hygiène. Dans les quartiers indigènes, où l'isolement est très difficile, on s'efforcera de faire évacuer les maisons voisines et de disséminer les habitants en leur accordant de justes indemnités. La surveillance sera exercée par des agents indigènes sous la direction d'Européens.

Les chefs indigènes, instruits et conseillés, parviendront à faire accepter des mesures rigoureuses par leurs congénères qui verraient dans ces mêmes mesures une tentative d'oppression et une violation de leurs coutumes si elles étaient appliquées par des Européens (1).

(1) Un chef Hova d'Amboudinadiro (Madagascar) arrêta l'extension

Les indigènes sont même enclins à attribuer aux mesures sanitaires la mortalité qui est causée par la maladie (1).

Désinfection

La désinfection a pour but d'éloigner ou de détruire tous les germes des maladies transmissibles ou de les rendre inoffensifs.

Les procédés employés pour pratiquer la désinfection sont variés et adaptés à la nature des objets ou des locaux à désinfecter. Ils sont les compléments indispensables des moyens d'action dont disposent les bureaux d'hygiène ou services sanitaires.

Les substances à employer, les instruments et les procédés varient suivant qu'on cherche à éloigner mécaniquement les germes pathogènes ou à les détruire.

A. — *Procédés d'éloignement.*

1. **Ventilation, lavages, frottage.** — Parmi ces procédés, dont l'action est forcément incomplète, doit être rangée la *ventilation* telle qu'on la pratique sur un navire mis en travers à la brise avec ses sabords ouverts ou en ouvrant les fenêtres d'une chambre. Les germes pathogènes sont emportés par le courant aérien de l'espace clos dans l'atmosphère extérieure où ils sont dispersés et détruits par un ensemble d'agents (lumière, mouvement, etc.).

Le *lavage* à grande eau, surtout avec des solutions savonneuses qui ont des propriétés désinfectantes incontesta-

d'une épidémie de variole, importée par des Hovas venant de Tananarive, en reléguant les malades dans les bois et faisant brûler leurs vêtements (Dr Mac-Auliffe. *Archives de méd. navale*, juin 1877).

(1) Des troubles se sont produits à Bombay au sujet de l'application des mesures contre la peste.

A Nha-Trang, en 1899, la peste avait fait une nouvelle apparition. La mortalité fut plus considérable cette année (87 p. 100) que l'année précédente (73 p. 100) parce que les Annamites refusaient le vaccin et les autres mesures préservatrices.

bles, est plus efficace que le frottage avec des linges secs, dangereux pour ceux qui sont dans les appartements.

Le *frottage* avec de la mie de pain (on se sert de morceaux de pain grands comme la paume de la main composés de mie de pain adhérente à de la croûte) est employé efficacement pour la désinfection des murs recouverts de tapisseries (papiers ou étoffes). Les poussières et les microbes qui y adhèrent sont emportés par la mie de pain qui les agglutine. Les miettes qui tombent sur le sol sont balayées et brûlées. C'est un procédé coûteux, insuffisant et non sans danger.

Le *lavage à l'éponge humide* rend de très bons services. Mais ces divers procédés ne sont que des actes préparatoires à la désinfection par les procédés suivants.

B.— *Procédés de désinfection proprement dits.*

Ils se distinguent en procédés de désinfection par :

1° *Agents chimiques*, employés en solution et *lavages ;*
— — — en solution et *pulvérisations ;*
— — — en *vaporisations* ou fumigations;

2° *Incinération ;*

3° Air chaud sec;

4° Ebullition ;

5° Vapeur d'eau surchauffée;
— — saturée à 100°, circulante, sans pression ;
— — saturée à 100°, circulante, sous faible pression ;
— — saturée à plus de 100°, dormante, sous pression.

1. **Agents chimiques.** — En *solution ou lavages et pulvérisations.*

a) *Acide phénique pur* (ou *cristallisé*). — Il est employé en solution à 5 p. 100, c'est-à-dire que si, par exemple, on veut tuer des germes tuberculeux contenus dans 100 grammes de crachats au moyen d'une solution de 100 grammes d'acide phénique, il faut que cette solution soit à 10 p. 100. Cette solution tue les bacilles tuberculeux en 5 minutes (Jager) et les autres bacilles en moins de temps. Cependant on a l'habitude de laisser les objets à désinfecter pendant 24 heures dans la solution à 5 p. 100.

Les spores résistent plusieurs jours à froid et quelques heures si la température atteint 40° (Behring, Nocht, etc.).

L'addition de 0,5 p. 100 de sel marin ou de 1 p. 100 d'acide tartrique augmente la puissance désinfectante de l'acide phénique.

L'acide phénique pur coûte dix fois plus que le sublimé pour une efficacité moindre. Il est très délaissé.

b) *Acide phénique brut*. — On l'emploie très couramment à cause de son prix très faible. C'est un liquide brun, d'aspect de goudron, à odeur forte, insoluble dans l'eau, ne renfermant que peu d'acide phénique pur et en grande quantité des crésols ou phénols supérieurs. Ceux-ci, insolubles dans l'eau, ont un pouvoir désinfectant très élevé à la condition d'être rendus solubles par l'addition d'acide sulfurique, à parties égales. On laisse reposer le mélange (10 litres acide phénique brut et 10 litres d'acide sulfurique brut) pendant 24 heures (1). En agitant 100 centimètres cubes de ce mélange avec 1 litre d'eau, on obtient un bon désinfectant : il ne peut être employé que pour les objets sans valeur parce que les matières goudronneuses font des taches noires et que l'acide sulfurique est corrosif.

c) Par le mélange de 50 centim. cubes (100 gr.) d'*acide sulfurique brut*, ou 200 centim. cubes (250 gr.) d'*acide*

(1) Ce mélange tue les spores de charbon en 1 h. 20 (Frankel, Behring); l'addition d'acide chlorhydrique à l'acide phénique brut donne un mélange encore plus actif.

chlorhydrique avec un litre d'eau on obtient des liquides d'une grande puissance désinfectante, mais très corrosifs (Gartner).

d) *Crésyl* (ou Créoline). — C'est une préparation neutre de crésols, émulsionnés, au moyen d'un savon résineux, avec des carbures d'hydrogène. Elle a sur les préparations précédentes l'avantage de ne pas être acide. Les crachats tuberculeux seraient stérilisés en une *minute* par le crésyl à 5 p. 100 (Jager). Mais cette action, supérieure à celle de l'acide phénique, s'affaiblit dans les milieux riches en albumine et est inefficace vis-à-vis des spores. D'après Behring, si on représente par 3 la toxicité de l'acide phénique, celle du crésyl sera 1 et celle du sublimé 120, c'est un excellent désodorisant.

e) *Solvéol* (1), *solutol* (2), *lysol* (3). — Ce sont des solutions neutres ou alcalines de crésols, ne s'oxydant pas et ne perdant pas leur activité à l'air, moins toxiques que l'acide phénique.

Leur pouvoir bactéricide est à peu près égal pour toutes. En solution à 5 p. 100 elles ont une action égale à celle des solutions de l'acide phénique à 5 p. 100 sur les bactéries pathogènes sans spores, mais lui sont inférieures vis-à-vis des spores qu'elles ne tuent pas.

Le prix de ces produits est très élevé.

Le *lysol* en solution à 10 p. 100 est employé avec avantage sur les linges ou les vêtements qui supportent bien le lavage : sur ces derniers il tue en 30 minutes les bacilles typhiques et cholériques ; il stérilise les crachats tuberculeux à la condition que la durée de contact soit de 12 heures.

f) *Lait de chaux*. — Le lait de chaux (20 de chaux pour 100 d'eau en volume ; 11 p. 100 en poids) est un désinfec-

(1) Les *solvéols* sont obtenus en mélangeant des crésols à une solution concentrée aqueuse d'un salicylate.

(2) Dans le *solutol*, le salicylate est remplacé par un crésylate.

(3) Le *lysol* est une solution savonneuse de crésol.

tant utile ; son alcalinité est suffisante pour élever l'alcalinité du milieu où vivent les microbes. On se sert d'une poudre préparée en délitant 1 partie de chaux dans la moitié de son poids d'eau : 1 kilogr. de chaux qui a absorbé ainsi 500 grammes d'eau a acquis un volume de 2 litres 200. Il suffit de la délayer dans le double de son volume d'eau, soit 4 litres 400, pour avoir un lait de chaux qui soit environ à 20 p. 100.

Pour la désinfection des fosses d'aisances, on emploie de 5 à 7 grammes de lait de chaux pour 100 gr. de matières (Richard, Chantemesse, Pfuhl).

Le badigeonnage à la chaux constitue une bonne désinfection de surface sur les murs des habitations (Vallin, Cronberg, Lapasset, Arnould). Il est est bon de ne pas gratter, avant de badigeonner, les anciennes couches de lait de chaux et il faut appliquer deux couches successives de lait de chaux simple, sans addition de carbonate de chaux (blanc de Meudon) (Lapasset). Je n'appliquais pas d'autre enduit sur les murs de la salle d'opérations à l'hôpital de Ti-cau, au Tonkin ; les résultats furent toujours excellents.

g) *Chlorure de chaux.* — C'est un produit très instable, dont on ne doit préparer que la quantité utilisable dans une journée et qui demande à être conservé dans des flacons bien fermés. Ajouté dans la proportion de 1 p. 100 a des matières à désinfecter, il a une action bactéricide très prononcée. On le prépare en broyant 1 partie de chlorure de chaux dans 5 parties d'eau. On obtient ainsi une poudre que l'on enferme dans un vase en terre fermé par un couvercle.

En l'employant, il faut ne pas oublier que le chlorure de chaux blanchit les objets (1). Ses solutions chaudes sont

(1) L'*eau de Javel* (hypochlorite de soude) concentrée ou à 1/2 tue à 15 degrés, en 5 minutes, les spores du charbon ; en 1 heure le B. subtilis, si résistants. Elle a l'inconvénient de laisser un résidu considérable après évaporation.

particulièrement efficaces sur les germes humides. A 1/10e elles équivalent au sublimé à 1 p. 100.

h) *Lessives.* — Les solutions bouillantes de carbonate de soude ou de potasse sont de bons antiseptiques employés en lavages abondants et répétés. Elles apportent dans les milieux où vivent les microbes, une alcalinité qui leur est funeste. Elles tuent en 10 minutes, à la température de 85°, les spores du charbon (Behring). Ces propriétés ont été utilisées dans la cuve à trempage de Geneste et Herscher et dans l'appareil de Schimmelsbusch.

Les savons ordinaires de Marseille et le savon noir (savon de potasse) ont une action bactéricide réelle.

i) *Sulfate de cuivre.* — Les sulfates de cuivre, de fer, de zinc étaient autrefois très usités. Plus désodorisants que désinfectants, ils sont maintenant très délaissés, sauf le sulfate de cuivre qui, peu coûteux et sans danger, est d'une réelle efficacité, en solution à 5 p. 100, pour la stérilisation des matières fécales et des linges. Il est bon de faire chauffer les solutions. Les spores charbonneuses ne sont tuées qu'après plus de 6 heures de contact avec une solution à 55°.

j) *Sublimé* (bichlorure de mercure). — C'est le désinfectant le plus communément employé et un des plus énergiques, en solution à 1 p. 1000.

Le charbon asporogène et le B. cholérique sont tués en une heure, à la température de 36°, par le sublimé à 1 p. 100.000 ; en 5 minutes à toute température par une solution à 1 p. 25.000. Cette dernière solution, à 36°, ne tue le bacille typhique qu'après 1 heure de contact. Les spores du charbon en sont tuées qu'au bout de plusieurs heures par une solution à 1 p. 1000. Ces spores sont des plus résistantes.

Il y a avantage à employer des solutions de sublimé chaudes ou tièdes.

La solution à 1 p. 1000 est toxique pour l'homme, mais très faiblement, car il faut environ 0 gr. 60 de sublimé pour tuer un adulte. Par conséquent l'emploi de cette solution en lavages ou en pulvérisations sur les surfaces est sans danger.

Le bichlorure a l'inconvénient d'altérer les métaux. Ses solutions ne sont pas stables dans l'eau ordinaire en présence des principes minéraux et organiques qu'elle contient. Elles sont altérées par l'air et la lumière. Enfin le sublimé, à faible dose (0,25 p. 1000), coagule l'albumine des matières organiques, de sorte que les germes englobés dans ce coagulum échappent à son action.

Pour remédier à ces inconvénients on additionne les solutions de sublimé d'acide tartrique ou chlorhydrique ou mieux encore de chlorure de sodium à la base de 5 gr. de chlorure pour 1 gr. de sublimé et 1 litre d'eau. La combinaison de ces deux corps donne lieu à la formation d'un sel double de mercure qui n'est précipité que par un petit nombre de substances.

Formule d'une solution-mère pour la désinfection :

Pulvériser séparément 200 gr. de bichlorure et 750 gr. de sulfate de cuivre; dissoudre d'abord le bichlorure, ensuite le sel de cuivre dans 890 gr. d'acide chlorhydrique à 22° Baumé; compléter, avec de l'eau distillée, un volume de 2 litres; 10 centimètres cubes de cette solution-mère représentent 1 gr. de bichlorure et 3 gr. 75 de sulfate de cuivre (Dr Kermorgant).

Le sublimé est usité en lavages ou en pulvérisations sur les parois des habitations, sur les papiers peints ou étoffes, sur tous les objets ne contenant pas de métal. On ne s'en sert pas pour les vêtements et les linges.

On ne peut pas l'employer pour la désinfection des fosses d'aisances parce que les composés sulfureux qui s'y trouvent transforment le bichlorure en sulfure de mercure inerte.

Le sublimé est d'un prix peu élevé et ne dégage aucune odeur désagréable.

k) *Formol.* — La solution de formol a été également

préconisée en pulvérisations; nous en parlerons plus loin à la suite de l'étude des fumigations par le formaldéhyde.

Aniodol (A. ιωδος, contre-virulent) (1), composé essentiellement d'une solution de triméthanal, incorporé dans la glycérine avec un dérivé de la série allylique. Cette association, préconisée par le Dr Sedan, permet de rendre cette substance bactéricide pour le coagulum même qu'elle détermine dans les substances albuminoïdes.

Le pouvoir bactéricide de l'aniodol, à 1/500, est considérable d'après les expériences faites dans les maternités et en chirurgie dentaire. Au 1/500e il rend stérile le B. de Koch contenu dans les crachats. Il a une faculté de désodorisation précieuse.

Il peut être employé en solution à 1/500e ou en savons.

Il conserve son activité même après un voyage et après avoir subi toutes les intempéries.

2. **Pulvérisateurs et mélangeurs**. — Ces différentes substances peuvent être employées suivant les cas en pulvérisations ou en lavages.

1° *Pulvérisateurs*. — En France, la pulvérisation de sublimé est couramment employée. Elle est pratiquée avec le *pulvérisateur* du type Geneste-Herscher, ou Le Blanc, ou Dehaître, etc., constitué essentiellement par un cylindre vertical à 2 compartiments communiquant par un tube étroit. Le récipient inférieur contient le liquide désinfectant; dans le supérieur on comprime l'air au moyen d'une petite pompe; s'échappant de leurs compartiments respectifs par un tube spécial de caoutchouc, l'air et le liquide se mélangent dans une petite pièce métallique où s'effectue la pulvérisation.

Ce procédé est 2 fois plus rapide que le lavage à la main ou à la brosse, mais il entraîne une dépense de sublimé trois fois plus grande.

(1) Séance de la Société de médecine publique du 22 novembre 1896 (*Rev. d'hyg.*, février 1900).

2° *Mélangeurs.* — Laveran et Vaillard, ayant constaté que cette stérilisation avec le sublimé était imparfaite et laissait subsister des germes vivants sur les parois des habitations, notamment le B. du choléra, le B. de la tuberculose, conseillent le lavage avec l'acide phénique à 5 p. 100. Tout en faisant des réserves sur la supériorité que ces auteurs attribuent à l'acide phénique, il paraît certain que le lavage fait à la brosse, à l'éponge et, mieux encore, avec le mélangeur dosimétrique (système Laurans) de Geneste-Herscher donne de plus sérieuses garanties.

Les substances à employer pour les lavages varieront suivant la nature des surfaces à désinfecter. Il y a avantage à employer les solutions chaudes et à humecter préalablement les parois à désinfecter en raison de la résistance plus grande des germes secs.

Le *mélangeur dosimétrique* (système Laurans) est destiné à mélanger avec l'eau sous pression les liquides antiseptiques en toutes proportions. Le liquide antiseptique et l'eau empruntée à une conduite d'arrosage sous pression se mélangent grâce à un jeu de robinet qui permet de supprimer à volonté le mélange. De plus chaque appareil est pourvu d'un jeu de jaugeurs dont la section différente permet de faire varier le mélange et de l'établir à 1 p. 100; 2 p. 100; 3 p. 100 ou p. 1000: 5 p. 1000.

Les liquides désinfectants employés sont le sublimé et le crésyl.

Ces appareils sont très robustes et d'un emploi aisé.

3. **Agents chimiques en vaporisations** (fumigations). — L'emploi de gaz ou vapeurs antiseptiques paraît *à priori* d'une facilité d'application et d'une puissance de diffusion bien plus grandes que celles des liquides en pulvérisations ou en lavages.

Parmi les gaz microbicides deux seulement sont entrés dans la pratique de la désinfection : l'acide sulfureux et l'aldéhyde formique gazeuse. La condition essentielle de leur succès est que leur action soit prolongée et que la dose soit assez forte pour qu'ils aient pu pénétrer toutes les parties du logement à désinfecter.

a) *Acide sulfureux.* — Après avoir joui d'une grande vogue autrefois, ce gaz avait été abandonné dans ces dernières années.

L'emploi méthodique qui a été fait dans les colonies françaises pour combattre les épidémies de fièvre jaune, de choléra et de peste, et aussi aux Etats-Unis (Charleston, Nouvelle-Orléans) prouve que l'acide sulfureux mérite son antique réputation et peut rendre les plus signalés services dans des conditions déterminées.

On obtient le gaz sulfureux par la *combustion du soufre à l'air libre* ou dans *des fours spéciaux*.

Le Dr Sollaud a relaté les succès que lui ont donnés les fumigations sulfureuses pour la désinfection des casernes d'Hanoï (1888) (1) ravagées par le choléra. Après avoir vainement essayé la désinfection par les lavages au sublimé, l'insolation et l'aération il eut recours à l'emploi du gaz sulfureux. Le procédé qu'il a employé est le procédé classique.

1. **Désinfection d'une caserne.** — Après avoir bouché les ouvertures avec des draps mouillés, pliés en quatre et cloués, avec des bandes de papier collées sur les joints des portes et fenêtres, les objets de literie étant étalés sur les lits ou suspendus avec les effets sur des cordes tendues, l'air de la salle est saturé d'humidité par l'arrosage du parquet et l'aspersion forte des effets et objets de literie avec une solution phéniquée faible à 2 p. 100. Cela fait, sur une petite couche de sable, on dispose des vases en terre contenant chacun une certaine quantité de soufre représentant une proportion de 30 gr. de fleur de soufre par mètre cube (cette quantité peut être augmentée).

(1) Dr E. Sollaud, *Epidémie de choléra aux casernes d'Hanoï* (*Arch. de méd. nav.*, 1890, n° 4).

Tout étant ainsi préparé, l'agent désinfecteur verse dans chaque vase à la surface du soufre excavée en forme de godet, une petite quantité d'alcool à 90° qu'il enflamme ensuite en ayant soin de commencer par le foyer le plus éloigné de la sortie.

La seule porte laissée ouverte pour la sortie est ensuite calfeutrée.

Les locaux restent constamment exposés pendant 48 heures à l'action des vapeurs sulfureuses. Les portes puis les fenêtres ouvertes, on lave de nouveau le sol et les boiseries avec des liquides antiseptiques. Tout fut terminé en 5 jours à Hanoï et les chambrées furent réoccupées.

A partir de ce moment le choléra a disparu complètement des casernes permanentes fumigées tandis qu'il continua à sévir dans les autres.

2. **Désinfection d'un navire.** — Pour fumiger les *cales des navires* on se sert, au lazaret de Charleston, d'un four à soufre qui fournit le gaz aspiré par une turbine qui les refoule à bord des navires. Ce four mesure 3 m. de longueur sur 0 m. 90 de large et 0 m. 60 de hauteur. Il est construit en briques, d'un maniement très simple et occupe un espace fort restreint. Ainsi le foyer de production du gaz sulfureux se trouve en dehors du local à désinfection et les dangers d'incendie sont écartés.

Dans le four *Clayton* où les produits de la combustion ne peuvent pas s'éloigner du foyer de la réaction et où la température, provoquée par la combustion, peut s'élever dans l'enceinte, une partie de l'acide sulfureux produit passe à l'état d'anhydride sulfurique $So^2 + O = So^3$. Cette formation est favorable à l'action toxique (fig. 32).

Il n'y a rien à craindre pour les métaux, qui ne sont pas altérés, en tous cas son action est très superficielle. Il suffit de frotter légèrement les surfaces métalliques pour les rendre de nouveau brillantes. On pourra les protéger avec une matière grasse ou du blanc d'Espagne.

Les couleurs ne sont pas altérées, qu'il s'agisse d'étoffes imprimées ou d'étoffes. — L'acide sulfureux détruit, il est

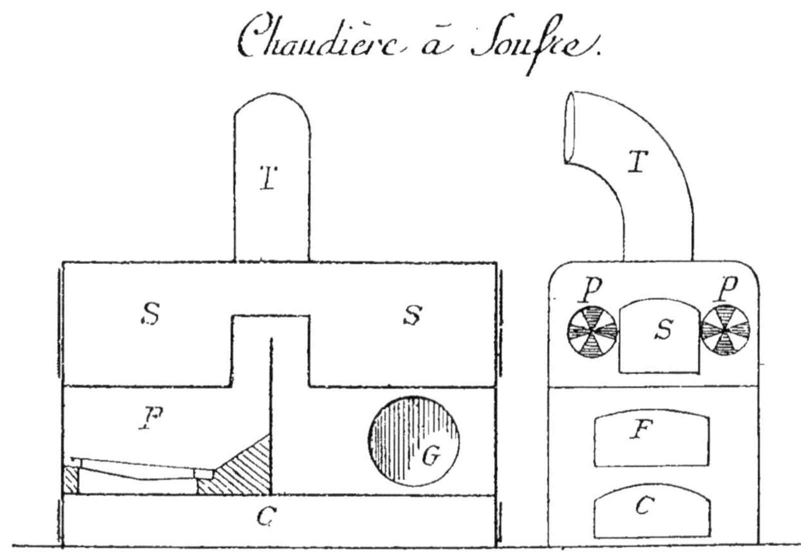

Le soufre brûle dans le four S chauffé par le foyer F où on brûle du charbon de terre.

La combustion du soufre est réglée au moyen des papillons P de manière à ce que la fleur de soufre ne soit pas entraînée au dehors.

Les vapeurs de soufre passent par le tuyau T dans le réservoir indiqué dans le plan d'ensemble où elle sont aspirées par la turbine qui les refoule à bord des navires au moyen de tuyaux ad hoc.

G.- Cheminée du foyer F

F.- Foyer où se brûle le charbon destiné à chauffer le four S

C.- Cendrier

Fig. 32. — Schéma de la chaudière à soufre du lazaret de Charleston.

vrai, les couleurs mais seulement en présence de l'eau. Il est sans action sur les *étoffes sèches* ne contenant que leur eau hygrométrique. Les dorures restent intactes. Les matières alimentaires ne subissent aucune altération à la suite d'un séjour d'une heure dans le gaz Clayton (1).

L'introduction de la fièvre jaune à la Nouvelle-Orléans par les navires a été ainsi supprimée depuis plusieurs années.

Les Drs Langlois et Loir (2) ont étudié comparativement la valeur toxique de l'acide carbonique et de l'acide sulfureux et les résultats furent en faveur de l'acide sulfureux.

1° *Sur les rats :* a) CO^2, proportion élevée jusqu'à 18 p. 100 à 10 centim. du sol; une bougie s'éteignait à 50 centim. du sol; — tous *les rats* survécurent; durée de l'expérience : 2 heures.

b) SO^2, 9 p. 100 à la hauteur du sol; tous les rats furent tués; durée de l'expérience : 18 minutes.

2° *Sur les puces :* a) CO^2, puces étourdies à 75 p. 100 de CO^2 pendant 20 minutes; résistance à 65 p. 100 de CO^2 pendant 2 heures.

b) SO^2. — Mort des puces et des rats à 2 ou 4 p. 100 en 10 minutes.

Aldéhyde formique ou formol. — L'aldéhyde formique vendue sous les noms de *formaline ou de formol* paraissait, d'après certains auteurs, devoir supplanter tous les antiseptiques actuellement en usage.

On l'obtient en faisant passer un courant d'air chargé de vapeurs d'alcool méthylique à travers un tube contenant du coke porté au rouge sombre (fig. 33). Les vapeurs qui se dégagent d'une solution à 1 p. 400 tuent les spores du charbon en 48 heures. Ces vapeurs, très pénétrantes, n'altèrent ni les métaux ni les autres objets. Elles ne sont que

(1) Les expériences récentes dirigées par le Dr Calmette sur le vapeur *le René* (27 sept. 1902) sont entièrement favorables à l'emploi du four Clayton et du gaz sulfureux sec avec des concentrations de 8 p. 100 au moins. (*Rev. d'hyg. et de police sanitaire*, oct. 1902).

(2) Drs Langlois et Loir, *Destruction des rats à bord des navires* (*Rev. d'hygiène*, mai 1902).

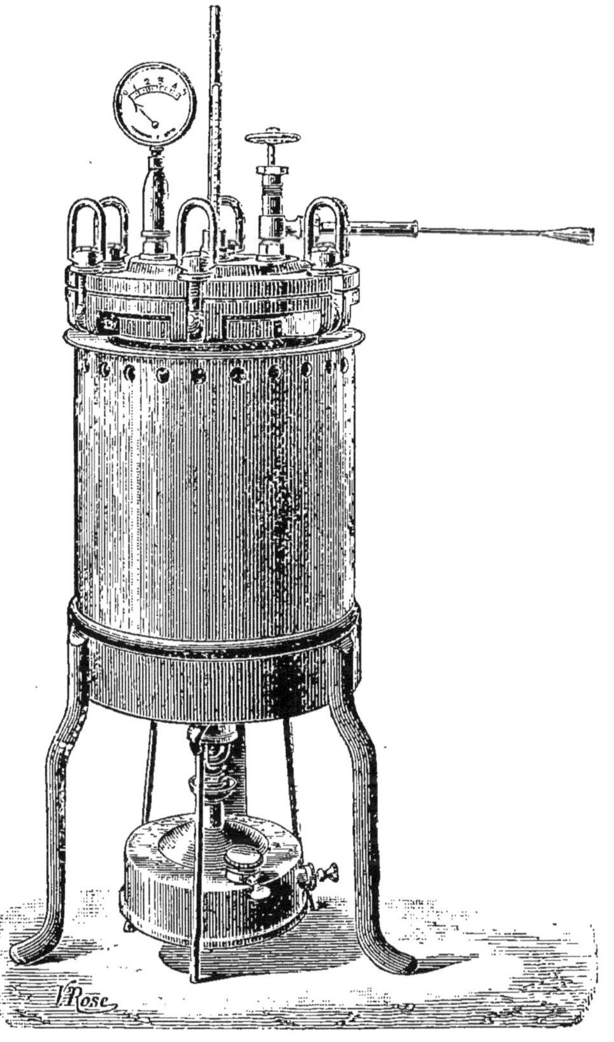

Fig. 33. — Autoclave Trillat.

très peu toxiques et bien moins désagréables à respirer que celles de l'acide sulfureux.

Dans le lazaret de Charleston, la fumigation par la formaline se fait à l'aide d'un appareil spécial, le formaldéhyde regenerator (K.-K Mulford, C. Chicago, Philadelphia) (figure 34). Cet appareil est très ingénieux, d'un transport et d'un maniement faciles, mais le résultat a paru médiocre à M. Touin (1).

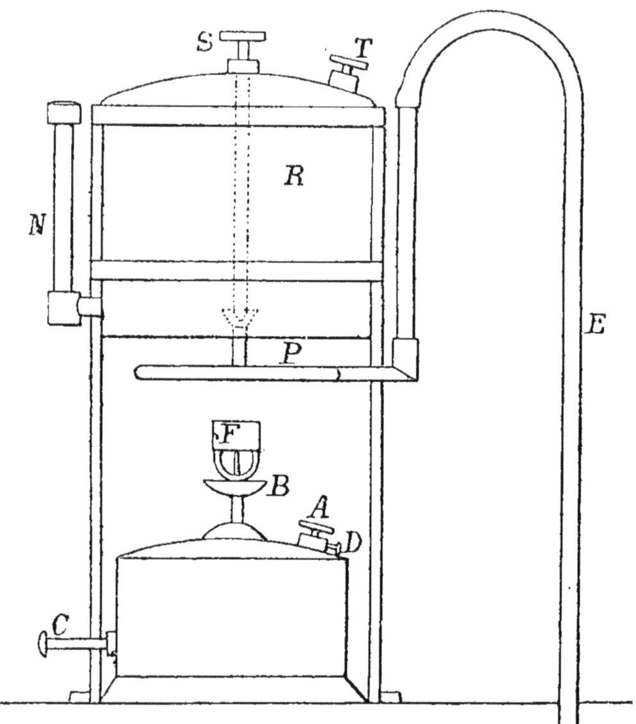

Fig. 34. — Formaldéhyde regenerator H. K. Mulford (Chicago, Philadelphia).

R. — Réservoir de la contenance de 5 à 6 litres où on met le désinfectant par l'orifice. — *I.* Un tube de niveau *N*, gradué, permet de noter la consommation de liquide désinfectant au début de l'opération fermer la soupape *S.* — La lampe une fois pleine de pétrole, ouvrir le robinet à air *D.* — Remplir la coupe *B* d'esprit de vin et y mettre le feu. Lorsque le bec *F* est convenablement chaud l'esprit de vin étant presque complètement brûlé, fermer le robinet à air *D* et comprimer de l'air dans la lampe à l'aide de la pompe *C* jusqu'à ce que la flamme ait l'intensité voulue.

Lorsque le serpentin est porté au rouge, ouvrir la soupape S ; le liquide désinfectant se vaporise dans le serpentin et au moyen du tuyau en caoutchouc *E* et de la lance *E*, passée dans le trou de la serrure, le local est saturé de vapeurs sans danger pour l'opérateur. (D. Touin.)

Pour éteindre, ouvrir la soupape *D.*

(*Ann. d'hyg. et de méd. Colon.* 1900.)

(1) Dr Touin, *Lazaret de Charleston* (*Ann. d'hyg. et de méd. colon.* 4e trim. 1900).

La puissance antiseptique incontestable de la formaldéhyde, l'innocuité relative de son emploi paraissaient justifier les plus grandes espérances. Les nombreuses études auxquelles elle a donné lieu prouvent qu'on ne peut, jusqu'ici, la considérer que comme un désinfectant de surface.

D'après les Dr Du Bois Saint-Sevrins et Pélissier (1), les vapeurs ou les solutions d'aldéhyde formique, douées d'un pouvoir bactéricide énergique, sont dépourvues de tout pouvoir pénétrant dans les liquides et à travers les corps poreux ou pulvérulents.

Cet agent a pour défaut l'extrême variabilité des résultats suivant les conditions de température, de surface, d'occlusion des locaux.

Aussi faut-il le déconseiller pour la désinfection des planchers fissurés, des chambres encombrées de mobilier, et des objets mobiliers tant soit peu épais. — Il ne désinfecte les livres ou les cahiers que si l'on écarte les feuilles.

Par contre il est à recommander pour les vastes locaux vides à grande étendue de parois et de plafonds, à la suite des maladies à germes très disséminés (variole, scarlatine, rougeole), dans les infections des voies respiratoires (coqueluche, pneumonie, tuberculose, influenza, diphtérie) ; pour les désinfections générales, périodiques, ne visant pas une épidémie déterminée.

Parmi les appareils et procédés préconisés on peut mettre en première ligne ceux de Flugge, de Schering, de Trillat, de Linguer au glycoformol. — Les appareils de Trillat et de Schering simple exigent l'emploi simultané d'un générateur à vapeur, à moins d'opérer dans des endroits très humides comme les navires, les écuries. — Miquel conseille l'emploi de lampes Combier et Brochet où la combustion de l'alcool méthylique dégage l'aldéhyde formique.

Les procédés de Flügge et de Schering combinés assurent

(1) *Arch. de méd. navale*, nov. 1899, p. 321.

la sursaturation de vapeur d'eau et ne réclament aucune surveillance pendant leur fonctionnement. Celui de Flügge offre l'avantage d'utiliser un récipient quelconque permettant l'évaporation sous une certaine pression.

En pratique, les appareils improvisés valent presque autant que les appareils coûteux, compliqués et lourds, de certains constructeurs. Une marmite émaillée, fermée par un couvercle conique, chauffée par une lampe à alcool, dans laquelle on vaporise une solution de formatine du commerce dans l'eau, rend de bons services (Mayer et Wolpert) (1).

La *proportion d'eau* existant dans l'atmosphère où l'on opère a une grande importance. Le formaldéhyde n'agit pas, en effet, comme un gaz quelconque, mais tend à quitter la forme gazeuse et à se condenser pour agir finalement à l'état liquide. D'où la nécessité de saturer préalablement de vapeur d'eau l'atmosphère du local à désinfecter.

D'autre part la *température ambiante* exerce une action en divers sens. La plus avantageuse paraît être comprise entre 25° et 30°. Les basses températures sont défavorables (Mayer et Walpert).

Le *brassage de l'atmosphère* pendant la désinfection est nécessaire pour éviter qu'en raison de leur température les vapeurs d'aldéhyde formique ne se portent trop uniformément, dès leur production, vers le plafond où elles commencent à se condenser alors qu'elles sont aussi riches que possible en substance désinfectante, tandis qu'elles le sont beaucoup moins à mesure qu'elles redescendent vers le

(1) *Hygienischan Rumdschau*, XI, 1901, in *Rev. hyg.*, 1902, avril. On peut aussi tendre dans la chambre à désinfecter des serviettes ou draps imbibés d'une solution *aqueuse* commerciale d'aldéhyde formique dans laquelle on fait dissoudre du sel de cuisine (1 p. de sel pour 3 d'aldéhyde). L'opération dure 24 ou 48 heures. Il faut 70 à 80 gr. de solution et 50 décim. q. de surface d'évaporation par mètre cube d'air de l'appartement (Miquel, *Annales de micrographie*, nov. 1894, p. 588).

plancher : un ventilateur à ailette remplit cet office (Mayer et Wolpert).

En ce qui concerne la *quantité du désinfectant* et la durée de la désinfection, la dose de 2 grammes par mètre cube et par 24 heures a donné de bons résultats à M. Gorini. Mais il est prudent de dépasser ces fixations. L'excès de formaldéhyde sera neutralisé par l'ammoniaque.

b) *Emploi du formol en solutions et en pulvérisations.* — On a recherché s'il n'était pas préférable d'utiliser ce corps en solution qu'on pulvérise avec le même outillage qui est employé pour la désinfection par le sublimé. Après les premiers essais faits par L. Mackensie (1), des recherches nouvelles ont été entreprises sur ce mode d'emploi du formol par le Dr Dopter (2). La solution utilisée était la suivante :

Formol du commerce à 40 p. 100......	24 centimètres cubes.
Eau..............................	976 —

De ces expériences il résulterait qu'une solution faible de formol suffit à détruire la plupart des bactéries fixées par dessiccation sur du papier lorsque l'action de l'agent microbicide sur ces bactéries a été suffisamment prolongée (24 heures). La plupart des microbes : B. diphtéritique ; B. typhique ; B. pyocyanique ; streptocoque, ne végètent plus. Les spores du charbon et du subtilis, le staphylocoque pyogène sont souvent, mais non toujours, détruits. Leur développement est toujours notablement retardé.

L'action de la solution formolée sur les bactéries incluses dans des produits pathologiques, qui leur forment une enveloppe protectrice plus ou moins albumineuse est prononcée. L'efficacité a été très manifeste après 24 heures sur les matières fécales typhiques ou dysentériques ; elle a été parfaite,

(1) L. Mackensie, *Méthode of desinfection* (*Public health*, 1900, analysé par M. Vallin, in *Rev. d'hyg.*, 1900, p. 667).

(2) *La Désinfection des locaux par la pulvérisation d'une solution de formol* (*Rev. d'hy.*, février 1902, p. 131).

après 24 heures, sur les exsudats diphtéritiques, et sur les crachats tuberculeux.

La désinfection des locaux d'une caserne contenant des poussières a donné les résultats suivants pour les germes aérobies :

Les poussières prélevées après désinfection contenaient encore, mais en moins grande quantité, les germes de moisissure, du B. subtilis, du B. mesentericus et parfois aussi le staphylocoque, très résistant aux antiseptiques. Les bacilles non sporulés avaient régulièrement disparu. La plupart des bactéries pathogènes avaient perdu leur végétabilité. Cette purification des locaux est satisfaisante, bien qu'elle ne représente pas encore cette stérilisation parfaite que l'on attendait du formol (1).

Pour produire les meilleurs effets les pulvérisations formolées doivent être faites lentement et près de la surface pour l'imprégner dans toute son étendue. Le local sera fermé, après la pulvérisation, portes et fenêtres soigneusement obturées, pendant 24 heures. Le local est ensuite largement aéré et l'odeur disparaît.

La pulvérisation du liquide est sans danger, mais détermine cependant sur les muqueuses nasale et oculaire un léger picotement. Les vapeurs ne sont pas toxiques. — Elles ne détériorent rien. Ce procédé ne nécessite ni personnel spécial, ni outillage. La pulvérisation peut se faire sous la forme de spray avec les appareils les plus simples. Les pulvérisateurs ordinaires peuvent être utilisés. Le prix de revient est de 25 centimes environ par 100 mètres cubes (Dr Dopter) (2) !

(1) D'après les expériences de M. Kotzine, au laboratoire de Moscou, le pouvoir de la formaline serait, en réalité, trois fois moins énergique qu'on ne l'admet d'après les travaux de Trillat, d'Aronson, de Pottevin, de Walter. — Si l'action bactéricide de la solution à 3 p. 100 est puissante, celle de la solution à 1 p. 100 est faible et n'agit qu'après un contact prolongé (*Rev. d'hyg.*, nov. 1901. Broïda).

(2) M. E. Fournier, pour donner de la stabilité et de la force de

3. **Incinération.** — Les objets fortement souillés et de peu de valeur, et même les immeubles tels que cases de noirs en paille ou feuillages, ou écorces d'arbres, sont détruits par le feu. L'incinération sera faite dans un grand foyer de fabrique, dans une fosse entourée d'arbres en plein air. Dans les petites localités des pays chauds la combustion est le remède héroïque et le plus recommandable.

4. **Air chaud sec.** — Ce procédé, seul usité il y a 20 ans environ, est aujourd'hui délaissé et réservé à la désinfection des objets en métal, en verre. De nombreux microorganismes et les spores sont très résistants à la chaleur sèche. D'un autre côté, celle-ci, lorsqu'elle est très élevée, détruit beaucoup de substances et pénètre difficilement dans les étoffes pliées.

5. **Ébullition.** — On peut considérer une ébullition dans l'eau pendant 15 minutes comme mortelle pour tous les germes pathogènes et leurs spores. Il n'en est pas de même pour les saprophytes.

Il est bon que l'ébullition soit prolongée pendant 1/2 heure, en comptant à partir du moment où l'eau entre en ébullition.

Ce procédé simple et excellent est applicable à tous les objets, surtout les linges et certains vêtements, qui supportent l'ébullition prolongée.

Les appareils les plus simples, tels que la cuve à lessive peuvent servir à cet usage. Les linges infectés y sont jetés directement, sans rinçage préalable; après 1/2 heure d'ébullition, on laisse refroidir et on lave à l'eau et au savon. Pour les linges souillés de matières grasses, de mucus il est bon d'ajouter du carbonate de soude (1). Nous employons ce procédé pour la désinfection des crachoirs de tuberculeux.

pénétration à la formaldéhyde, a préparé un mélange de formaldéhyde et d'acétone pur ou étendu d'eau, qu'il désigne sous le nom de *formacétone*. Il a construit 3 types d'appareils portatifs, projetant des vapeurs désinfectantes, et aussi des étuves fixes ou démontables.

(1) C'est ce qu'on fait dans la désinfection par la cuve à trempage de Geneste et Herscher.

Si l'on veut encore augmenter la perfection de la stérilisation par l'eau bouillante, on élèvera le point d'ébullition en ajoutant à l'eau du chlorure de sodium ou de calcium.

6. **La vapeur d'eau.** — La vapeur d'eau à 100 degrés, tout en possédant un pouvoir désinfectant au moins égal à l'eau en ébullition, a l'avantage d'être applicable à bon nombre d'objets non altérables par l'ébullition.

a) *Vapeur surchauffée.* — La vapeur surchauffée, au-delà de 100°, détruirait plus sûrement les germes, mais elle devient un gaz sec et dans ces conditions à 120° elle ne donne pas des résultats équivalents à la vapeur d'eau humide à 100°, parce que les germes pathogènes sont plus résistants lorsqu'ils sont secs.

b) *Vapeur saturée, circulante sans pression.* — L'appareil de Koch, usité dans tous les laboratoires, représente le type des appareils à vapeur saturée, circulante sans pression : cylindre enveloppé de corps mauvais conducteurs, se terminant en haut par un cône que termine un court tuyau, divisé en 2 parties par une plaque percée de trous ; — dans la partie inférieure est l'eau qui sera portée à l'ébullition ; dans la partie supérieure sont les objets à désinfecter ; un foyer de chaleur placé au-dessous échauffera l'eau jusqu'à ébullition. La vapeur monte et traverse les objets.

Toutes les étuves basées sur ce principe ont une construction dérivant de cet appareil, c'est-à-dire que la chambre de désinfection est simplement superposée au générateur de vapeurs : tels sont les appareils primitifs de Cornet-Krone, de Henneberg, de Flügge (à Gœttingen). — Les premières molécules de vapeurs arrivant dans l'étage supérieur pénètrent dans les couches superficielles des paquets de tissus, s'y refroidissent et s'y condensent. Il en résulte un vide provoquant l'afflux de nouvelles ondées de vapeur ; celles-ci à leur tour se condenseraient dans les couches suivantes des tissus et ainsi de proche en proche la vapeur pénètre par appel (Sambuc). Il est préférable que la vapeur chaude et légère vienne par en haut, tandis que l'air du récipient et des tissus, plus lourd, s'écoulera par en bas ainsi que la vapeur refroidie. On obtient ainsi plus complètement la suppression de l'air contenu dans les paquets à désinfecter et l'humectation des microorganismes, conditions d'une bonne désinfection. L'opération doit durer 1/2 heure au moins. Ces appareils, très simples, sont excellents.

c) *Vapeur saturée circulante sous faible pression.* — Dans ce procédé, qui ne diffère que très peu du précédent, la vapeur se trouve à un peu plus de 100° dans le compartiment de désinfection et dans l'épaisseur des étoffes, par suite d'un certain degré de compression et de condensation qu'elle subit.

L'appareil de Bude-Schmidt, très répandu en Danemark et en Belgique, est construit d'après ce principe. Il consiste en un tonneau en fer D disposé verticalement et une chaudière à lessiver C sur laquelle est adapté un couvercle spécial muni d'un entonnoir, d'un indicateur de niveau de l'eau et d'une soupape de sûreté. Un fort tuyau les relie l'un à l'autre et conduit la vapeur de la chaudière au tonneau.

Un thermomètre à sonnerie placé au-dessus du tonneau sert à indiquer la température.

Cet appareil est d'un prix peu élevé ; il n'exige pas un générateur spécial de vapeur. Le tonneau sert à la fois pour la désinfection et pour le transport des objets avant et après la stérilisation (Gartner).

L'appareil construit en France, par Lequeux et Cie, sur les indications du Dr Vaillard, est un type excellent d'étuve à vapeur circulante, où toute la masse à stériliser est nécessairement traversée par la vapeur d'eau sous faible pression (fig. 35-36).

Le nombre de ces appareils est considérable ; ils ne diffèrent de l'un à l'autre que par quelques détails de construction ; parmi eux nous citerons encore le stériliso-vaporigène de Dehaitre (fig. 37).

d) *Vapeur saturée, à plus de 100°, dormante, sous*

pression. — Par ce procédé on atteint de hautes pressions et, par suite, de hautes températures, environ 115 à 120°

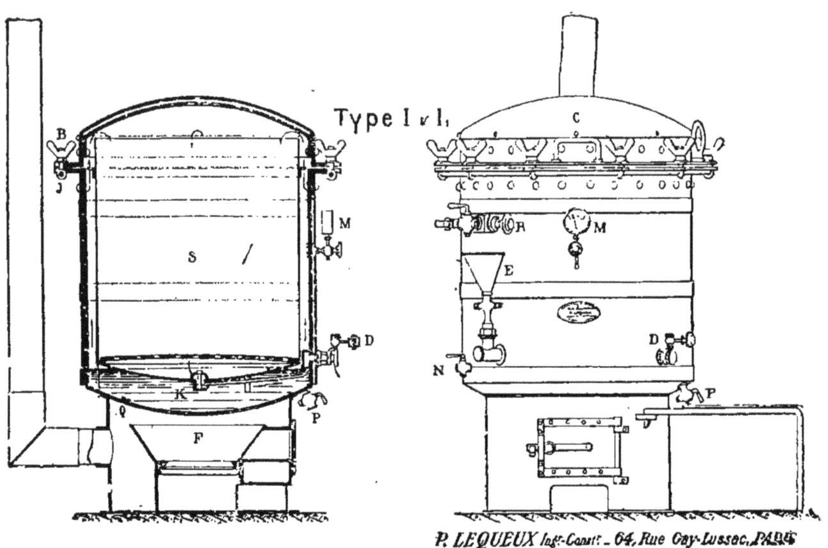

Fig. 35. — Petite étuve verticale Vaillard et Besson (élévation en coupe).

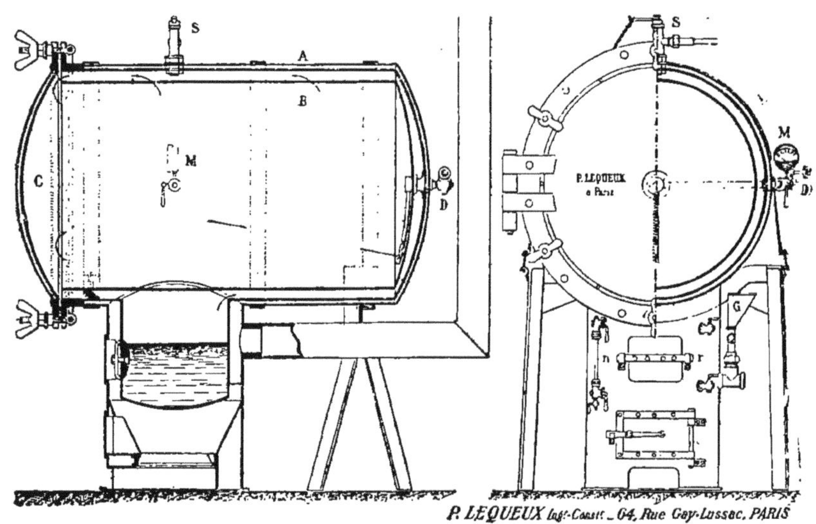

Fig. 36. — Petite étuve horizontale Vaillard et Besson.

capables de détruire tous les germes. En réalité, dans les

appareils construits sur ce principe la vapeur n'est pas constamment immobile: un dispositif particulier permet, en lais-

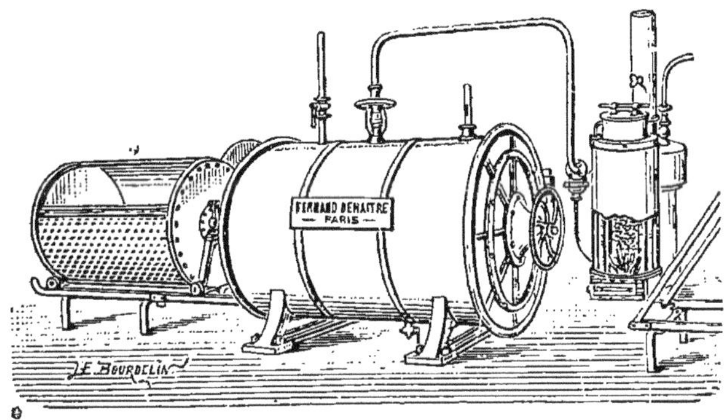

Fig. 37. — Etuve à vapeur fluente à basse pression (stériliso-vaporigène) de Fern. Dehaitre.

sant brusquement s'échapper de l'étuve, de déterminer de temps en temps des décompressions brusques, de telle sorte

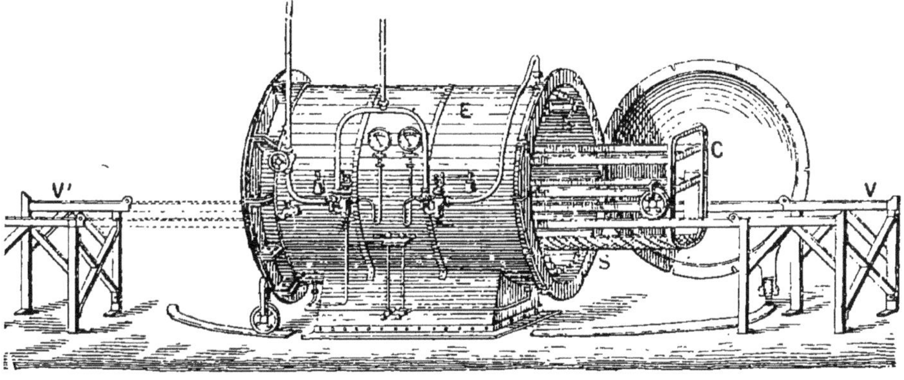

Fig. 38.— Etuve fixe de Geneste et Herscher.—E, Corps cylindrique de l'étuve. — S, Batteries chauffantes intérieures. — V, Voie d'entrée. — V' voie de sortie. — C, Chariot.

qu'on réalise un courant de vapeur intermittent. Les plus connus de ces appareils sont ceux de Geneste-Herscher, de Le Blanc, de Dehaître, etc., etc... La description de l'étuve Geneste-Herscher servira à faire comprendre le mécanisme de ces diverses constructions (fig. 38 à 42).

L'étuve de Geneste-Herscher est formée d'un cylindre

métallique épais (*e*), avec une enveloppe isolante en bois ; à chaque extrémité est une porte (*p*), par l'une entre, sur des rails (*v*), le chariot qui contient les objets à désinfecter.

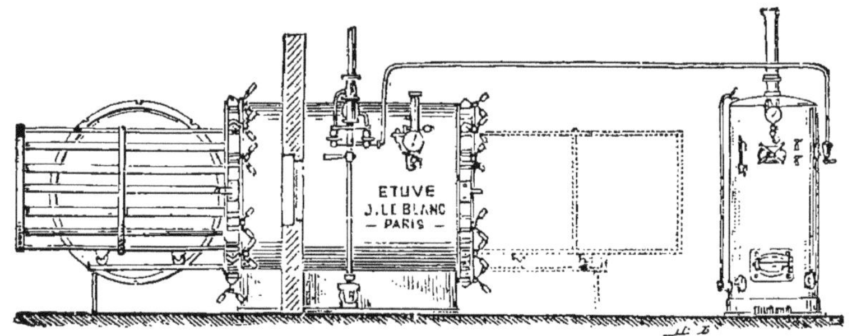

Fig. 39. — Etuve fixe à deux portes de J. Le Blanc.

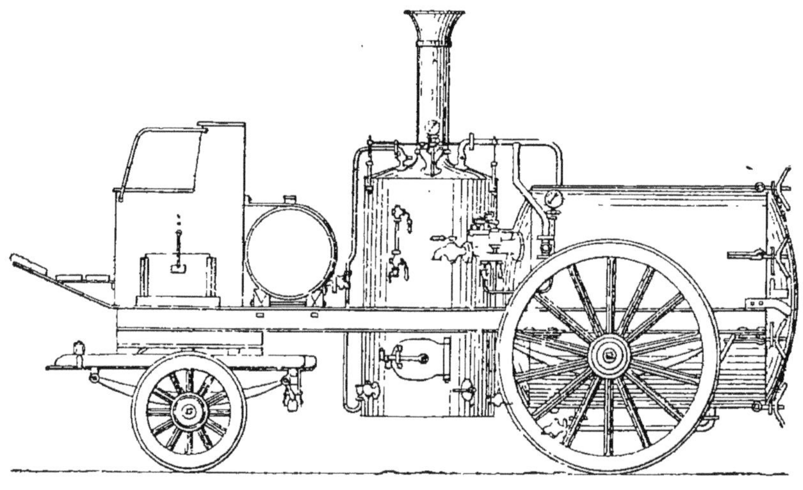

Fig. 40. — Etuve locomobile de Geneste-Herscher.

il sort par l'autre (*v*'), l'opération terminée. Ce cylindre est le compartiment de désinfection. Il contient 2 batteries (*s*) de tuyeaux de chauffe, l'une en haut, au-dessus d'un écran, pour empêcher les condensations, l'autre en bas qui doit sécher rapidement les objets après la désinfection. Enfin il existe un robinet purgeur d'air et un système de tuyautage purgeur de l'eau de condensation, etc., etc. — Un générateur isolé fournit la vapeur qui arrive au compartiment de désinfection par un tuyau qui, avant son entrée dans l'étuve, offre, sur une branche de gros calibre, un robinet-valve permettant de faire les décompressions brusques.

La vapeur est d'abord envoyée dans les batteries de

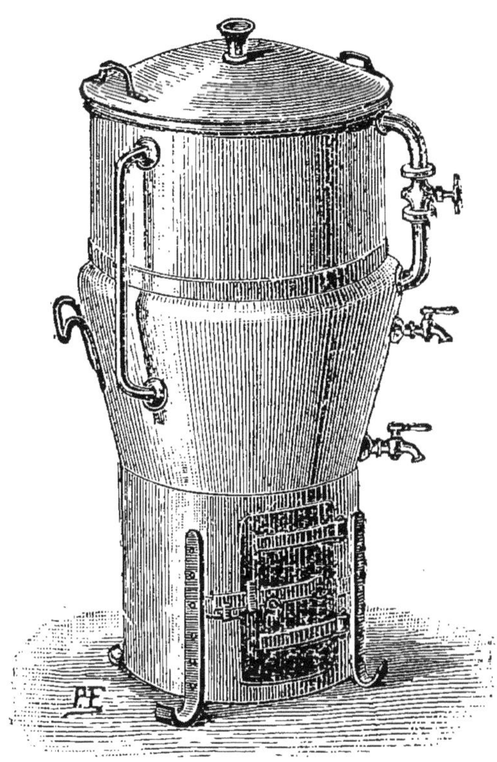

Fig. 41. — Cuve à désinfection par trempage de Geneste-Herscher.

chauffe pour élever la température intérieure du compartiment. Puis, après introduction des objets à désinfecter et fermeture des portes, la vapeur est envoyée dans l'étuve. Le robinet de purge d'air, ouvert d'abord, est ensuite fermé. La pression monte. Lorsqu'elle est aux environs de 180°, on ouvre brusquement le gros robinet-valve pour lâcher la vapeur. La décompression brusque qui se produit détermine l'éclatement des vésicules d'air restés, dans l'épaisseur des objets à désinfecter. On ferme de nouveau le robinet-valve. La pression monte de nouveau et est maintenue pendant 10 à 15 minutes. On fera encore 1 ou 2 décompressions. Enfin on laisse la vapeur s'échapper, on ouvre

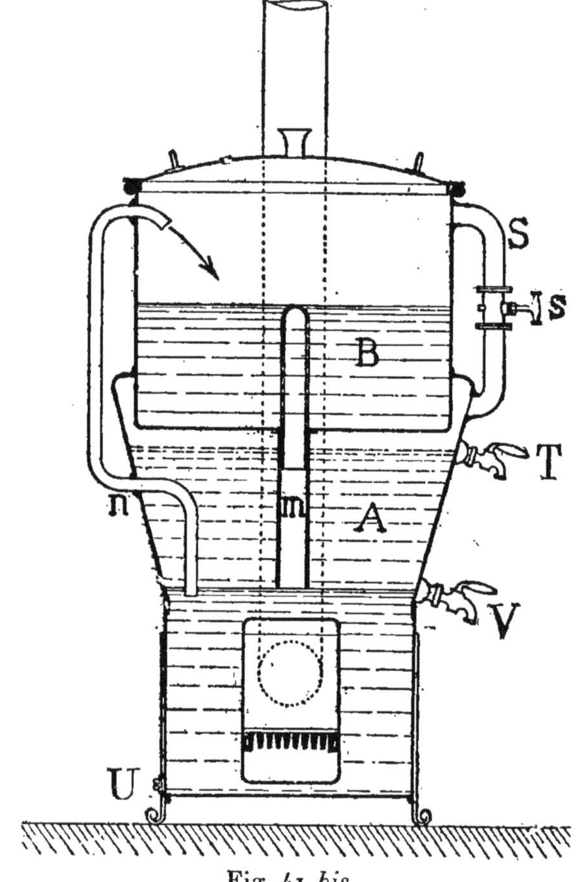

Fig. 41 *bis*.

Fig. 41 — Cuve à désinfection par trempage de Geneste-Herscher. A, chaudière communiquant avec le bec B, où se place le linge à désinfecter par les tuyaux *m* et *n* ; l'eau étant en ébullition, on ferme en *s* le tuyau d'échappement de vapeur S ; sous l'influence de la pression, l'eau monte dans le tuyau *n* et se déverse dans le bac B jusqu'à ce qu'elle atteigne l'orifice du tube *m* ; elle retombe alors par ce tube en A : une circulation continue d'eau à 100° est ainsi établie.

les portes et on laisse sécher. La durée totale de l'opération est de moins de 30 minutes.

Avec ces appareils, on peut pratiquer aussi la désinfection par vapeur fluente.

La température à l'intérieur du compartiment à désinfection monte environ jusqu'à 125°.

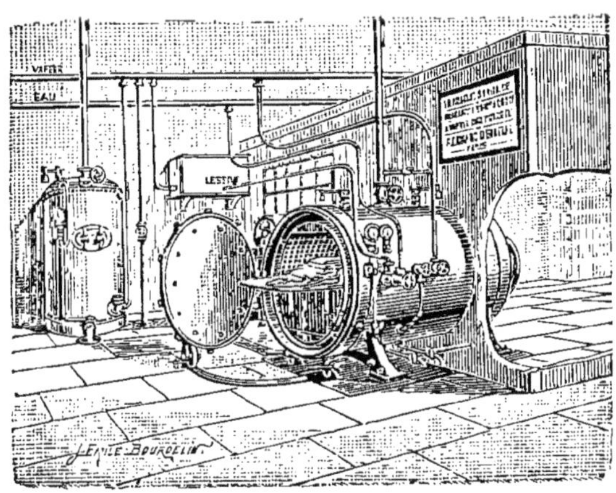

Fig. 42. — Laveuse désinfecteuse de F. Dehaître.

Une partie très considérable de la chaleur absorbée par les tissus, dans la désinfection par la vapeur, a pour cause la condensation de la vapeur qui a pénétré dans leurs mailles ; et cet échauffement variera évidemment suivant la nature des tissus. — C'est la chaleur latente de la vapeur qui devient disponible. Mais cette humidité hygroscopique ne se manifeste pas sous forme de liquide visible.

La rapidité plus ou moins grande de la désinfection croît avec la température de la vapeur ; mais il faut que celle-ci conserve en même temps son humidité relative dont le rôle est considérable, car les microbes sont très hygroscopiques.

La coagulation de l'albumine est la cause de la mort des microbes. Or, cette coagulation survient plus vite en présence de l'eau qu'avec la chaleur sèche (à 150° avec la chaleur sèche ; à 100° avec la chaleur humide). L'humidité visible en gouttelettes n'est pas nécessaire pour produire la coagulation (1).

La désinfection par la vapeur est applicable à presque toutes les étoffes, aux matelas en crin et en paille; aux objets de literie en plume. Les étoffes et les habits, qui n'ont pas été préalablement immergés dans l'eau, sont rétrécis. Les objets en cuir, chaussures, fourrures, etc., les livres reliés ne peuvent être désinfectés par ce procédé. Les tissus imprimés en couleurs de mauvaise qualité sont décolorés. Les tapis et les pièces d'habillement doivent être pliés avec soin et non serrés, car les plis trop serrés sont ineffaçables. Il vaut mieux suspendre les vêtements à des crochets dans le compartiment.

Les parties métalliques des chariots ou paniers destinés à recevoir les objets doivent être garnis d'une bâche en toile, ainsi que chaque couche d'objets.

Les objets en métal, les objets en bois non collés ou laqués peuvent être désinfectés par la vapeur. La résine contenue dans le bois est expulsée ; il se forme des ampoules à la surface des planches polies.

Après désinfection, les objets sont étirés et secoués à l'air pendant 4 ou 5 minutes dès leur sortie des appareils.

Appareils improvisés. — On peut improviser un appareil en se servant d'un tonneau ou d'une cuve de blanchisseuse sur lesquels on applique un couvercle en planches, sans fermer hermétiquement. On dispose ce récipient près d'un générateur de vapeur.

Le tuyau de conduite de vapeur est amené jusqu'à 5 centimètres au-dessus du fond du tonneau. Le fond du tonneau est garni d'un caillebotis pour ménager un espace réservé à l'eau de condensation.

Les objets à désinfecter sont placés en couches non ser-

(1) M. Rubner, *Théorie de la désinfection par la vapeur* (Hygienische Rundschau, 1878-1879. — Analysé par E. Arnould, in *Rev. hyg.*, mars 1900, p. 284).

rées sur ce fond en caillebotis. Le couvercle étant en place et surchargé de poids, on fait arriver le vapeur sous une pression de 1,4 atmosphère. Un thermomètre placé indiquera le moment où on atteint 100°, à partir de ce moment on laissera écouler la vapeur pendant au moins une demi-heure.

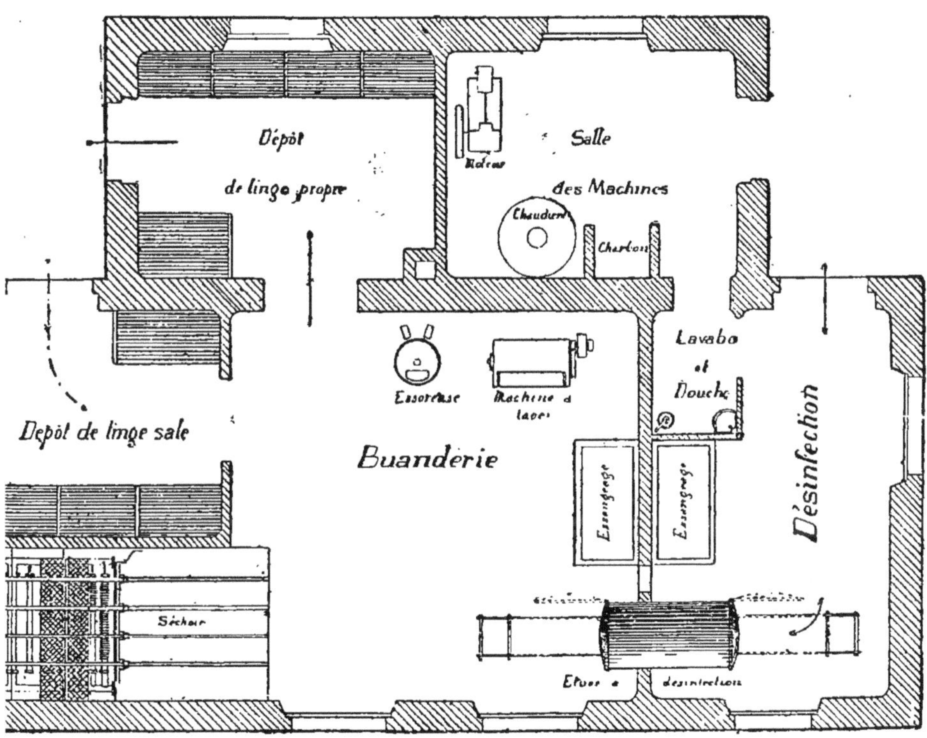

Fig. 43. — Station de désinfection et buanderie (Flicoteaux, Borne et Boulet).

On a construit des étuves fixes destinées aux navires, aux hôpitaux, aux stations de désinfection, aux lazarets, et des étuves mobiles, montées sur 2 ou 4 roues pouvant se transporter partout où le besoin est signalé.

Des stations de désinfection très complètes, comprenant même une buanderie, ont été installées dans quelques grandes villes d'Europe (fig. 43 de Flicoteaux).

7. **Pratique de la désinfection.** — En présence de la nécessité de désinfectionner une chambre de malade, une salle d'hôpital, une chambrée de caserne, des bagages de passager, etc., il faudra faire un choix parmi les procédés. Tel procédé applicable à une caserne ne saurait convenir à un appartement richement orné ; les moyens de désinfection efficaces pour les parois des locaux deviennent insuffisants pour les tissus. Parmi les objets il en est dont la structure et la composition exigent l'emploi de moyens spéciaux. Enfin, contre les bactéries pathogènes dépourvues de spores, on peut se servir de désinfectants plus faibles que contre celles qui sont sporulées ou bien on les laisse agir pendant moins longtemps.

Il faut aussi tenir compte du milieu dans lequel vivent les microbes à détruire. Une grande quantité de désinfectant alcalin sera nécessaire si le milieu est acide. Si le liquide nourricier des microbes est albumineux, on ne pourra pas se servir d'un désinfectant tel que le mercure simple qui se combinerait à l'albumine.

Les qualités à rechercher dans les désinfectants sont :

1° La destruction rapide sûre, définitive du principe virulent ;

2° L'innocuité relative absolue pour les personnes, les objets à désinfecter et les appareils ;

3° Le bon marché et la facilité de l'emploi ;

4° Autant que possible l'absence d'odeur désagréable.

Un seul agent ne saurait présenter toutes ces garanties, et aucun procédé ne peut être employé exclusivement. C'est à une combinaison de moyens qu'il faut recourir.

Locaux (1). — S'il s'agit de la désinfection de vastes locaux, simplement ornés ou meublés, tels que casernes, écoles, ayant des murs blanchis à la chaux, le meilleur

(1) La désinfection des navires sera décrite plus longuement au sujet de la pratique de la police sanitaire maritime.

moyen consiste dans un nouveau blanchissage avec un lait de chaux fraîchement préparé, après lavage préalable au sublimé. La désinfection par le gaz sulfureux ou la formaldéhyde, les lavages à la formaline pourront aussi rendre de très bons services. S'il s'agit des parois d'un navire, après un lavage au sublimé et lavage à grande eau consécutif, on grattera, on brossera, on asséchera, puis on procédera au badigeonnage à la chaux. Pour les cales des navires, la désinfection par les gaz sulfureux sera la plus pratique et la plus efficace.

Si les *murs* sont peints à l'huile, on *les lave* avec une solution phéniquée à 5 p. 100, une solution de formaline ou une solution de sublimé en ayant soin de frotter énergiquement, et ensuite on les frotte à l'eau savonneuse et à la brosse. Les *planchers* seront traités de même.

S'il s'agit de *logements luxueux* avec *tentures, papiers peints, peintures à la colle*, on frottera les parois recouvertes de papiers peints et de peintures à la colle avec de la mie de pain, ou encore on se contentera de pulvérisations au sublimé. Le plancher, les corniches, les portes et fenêtres avec leurs encadrements seront lavés et frottés énergiquement avec la solution de sublimé, puis à l'eau et à la brosse.

Meubles. — Les chaises en bois ou en joncs, les armoires, les commodes, les bois de lit seront lavés avec une solution de sublimé, d'acide phénique, de crésyl, de formaline, puis, après 24 heures, soumis à un lavage à grande eau.

Les autres meubles rembourrés, les sommiers, non susceptibles d'être lavés, seront désinfectés par les pulvérisations de sublimé, puis ils seront battus et brossés.

Les tableaux et glaces seront frottés à la mie de pain et essuyés avec des linges ou des éponges trempés dans la solution de formaline ou autre.

Linges, vêtements, literie, tapis. — Les tentures d'étoffes, les vêtements. les tapis, les oreillers, les matelas seront portés dans l'étuve à désinfection. Il pourra en être de même des linges de corps, draps de lit, couvertures. Toutefois, cette dernière catégorie d'objets pourra être traitée avantageusement par l'ébullition dans une cuve à trempage (voir fig. 41).

Tous ces objets seront déposés dans des sacs en toile, paniers, enveloppes, avant d'être portés au local de désinfection. Ces sacs ou enveloppes ne seront ouverts qu'au moment de l'introduction dans l'étuve.

Les *fourrures* seront stérilisées par la pulvérisation de sublimé, puis séchées et battues.

Les cartons, les objets en cuir, courroies, coussins, chaussures, bretelles, casquettes, chapeaux, valises, malles seront lavés avec une solution phéniquée ou de formaline ou de sublimé.

Les tissus, vêtements, linges, tâchés de pus ou de sang ou de matières fécales ne seront pas portés à l'étuve, car il se formerait des taches indélébiles. L'ébullition ou le lavage avec la solution de sublimé salée seront employés pour ces objets. La désinfection par l'acide sulfureux sera pratiquée pour ceux qui ne supportent pas l'ébullition ou le lavage.

Moyens de transport. — Les voitures, les sacs, les caisses qui ont servi à transporter les objets souillés, les voitures de malades ne peuvent être utilisés qu'après une désinfection qui consistera dans des lavages au sublimé ou à la formaline, ou à l'acide phénique pour les voitures, les caisses et les coussins, et dans l'étuvage ou l'ébullition pour les sacs.

Matières alimentaires. — Les matières alimentaires seront désinfectées par le chauffage, l'ébullition ou la fumigation par le gaz sulfureux ou la formaldéhyde.

Excrétions. — Les vases destinés à recueillir les *urines* seront garnis d'une certaine quantité de solution d'acide phénique, de crésyl, de formaline, etc.

Les *matières fécales* peuvent être désinfectées de différentes façon. Un bon moyen consiste à mettre dans les vases

15 à 20 centimètres cubes de lait de chaux, puis, après qu'ils ont reçu les matières, y verser encore une quantité équivalente de ce lait de chaux à chaque visite.

Des solutions de phénol, de crésyl, de lysol, etc., peuvent servir à cette désinfection. En aucun cas le sublimé ne peut être employé à cet usage. Les acides ne peuvent être utilisés que si les récipients ne sont pas attaqués par eux.

Le chlorure de chaux, agissant plus rapidement que la chaux, peut être employé de la même manière si la question de dépense n'est pas un obstacle.

On laisse les matières en contact avec le désinfectant pendant plusieurs heures avant de les déverser à l'égout ou dans les fosses. Les *fosses* seront désinfectées avec le lait de chaux.

Les récipients, vases ou bassins où ces excrétions auront été recueillies seront désinfectés par l'ébullition dans une solution de carbonate de soude, suivie au besoin d'un rinçage avec une solution de formol, de phénol, lysol ; ce dernier lavage pourra être employé isolément.

Les *crachats* seront recueillis dans des crachoirs garnis d'une solution acide ou chlorurée de sublimé. Après avoir été désinfectés par l'ébullition en eau chlorurée carbonatée, ces récipients seront lavés avec la solution de sublimé.

8. **Stations de désinfection**. — Les stations de désinfection seront disposées et outillées de manière à pouvoir opérer la désinfection dans leur enceinte ou au domicile infecté.

Leur matériel se compose essentiellement :

D'une étuve fixe à désinfection ;

D'une cuve à trempage ;

D'une étuve locomobile et de voitures pour le transport des objets ;

De pulvérisateurs et de mélangeurs dosimétriques ;

De solutions désinfectantes : sublimé, formol, phénol, lysol, chlorure de chaux, etc., sulfate de cuivre ; d'un matériel nécessaire : siphons d'acide sulfureux liquéfié, toiles, enveloppes, sacs, brocs en bois pour solutions désinfectantes, fauberts, chiffons, éponges, vêtements spéciaux pour désinfecteurs.

Séchoirs. — Le *personnel* comprend des équipes de « désinfecteurs » dressés au maniement du matériel et à l'emploi des agents de désinfection (surveillant, chefs d'équipe, mécanicien, cocher, désinfecteurs). Ils sont pourvus d'un costume spécial de travail (bourgeron de toile, pantalon à cotte également en toile et à coulisse ; le tout doit être serré à la taille, aux manches, aux chevilles et au collet), d'un calot couvre-nuque et couvre-front et de chaussures appropriées.

Envoyés dans un local pour y procéder à une désinfection, ils se dépouillent de leur costume de ville qu'ils déposent sur le devant de la voiture ; ils revêtent le costume de désinfection, procèdent à la désinfection des parois du local et des meubles ou objets non transportables et emportent dans des sacs ou ballots les objets à désinfecter à l'étuve.

L'opération terminée, ils se lavent soigneusement les mains et la figure au savon, puis avec une solution de sublimé ou d'aniodol ou lysol. Ils chargent les paquets dans la voiture et y ajoutent leurs vêtements de travail. Le tout sera désinfecté à l'étuve soit sur place, soit à la station.

Avant leurs repas, qu'ils doivent prendre dans un local spécialement désigné, ils prennent les mêmes soins pour les mains et la figure et devront se rincer la bouche et le nez. Ils portent la barbe, les cheveux et les ongles courts. Chaque jour ils prennent un bain ou un bain-douche.

9. **Assistance médicale. Dispensaires.** — L'organisation des services sanitaires sera complétée par l'institution de l'assistance médicale pour les indigents de toute nationalité.

Cette assistance médicale consistera dans des consultations données dans *des dispensaires* à tout venant, par des médecins subventionnés par la commune ou la colonie. Des médicaments, des instructions médicales seront distribués ; des pansements et les petites opérations d'urgence seront pratiqués sur place. On fera notamment des distributions de quinine dans les pays à fièvre.

Les médecins de l'assistance publique feront aussi des visites à domicile aux indigents classés et signalés malades. Sur le vu de leur prescription et d'après leurs indications particulières, des secours en vivres, en médicaments, en linges seront distribués au bureau d'hygiène.

Des mesures d'assainissement pourront aussi être prises d'urgence d'après les renseignements qu'ils auront fournis.

Outre les devoirs d'humanité, de solidarité sociale, qui font de cette organisation une obligation, les administrations européennes trouveront dans les renseignements que pourront fournir les médecins de l'assistance publique une garantie contre la propagation des maladies épidémiques. De plus ces secours accordés aux indigènes, les dispensaires largements ouverts où ils peuvent, sans formalités administratives, venir consulter un médecin européen et recevoir des soins immédiats qui, pour certaines maladies (syphilis, fièvre paludéenne, maladies chirurgicales), donnent rapidement des résultats favorables, constituent d'excellents moyens de pénétration dans les races indigènes.

Hôpitaux-hospices.

La ville coloniale mixte aura un hôpital pour Européens et un hôpital pour indigènes si elle est considérable (Hanoï, Saïgon). Elle aura un hôpital mixte si sa population est peu nombreuse.

I. — Hôpitaux européens.

a) *Emplacement.* — Le choix du lieu doit être dicté par les mêmes considérations que celui de l'habitation privée.

Mais il est nécessaire que l'hôpital soit situé hors de la ville, sur un monticule, sous le vent de la ville, à distance des quartiers indigènes, des abattoirs, cimetières, etc.

Il est non moins nécessaire que l'état du sol permette l'installation de jardins et de pelouses. La surface nécessaire est de 100 mètres carrés au moins par lit.

b) *Mode de construction.* — Les règles appliquées à la construction des habitations privées ou publiques pour le choix des matériaux, des fondations, la ventilation, l'éclairage, la disposition des vérandahs, sont applicables aux hôpitaux (PLANCHES V et VI) (hôpital de Saïgon : pavillon des officiers, pavillon principal).

L'hôpital sera composé de plusieurs pavillons à un ou deux étages sur rez-de-chaussée surélevé (1), les pavillons seront disposés dans un parc et séparés les uns des autres par des cours plantées d'arbres (fig. 44. PLANCHES VIII et IX. Hôpital de Porto-Novo). (PLANCHE X. Hôpital de Libreville). Ils contiendront des salles de 30 lits environ, précédées d'un cabinet de bains et toilette et pourvues de cabinets d'aisances. — Le cubage individuel sera de 50 à 60 m. environ. — Chaque étage sera approvisionné d'eau en abondance. — Une salle à manger sera réservée à une extrémité de chaque étage.

Un ou deux pavillons d'isolement, ne comprenant qu'un rez-de-chaussée surélevé, pourvus nécessairement d'une cabine de bains, de cabinets d'aisances, d'une ou plusieurs chambres d'isolement, d'une salle d'observation, forment le complément nécessaire de l'hôpital colonial. En effet, on ne peut pas compter avoir, dans une ville coloniale, des hôpitaux spéciaux pour des maladies contagieuses. Il faut donc avoir dans l'enceinte de l'hôpital général des pavillons isolés de petites dimensions, subdivisés en salles de 8,

(1) Les hôpitaux à étages ont l'avantage de donner aux habitants des étages supérieurs une température moins élevée, une meilleure ventilation et une certaine protection contre le paludisme.

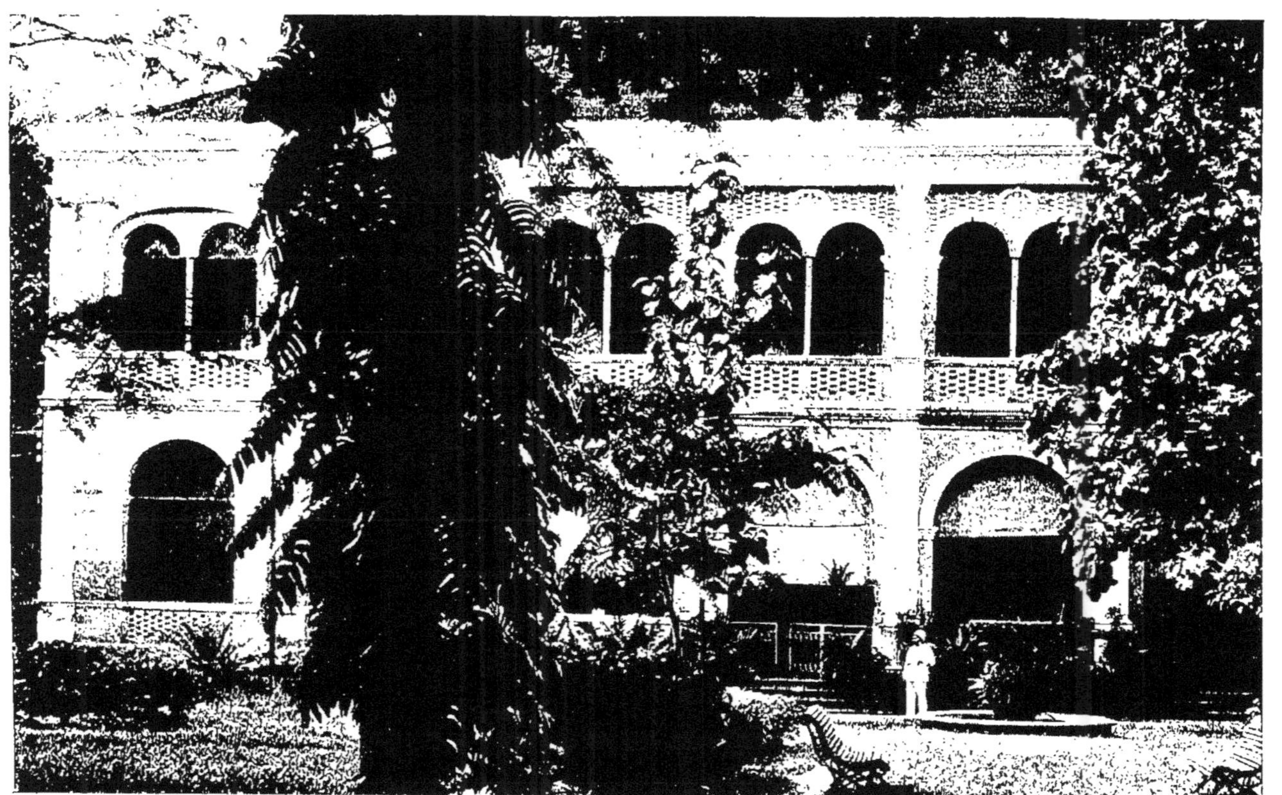

Hôpital colonial de Saïgon (pavillon des officiers).

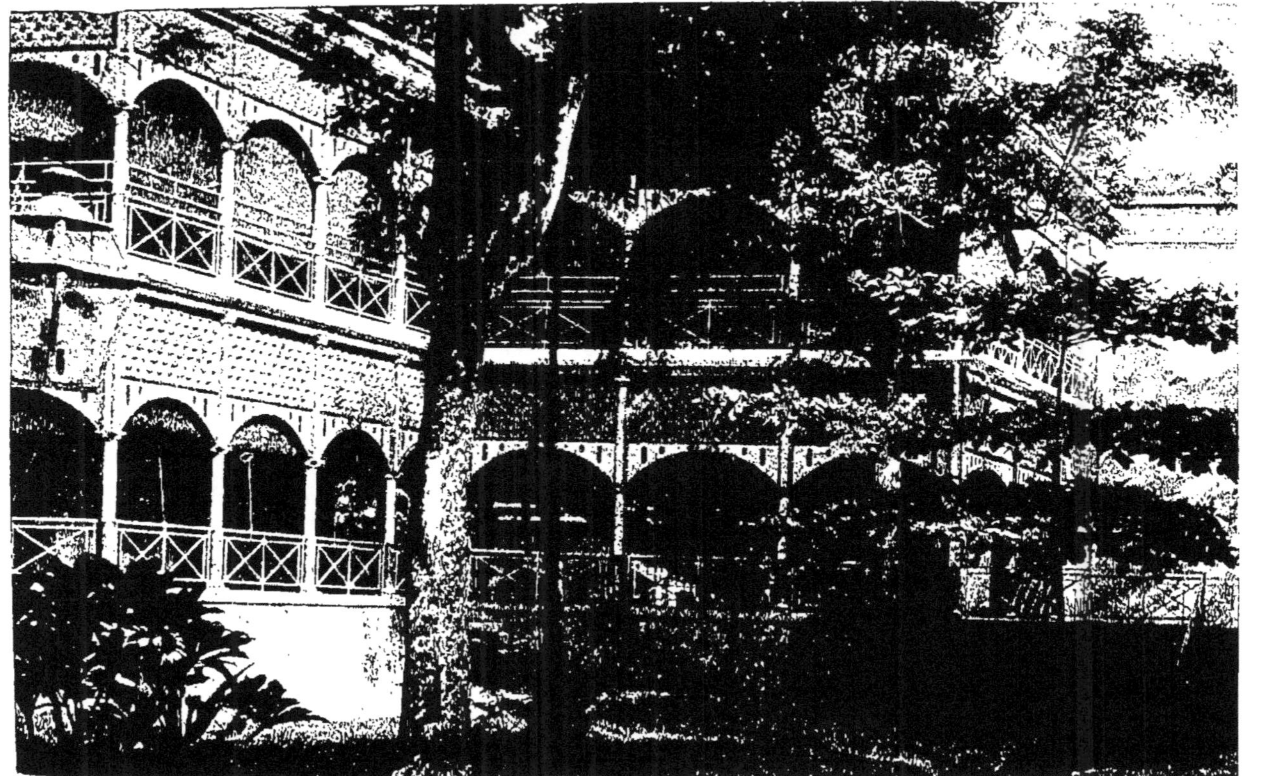

Hôpital colonial de Saïgon. — Pavillon principal.

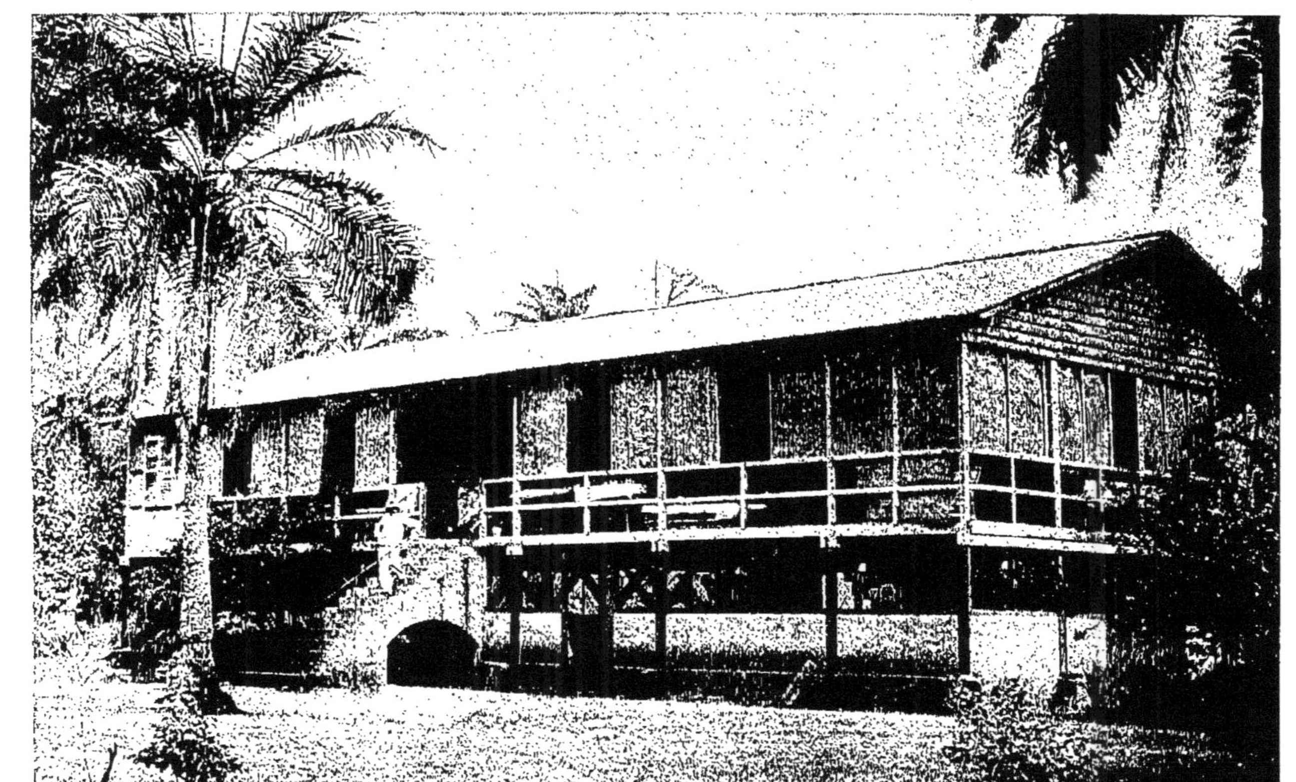

Dahomey. — Hôpital de Porto-Novo. — Pavillon des officiers du corps de santé.

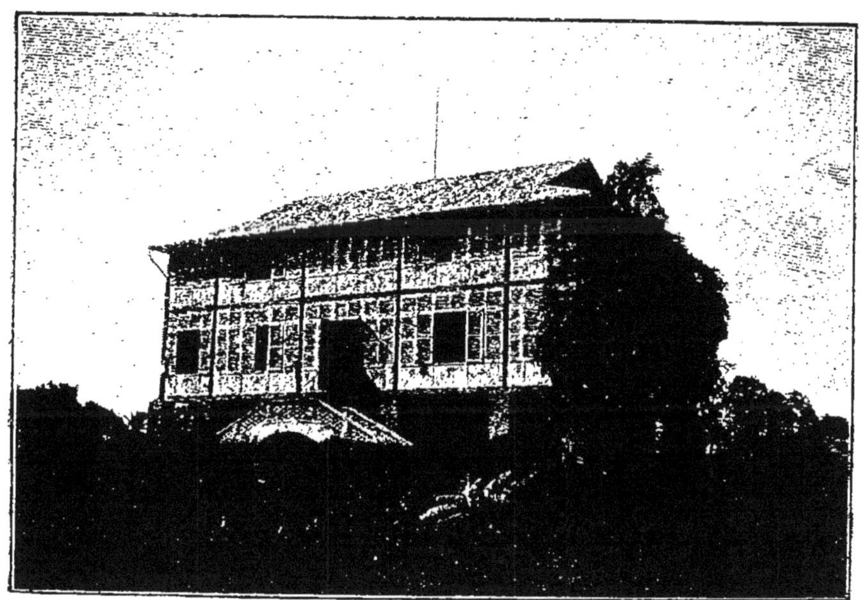

Congo français. — Hôpital de Libreville (Pavillon des Européens) (p. 336

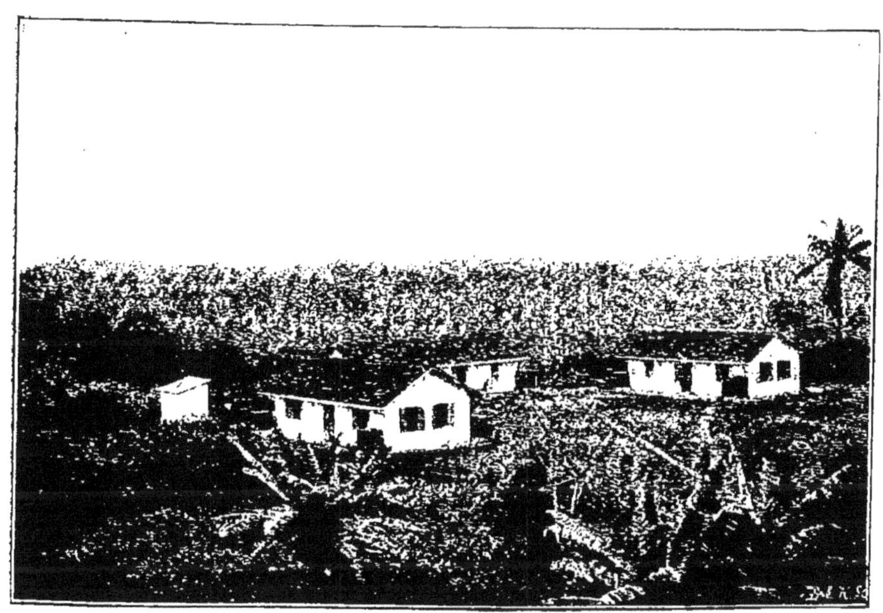

Congo français. — Hôpital indigène de Libreville (p. 338).

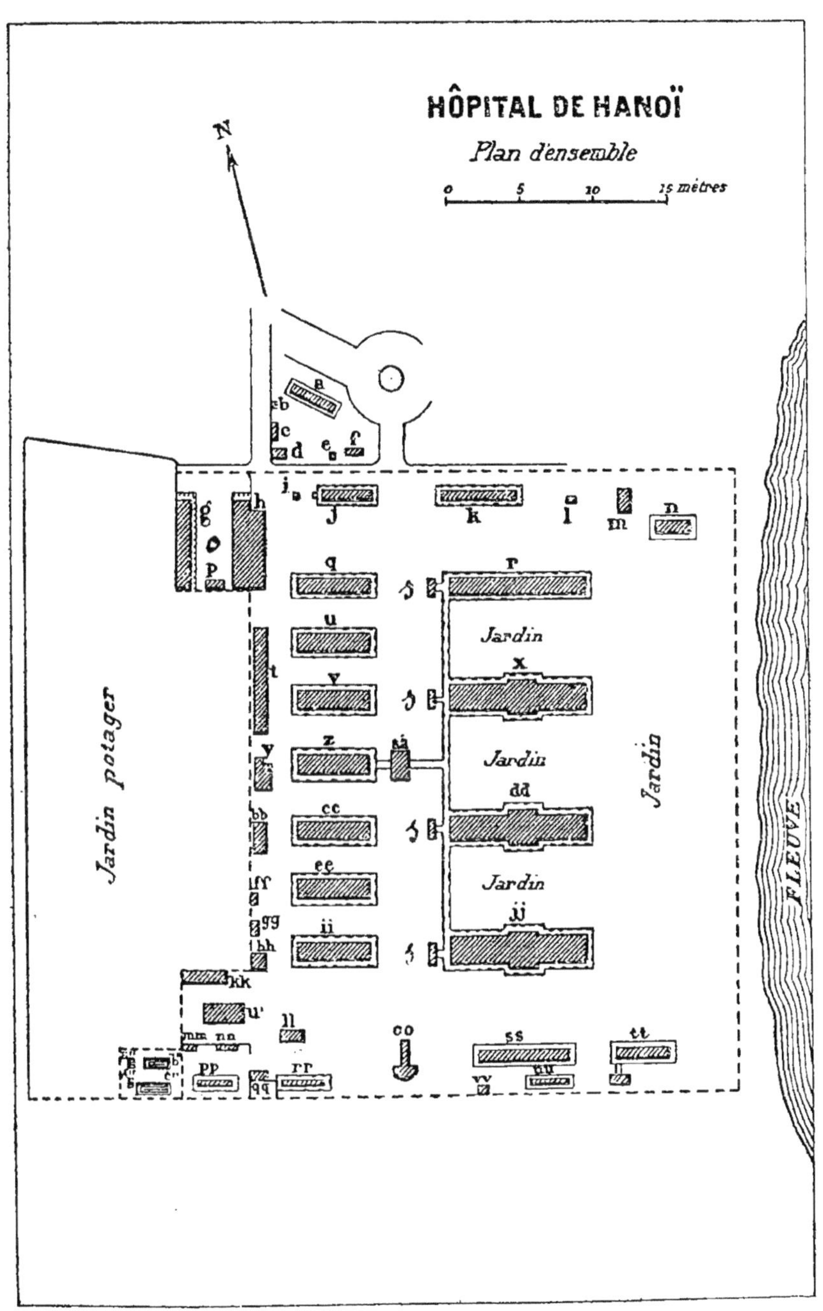

Fig. 44. — Plan de l'hôpital de Hanoï.

Madagascar. — Hôpital colonial de Tamatave.

10 et 12 lits, susceptibles de recevoir les maladies contagieuses qui pourraient se déclarer (PLANCHE VII. Hôpital de Tamatave).

L'hôpital sera pourvu de salles de bains et douches et d'une piscine ; d'une salle de désinfection avec étuves à vapeur sous pression ; d'une chambre de garde avec salle d'examen pour les malades où sera fait le triage à l'entrée. On pratiquera l'éloignement immédiat des immondices.

II. — Hôpitaux indigènes.

Il est une institution des plus nécessaires, c'est la création d'hôpitaux spéciaux aux indigènes ; c'est procurer un grand bienfait aux indigènes que de les admettre à bénéficier de la science médicale européenne. En même temps qu'une institution de bienfaisance, c'est un élément de pacification. Ainsi la question des hôpitaux indigènes, comme celle des dispensaires et de l'assistance médicale, est très haute et touche aux problèmes les plus élevés de la colonisation.

a) *Emplacement*. — Les hôpitaux indigènes pourront être voisins des hôpitaux européens (PLANCHE X. Hôpital indigène de Libreville), mais ne doivent pas être confondus avec eux, non seulement pour sauvegarder la suprématie des Européens, mais aussi pour les préserver de la propagation des maladies qui atteignent de préférence les hommes de couleur.

Dans les villes mixtes de peu d'importance, on fera des hôpitaux mixtes où des pavillons spéciaux seront réservés aux indigènes Ces pavillons seront séparés de l'emplacement réservé aux Européens. Mais, dans aucun cas, les Européens et les indigènes ne peuvent être traités dans le même bâtiment. Il y a répugnance et danger pour les premiers. D'ailleurs les mêmes traitements ne sauraient convenir en ce qui concerne l'habillement, le couchage, la nature

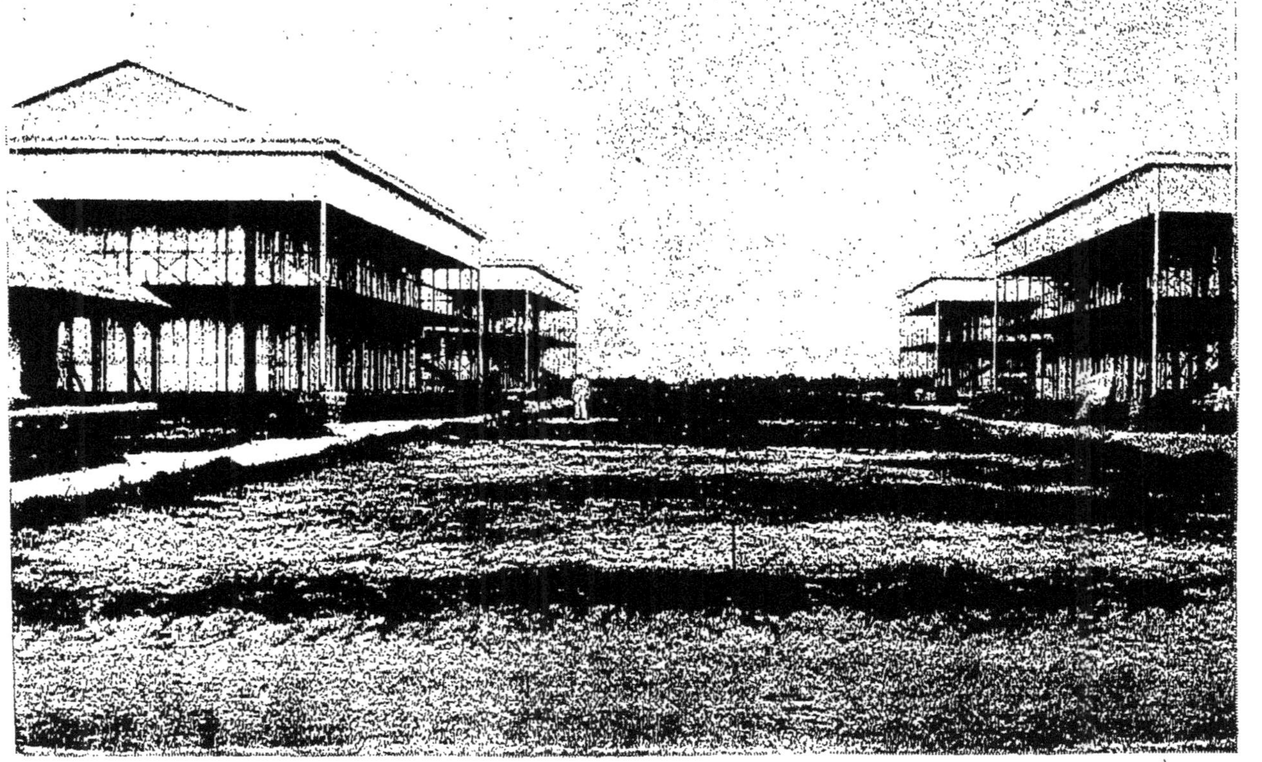

Madagascar. — Hôpital colonial de Tamatave.

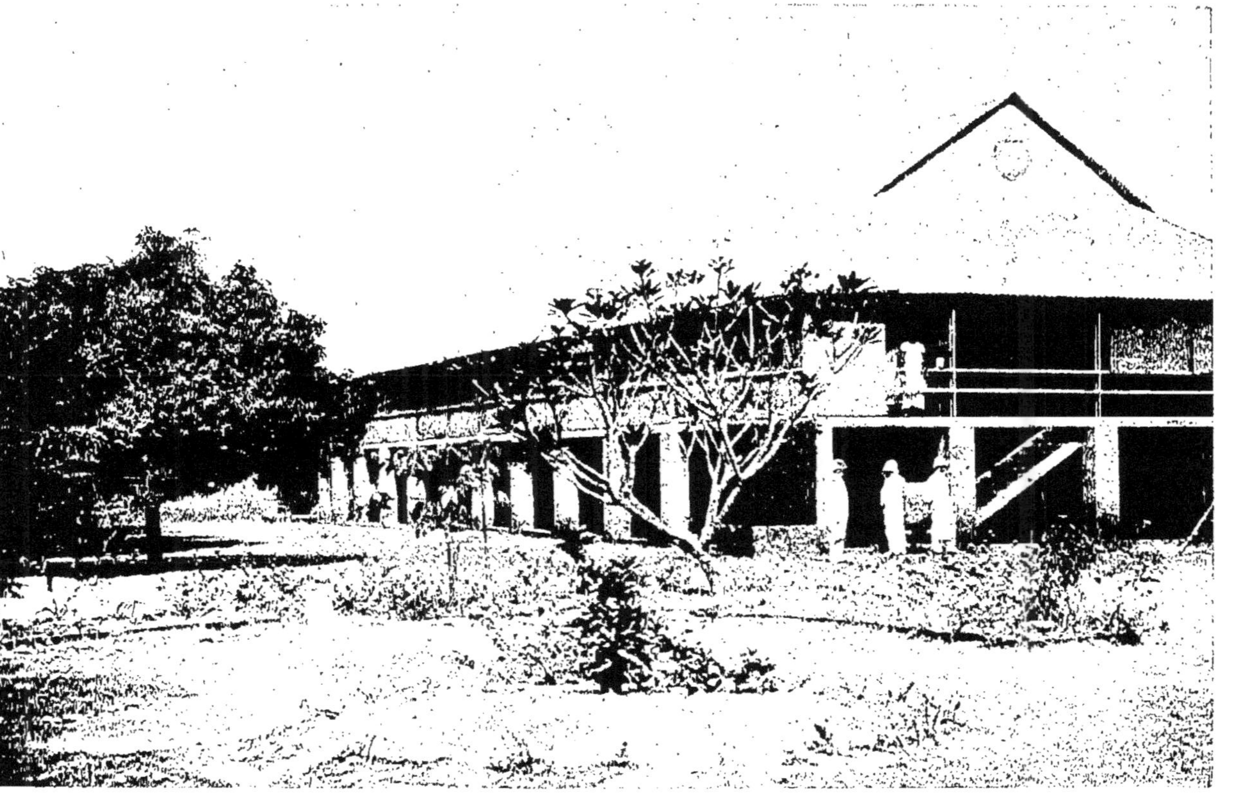

Dahomey. — Hôpital de Porto-Novo. — Pavillon des Européens.

et la préparation des aliments, la tenue, la discipline, les coutumes.

Comme les autres hôpitaux, l'hôpital indigène tirera profit de son installation dans les quartiers suburbains, hors des agglomérations, sur les monticules. Cependant, au besoin, il peut être installé dans la plaine, l'indigène ayant moins à souffrir de l'atmosphère chaude où il a toujours vécu.

b) *Mode de construction.* — Dans ce dernier cas, il est favorable d'avoir des hôpitaux à un ou deux étages qui assurent aux habitants des étages supérieurs le bénéfice d'une meilleure aération, de plus de fraîcheur et d'une protection relative contre le paludisme.

Le *mode de construction* et le mobilier ne seront pas aussi recherchés et luxueux que ceux des hôpitaux des Européens, habitués à plus de confort.

Lorsque les ressources financières ne permettent pas d'édifier des pavillons en maçonnerie, en pierres ou briques et fer, de construction coûteuse, on se contentera, au début, de cases en planches, en paille, en torchis, en bambous, recouvertes en chaume ou en feuilles de palmier, mais toujours édifiées à une certaine hauteur au-dessus du sol sur des pilotis, ou sur un terre-plein et toujours munies d'un plancher et de vérandahs, suffisamment isolées les unes des autres. — On pourra ainsi, au besoin, brûler ou détruire un des pavillons s'il est contaminé.

Un des pavillons en torchis sera nécessairement réservé à la désinfection (par sulfuration); un autre sera réservé à la balnéation.

Le *mobilier* se composera d'une simple couchette en fer ou en bois avec fonds en rotin, recouvert d'une natte; une couverture et un matelas en crin végétal compléteront le couchage. — Le matelas peut être supprimé pour bon nombre d'indigènes habitués à dormir sur de simples lits de camp, sur des taras.

Des tables et des bancs disposés sous les vérandahs et dans la salle compléteront le mobilier très sommaire comme la lingerie.

Exceptionnellement des malades graves ont besoin d'être couchés sur des lits munis de matelas et de draps blancs.

Le *matériel de salle* sera aussi plus sommaire que celui des hôpitaux européens : quelques gobelets en verre, des assiettes en faïence, quelques pots à tisane, des fourchettes ou des baguettes de bois, quelques cuillers en seront les éléments principaux.

c) *Hôpitaux d'isolement, hospices ou lazarets.* — Dans les villes principales, où le chiffre de la population exige plusieurs hôpitaux, il sera toujours possible, en cas d'épidémie, d'affecter un de ces hôpitaux au traitement de la maladie épidémique, d'autant plus qu'une grande partie de la population aura émigré ou aura été disséminée.

Si la ville est peu importante et n'a qu'un hôpital mixte ou tout au plus un hôpital pour chaque race, blanche et indigène, si les maladies transmissibles sont rares, on pourra leur affecter un pavillon d'isolement dans l'enceinte de l'hôpital général.

Si la maladie épidémique se généralise, on aura recours à la construction extemporanée de lazarets faite de baraquements sur pilotis situés hors de la ville et destinés à être brûlés à la fin de l'épidémie. C'est la solution la plus recommandable, parce qu'elle évitera ces retours d'épidémies dus à la réoccupation de locaux insuffisamment désinfectés.

Sur les *plantations*, dans les exploitations agricoles, où se trouvent réunis un grand nombre de travailleurs libres ou engagés, devant recevoir des soins sur place, l'isolement des malades contagieux dans une case spéciale, différente de l'infirmerie, est de toute nécessité. Edifiée à peu de frais elle sera toujours éloignée du groupe des habitations des indigènes et placée dans un enclos permettant une facile surveillance.

Les lépreux ne doivent pas être admis dans les hôpitaux généraux. Des hospices particuliers doivent leur être affectés dans les parties de la colonie éloignées des autres habitations, se prêtant à la surveillance, mais pourvues d'eau potable et possédant un sol qui se prête à la culture.

Sanatoria dans les pays chauds (1).

1. Avantages et conditions nécessaires des sanatoria. — Quels sont les avantages que les Européens doivent trouver dans les sanatoria ?

1° Les sanatoria des pays chauds doivent être tels qu'ils puissent offrir un climat et des abris convenables aux Européens encore valides qui veulent se soustraire au moins temporairement aux rigueurs du climat ;

2° Ils doivent être tels qu'ils permettent de traiter efficacement les Européens déjà atteints par les maladies endémiques et d'épargner le plus possible les renvois en Europe ;

3° Ils doivent être tels qu'ils procurent aux malades, que leur état ne permet pas de traiter sur place, d'effectuer leur retour en Europe dans les meilleures conditions.

Il faut, en un mot, des *stations de préservation* et des *stations de traitement*. Ces stations se confondent ordinairement. Pour les besoins de cette étude conservons cette distinction utile pour montrer les deux modes d'utilisation des sanatoria.

I. — Sanatoria de préservation.

Pendant longtemps l'Européen pourra être assez résistant pour lutter contre l'invasion des maladies infectieuses endé-

(1) Voir, pour plus de détails : *Sanatoria dans les pays chauds*, par G. Reynaud (*Revue d'hygiène*, octobre et novembre 1900).

miques, puis il verra fléchir ses moyens de défense sous l'effet prolongé ou accidentellement renforcé des agents atmosphériques. Avec le retour de la saison chaude et pluvieuse, sonnera l'heure de cette défaite. Le moyen de la prévenir est de se soustraire, au moment opportun, à l'une au moins de ces deux influences, sinon à toutes deux, en se réfugiant dans un sanatorium.

En se transportant dans un sanotorium le colon européen empêche ou interrompt la transmission et l'introduction des germes infectieux. Le programme de défense sera complet si, dans le milieu où il se transporte, l'Européen est en même temps soustrait à l'atmosphère chaude et humide. Alors les forces défensives de l'organisme cesseront de subir des pertes et seront en état d'être rétablies dans leur intégrité.

Le sanatorium doit, en effet, présenter la *pureté du milieu atmosphérique ou tellurique*, et l'innocuité des *éléments météoriques*. La *station maritime* (îlot, promontoire, navires) présente le premier avantage. La *station* d'altitude les offre généralement réunis.

a) **Stations d'altitude**. — L'atmosphère chaude a son maximum d'action dans les terres basses où se trouvent d'autre part les foyers principaux des maladies endémiques graves (dysenterie, hépatite, paludisme, fièvre jaune, choléra). Il est vrai qu'on peut aussi les retrouver dans des terres situées à une grande altitude (massifs montagneux du Tonkin, vallée du Mangoro et plateau du Vonizongo, au nord de Tananarive à Madagascar; *monts Mitumba* et *monts de Cristal* au Congo belge) à une hauteur de 850 à 1200 mètres.

Mais, en général, les terres hautes échappent aux conditions géologiques, hydrologiques et météoriques qui font des terres basses les foyers de prédilection de la malaria et des autres endémies. Dureté des roches du sous-sol, déclivité du sol, éloignement des plaines insalubres et de leurs émanations, mouvements atmosphériques plus violents qui éloignent les poussières, insectes et germes infectieux (à 1000 m. l'air ne contient plus de germes), tels sont les avantages de l'altitude. En fait on a constaté l'immunité phtisique à partir de 1000 mètres à Salazie (Réunion), et à 1200 m. à Cilaos (Réunion), à 2.510 m. en Ethiopie.

La *fièvre paludéenne* s'affaiblit et disparaît à mesure qu'on s'élève. Il suffit parfois de s'élever à 300 mètres et à 100 mètres et même moins. En tous cas à 1000 mètres lorsqu'elle existe elle est très atténuée. Cette immunité paraît liée à la nature du sol plus qu'à la préservation des piqûres de moustiques, car on trouve des moustiques anophèles en très grand nombre dans les hauteurs tropicales (hauteurs de Cilaos).

La *fièvre jaune* ne monte pas. Une altitude de 300 à 400 mètres suffit souvent pour mettre l'Européen à l'abri. De 600 à 800 mètres la garantie est complète. Importée dans les hauteurs, elle disparaît rapidement.

D'une manière générale, les habitants des hauteurs tropicales sont exempts des maladies endémo-épidémiques graves du littoral. On y retrouve le cadre ordinaire des maladies des régions tempérées.

Le colon européen se trouvera donc à l'abri des endémies des pays chauds dans les hauteurs. Sa cruelle ennemie d'Europe, la tuberculose, s'arrête à leurs pieds.

Une altitude de 500 à 1.000 mètres sera suffisante. Il sera inutile, sinon nuisible de l'élever au-dessus de 1.200 ou 1.500 mètres à cause des affections des voies pulmonaires ou intestinales, des hépatites et des rhumatismes causés par le froid humide.

De plus l'Européen, à l'abri de la chaleur continue et de l'humidité sous forte tension, bénéficiant de l'abaissement thermique qui peut être, suivant les régions, de 1° pour 150 mètres à 200 mètres, voit sa fonction respiratoire activée, l'évaporation cutanée et pulmonaire facilitée, le travail musculaire et les échanges nutritifs accrus, le sang régénéré ainsi que nous le verrons plus loin.

Tout l'organisme du colon éprouve une nouvelle suractivité qui se traduit par un retour de l'appétit devenu languissant, un besoin de mouvement inaccoutumé, un accroissement des forces.

Le sommeil régularisé devient réparateur, l'irritabilité disparaît, l'aptitude au travail se manifeste plus grande.

Conditions nécessaires de la localité choisie pour un sanatorium d'altitude (1). — Il est des conditions essentielles, accès facile, déclivité du sol, imperméabilité du sous-sol, situation sur le versant de la hauteur ne recevant pas directement les grandes brises lorsque celles-ci charrient d'épais nuages, de l'air chaud, du sable, les germes balayés au passage sur les plaines marécageuses ; de préférence les hauteurs recevant directement les vents de la mer et à courte distance de la mer, promontoires élevés, îles volcaniques.

Dans l'intérieur des continents, on s'élèvera plus haut pour échapper aux contages de la plaine. Il importe de choisir des emplacements peu boisés, pourvus de sources d'eau abondantes et de produits alimentaires variés, légumes, fruits.

Aménagement du sol par des drainages, des cultures et des plantations avant que le sanatorium soit occupé.

Maisons construites suivant les règles générales énoncées pour les habitations coloniales, mais protégées en plus contre le froid, par des châssis vitrés aux fenêtres, des portes pleines, des appareils de chauffage et de ventilation.

Il est essentiel d'assurer l'éloignement des matières excrémentitielles et des immondices pour éviter la formation de foyers de fièvre typhoïde.

b) **Stations maritimes**. — A défaut de hauteurs conve-

(1) Voir le choix du lieu pour l'habitation, chapitre V.

nables dans l'intérieur des continents ou sur le littoral, c'est sur la plage maritime que les colons iront rétablir leur santé (cap Saint-Jacques, Do-Son en Indo-Chine).

Les vents du large sont très salubres, car l'air marin est pauvre en microorganismes : à peine 4 ou 5 germes pour 10 m. c. en pleine mer (MM. Miquel, Fischer). Cette proportion s'élève à peine à 40 ou 50 germes au voisinage des côtes sous l'influence des vents de terre, proportion bien inférieure à celle des continents.

L'air marin est agréable, vivifiant, stimulant, plus tonique et plus pur que celui des montagnes et des campagnes, car il apporte de l'oxygène sous forte tension, il est inondé de lumière ; il est sans cesse agité et rafraîchi par la brise.

Il n'y a pas contestation sur le bénéfice du séjour dans l'atmosphère marine accru par l'action tonique des bains de mer.

Conditions que doit présenter l'emplacement d'une station maritime. — Il importe de choisir une localité suffisamment éloignée de l'embouchure des cours d'eau, des deltas, des lagunes. Un promontoire, des îlots ont le double avantage de l'altitude, si faible qu'elle soit, et d'une pénétration plus avant dans l'atmosphère marine. A défaut, on s'établira sur une plage sablonneuse abritée contre les vents de terre, faisant face au large.

Au besoin on se servira de *Sanatoria flottants* (*grands navires*).

Fréquence et durée des séjours dans les sanatoria de préservation. — Si la hauteur sur laquelle est le sanatorium est au voisinage des villes, le séjour sera permanent. Les garnisons européennes y seront maintenues constamment et n'en sortiront que pour des opérations importantes. En dehors de ces cas, les « changements d'air » seront pratiqués de la manière suivante :

1° Les colons ou les détachements de troupes européennes sont dirigés périodiquement, chaque année, vers les sanatoria pendant une grande partie, ou mieux la totalité de la saison chaude et pluvieuse (hivernage). Dans les régions équatoriales, le séjour doit durer pendant tout l'hivernage.

2° Le colon ou le soldat européen sont envoyés dans le sanatorium dès que les forces faiblissent, mais chaque année pendant un temps minimum de 2 mois. C'est avant l'état de maladie confirmé que le sanatorium produit les plus merveilleux effets.

II. — Sanatoria de traitement.

La transformation salutaire que détermine la cure d'air dans l'organisme de l'Européen coïncide avec une activité hématopoiétique, se manifestant par une formation considérable de microcytes bientôt transformés en hématies fixateurs d'hémoglobine. Cette hypercythémie est déterminée en principe par la nécessité de compensation respiratoire qui est la conséquence de l'abaissement de la tension de l'oxygène atmosphérique moins rapidement absorbé, par suite, par le sang. L'hypercythémie, augmentant le nombre des hématies fixateurs d'oxygène, rétablit l'équilibre. L'air de montagne, comme l'air marin, en activant la nutrition, favorise la formation d'hémoglobine ; mais l'altitude, par elle-même, détermine la formation de globules rouges (Pr Lépine) (1).

Ainsi, l'Européen a dans les sanatoria un moyen puissant de remédier à la résultante ordinaire des maladies des climats chauds, l'*anémie*, obstacle si redoutable à l'acclimatement et à la convalescence des maladies.

C'est aussi dans les sanatoria qu'est le lieu d'élection pour le traitement des plus graves de ces maladies au cours de leur évolution : *Troubles digestifs*, *insuffisance hépatique*, *congestion du foie*, *polycholie*, *paludisme*. Le

(1) *Semaine médicale*, 16 mars 1898.

paludisme surtout, maladie essentiellement déglobulisante, sera plus efficacement traité dans un lieu où la multiplication des globules du sang, le biochimisme renforcé rendent l'organisme plus apte à la lutte contre la réinfection microbienne devenue d'autre part moins fréquente.

Le sanatorium donne, dans une certaine mesure, le climat plus tempéré et l'immunité palustre qu'on recherche par le rapatriement.

Les résultats de la pratique confirment les promesses de la théorie.

Tandis que la moyenne générale de *mortalité* à la Guadeloupe est de 9,11 p. 100 de l'effectif (période de 1819-1855), elle n'est plus que de 1,16 au sanatorium du Camp-Jacob (de 1867 à 1869).

Le nombre des journées d'hôpital varie du simple au double suivant que les troupes sont sur le littoral ou au Camp-Jacob. Au Bengale, la moyenne annuelle des décès dans les stations de Montagne n'a atteint que 1,48 p. 100, de 1860 à 1869.

Le sanatorium ne met pas à l'abri des récidives du paludisme, non plus que le retour en Europe. Mais les accès sont plus éloignés, plus courts, moins intenses. Le paludisme s'affaiblit jusqu'à disparaître si le séjour est prolongé.

Pour la *fièvre jaune* l'altitude représente l'obstacle le plus positif et le remède le plus sûr. Les observations faites au Camp-Jacob (Guadeloupe) comme à Balata (Martinique) sont des plus démonstratives. La mortalité est 19 fois plus faible au Camp-Jacob qu'à la Pointe-à-Pître, bien que l'effectif de la garnison soit 6 fois plus considérable au Camp-Jacob.

En 1868, à la Martinique, il y a 25 p. 100 de décès sur le littoral et 3 p. 100 à Balata. Dans cette même localité il y a 0 décès p. 100 en 1869, 1880-81-82, 1895-96.

Les malades traités dans les hauteurs ont donc 20 fois

plus de chances de guérison que sur le littoral. Aussi ne doit-on pas craindre d'y envoyer les malades dès les premiers symptômes.

a) *Indications et contre-indications de l'envoi des malades dans un sanatorium.* — Pour la fièvre jaune la seule indication est de diriger le malade sans délais vers les hauteurs, dès que le diagnostic est établi.

Pour les autres maladies il faut tenir compte des conditions particulières à l'individu atteint, à la nature de l'affection qu'il présente, à la période qu'elle a atteinte, à sa gravité, à la climatologie du sanatorium en cause.

Par un examen préalable il y a lieu d'éliminer, d'une manière générale, les phtisiques présentant des formes suraiguës, des lésions avancées et étendues, des tuberculoses ouvertes. De même il faut écarter des sanatoria humides et froids les sujets atteints de rhumatismes aigus, les brightiques, les neuro-arthritiques et les cardiaques à lésions mitrales avancées, les épileptiques et quelques hystériques particulièrement irritables.

Il est des contre-indications moins générales et concernant plus spécialement les maladies endémiques. Ainsi les sanatoria de grande altitude ne conviennent pas aux sujets atteints d'entérite et de dysenterie aiguë, ou de ces mêmes affections chroniques offrant encore des symptômes, graves, et très susceptibles au froid. A ceux-là conviennent les sanatoria marins ou les sanatoria en altitude moyenne et sèche (hauteurs de Saint-Paul, à la Réunion). Une sélection doit être faite parmi les paludéens. La généralité bénéficiera du séjour en altitude, mais il faut éliminer d'abord ceux dont l'affection malarienne se trouve compliquée par une des affections précédentes. Il serait de plus dangereux d'envoyer d'emblée dans les hauteurs les cachectiques débilités, incapables de réagir contre le froid. Le brusque changement de climat peut déterminer des accès pernicieux.

Les autres paludéens, ainsi que les dyspeptiques, les anémiés, les débilités, les convalescents de diverses maladies seront dirigés sans retard sur le sanatorium.

b) *Précautions à prendre avant l'envoi dans un sanatorium.* — Il est des mesures préalables qui s'imposent. Les malades doivent faire un stage dans un hôpital ou ambulance, situé dans un lieu sain, au pied de l'altitude où est édifié le sanatorium. Si ce stage s'opère à une altitude modérée, 100, 200 ou 300 mètres, les malades s'en trouveront encore mieux. Une nouvelle sélection y sera faite, c'est le cheminement par étapes.

Les paludéens, très exposés à des récidives graves sous l'action du froid brusque ou de l'humidité, devront être protégés contre ces réactions par l'absorption régulière de quinine pendant les quelques jours qui précèdent et suivent leur arrivée dans le sanatorium d'altitude, tous les malades, sans exception, seront munis de vêtements chauds au moment de se mettre en route. Ils seront transportés dans des véhicules bien suspendus et pouvant être fermés.

c) *Temps de séjour.* — Les résultats obtenus par la cure d'air seront en proportion de la durée du séjour que fera le malade. Il est évident que des organismes aussi profondément délabrés que ceux des Européens atteints de malaria ou d'autres endémies exigent un temps assez long pour se dépouiller de leur infection et recouvrer l'état normal. Si nous estimons que pour les Européens, encore valides, allant chaque année en changement d'air, le séjour doit être de deux mois pour chaque période, combien plus long doit-il être pour des malades ou même des convalescents.

Une fixation arbitraire serait illogique ; une fixation à 20 ou 30 jours seulement est absurde.

Plusieurs mois seront nécessaires à bon nombre de paludéens pour se débarrasser, dans un sanatorium colonial, des hématozoaires et réparer leurs pertes, puisqu'on estime qu'il leur faut plusieurs mois pour obtenir la guérison en Europe.

L'augmentation progressive du poids du corps et aussi l'examen bactériologique indiqueront avec précision le moment où le malade est en assez bon état pour quitter son refuge. En moins de 40 jours on a des augmentations moyennes de poids de 2 kg. 500. et des maxima de 4, 5, 6 et même de 13 kg. 500.

L'augmentation du poids est encore plus prononcée quand le séjour se prolonge au delà de 40 jours.

L'insuffisance du séjour est l'erreur principale qui vicie et réduit énormément la portée et l'action des cures d'air, erreur coûteuse puisqu'il en résulte des hospitalisations plus fréquentes et plus longues et des renvois anticipés en Europe, erreur dont l'imperfection des logements, de l'alimentation et des méthodes de traitement aggravent encore les regrettables conséquences.

Le rapatriement doit être l'extrême ressource. En tout cas le malade se préparera dans le sanatorium à effectuer dans de meilleures conditions le voyage en mer, parfois si pénible et si dangereux par l'encombrement.

Les résultats obtenus dans les sanatoria seront durables. Le gain en globules du sang, qui ne se maintient pas chez les individus bien portants lorsqu'ils reviennent dans la plaine, persiste chez les malades. Le nombre des globules baisse un peu, mais s'arrête à un chiffre plus élevé que celui où il était avant la cure d'air. En tous cas le malade aura profité de cette augmentation, même passagère, pour augmenter ses oxydations et vivre plus énergiquement.

Mais pour obtenir des résultats complets et durables, il est indispensable de se placer dans des conditions de logement, de nourriture, de traitement équivalentes à celles qu'on trouverait en Europe.

2. Sanatoria installés et à installer dans les principales colonies françaises.

I. — *Sanatoria installés.*

1° Ile de la Réunion. — Cette île possède des stations en gradins successifs depuis 300 jusqu'à 1500 mètres, offrant la série des climats depuis le climat insulaire tropical modéré sur le littoral, jusqu'au climat d'altitude, et dans plusieurs stations d'altitude la cure d'air est complétée par la cure d'eaux minérales diverses.

On y trouve le sanatorium principal de *Salazie*, des sanatoria secondaires à *Saint-François* et à *Cilaos*, les stations d'hivernage du *Brûlé*, des *Hauts de Saint-Paul*, de la *plaine des Palmistes*.

a) *Sanatorium de Salazie* (Hell-Bourg). Altitude = 919 mètres, au fond d'un vaste cirque, au pied des Salazes; moyenne annuelle de température = 20 degrés ; variations nycthémérales de 15° et plus; *minima* de 6°; *maxima* de 28°; variations saisonnières peu prononcées (moyenne de saison fraîche = 18° 02; moyenne de saison chaude = 22°, 7); 115 jours de pluie par an; le sol absorbe rapidement l'eau pluviale; brouillards très fréquents; — *source d'eau minérale* bicarbonatée gazeuze chaude se rapprochant par sa composition des eaux du Mont-Dore, de Royat, de Saint-Albans. Eau potable excellente et abondante.

Le paludisme ne s'y développe pas; on y observe de la fièvre typhoïde;

Belle route d'accès de 30 kilomètres à partir de la gare du littoral (*Saint-André*); maisons d'habitation dont quelques-unes sont assez confortables, 2 hôtels, un hôpital thermal colonial mixte contenant 95 lits avec appareils hydrothérapiques; un établissement hydrothérapique.

Excellente *station de préservation* et *bonne station de traitement* pour les convalescents et pour diverses affections malariennes anciennes; contre-indiquée pour les paludéens névropathes, irritables, les arthritiques.

Organisation défectueuse de la voirie municipale.

b) *Sanatorium de Saint-Francois.* — Altitude = 650 mètres; à 13 kilomètres de la ville de Saint-Denis; baraquements étroits et mal construits, adossés à la montagne entaillée, destinés à recevoir les détachements de la garnison qui y montent à tour de rôle; quelques maisons particulières peu confortables; eau de qualité suspecte; voirie défectueuse.

On y observe la fièvre typhoïde.

c) *Sanatorium de Cilaos.* — Altitude = 1.214 mètres; au fond d'un immense cirque d'effondrement; moyenne annuelle de température = 19 degrés; saisons peu tranchées; variations nycthémérales considérables; froid très vif au coucher du soleil; quelquefois du givre se forme en juillet et août; pas de vent; pluies exceptionnellement continues, peu abondantes; *sécheresse de l'atmosphère;* sol poreux; eau potable abondante et excellente; fruits et légumes d'Europe.

Sources d'eau bicarbonatées thermales à 30 et 40 degrés; source froide; débit actuel = 50 à 60.000 litres dans les 24 heures, comparables aux eaux du Mont-Dore, de Royat, de Néris (1) (D. Mac-Auliffe).

La phtisie, la filariose, la diarrhée, la fièvre paludéenne sont inconnues à Cilaos.

Station de préservation et de *convalescence* excellente; *station de traitement* excellente pour le paludisme, l'anémie, la diarrhée, l'arthritisme, le rhumatisme. C'est le sanatorium par excellence.

Un hôtel et un établissement hydrothérapique; un mé-

(1) Voir l'analyse des eaux minérales de la Réunion et de la Martinique dans; *l'Armée coloniale au point de vue de l'hygiène pratique.* D. G.-A. Reynaud, 1 vol. 400 p. — Edit. D. Doin. Paris, 1892.

decin est attaché à la station ; les habitations sont précaires et l'accès en est encore difficile.

d) *Station de la plaine des Palmistes.* — Altitude = 1.400 mètres; grand plateau très fertile; variations nycthémérales (20° à 22°); pluies abondantes; brouillards; habitations très sommaires; nourriture excellente; accès très facile par une belle route.

e) *Station du Brûlé.* — Altitude = 800 mètres; à 10 kilomètres de Saint-Denis; climat très humide; brouillards constants; habitations nombreuses dont quelques-unes sont assez confortables; légumes et fruits d'Europe; route d'accès très belle.

f) *Station de Mafatte.* — Altitude = 682 mètres, dans un cirque d'effondrement, sources d'eaux sulfureuses thermales (à 31°), ayant un débit de 900 litres à l'heure, analogues aux eaux de Saint-Sauveur, d'Amélie-les-Bains.

Atmosphère sèche; pas d'habitation convenable; route d'accès difficile.

Station de traitement pour les scrofuleux, herpétiques, rhumatisants, arthritiques.

g) *Hauteurs de Saint-Paul et Saint-Pierre.* — Au-dessus des villes du même nom, sur les gradins des montagnes qui les dominent; climat sec et frais, excellent pour les neuro-arthritiques, les pulmonaires, les diarrhéiques; eaux potables abondantes et excellentes.

2° MARTINIQUE : a) *Camp de Balata.* — Altitude = 440 mètres; plateau étroit, sec, balayé par les vents alizés d'est et de nord-ouest; température moyenne inférieure de 3 à 4 degrés à celle du littoral; variations nycthémérales assez étendues; pluies fréquentes et abondantes; orages; humidité prononcée; source d'eau potable abondante. La fièvre paludéenne ne s'y est montrée qu'accidentellement; pas de fièvre jaune. La fièvre typhoïde a été importée.

Distance de Fort-de-France = 9 kilomètres 500; belle

route; habitations peu confortables; on a construit récemment une belle caserne.

Bonne station de préservation.

b) *Camp-Colson.* — Altitude, 520 mètres, sans utilisation.

c) *Stations thermo-minérales.* — 1° *Source de la Moutte:* eau ferrugineuse bicarbonatée, magnésienne, à 30° ; analogue aux eaux d'Orezza ; à 4 kilomètres de Fort-de-France.

2° *Source Absalon*, à 350 mètres d'altitude et 12 kilomètres de Fort-de-France.

3° *Source Didier*, à 200 mètres d'altitude et 8 kilomètres de Fort-de-France, eaux chlorurées analogues à celles du Mont-Dore; utilisables dans les cachexies palustres les dyspepsies, les engorgements viscéraux et lymphatiques, etc., etc.

3° Guadeloupe. — a) *Camp-Jacob.* — Altitude = 545 mètres; au pied du cône de la *Soufrière;* à 6 kilom. de la ville de la *Basse-Terre;* température peu variable; pluies fréquentes (plus de 200 jours par an) et très abondantes; humidité excessive; sol déclive, mais peu poreux; vents alizés d'est soufflant pendant 258 jours par an; atmosphère pure et riche en ozone.

La fièvre paludéenne y est inconnue; la fièvre jaune ne s'y développe pas; fièvre typhoïde importée.

Route d'accès très belle; légumes d'Europe en abondance.

b) *Sources thermo-minérales.* — 1° *Eaux sulfureuses* (sources du Matouba, du Galion, Saint-Charles, Sofaïa);

2° *Eaux salines faibles* (sources du Pigeon, de Rivière-Bouillante, de Dollé, du Lamentin);

3° *Eaux salines fortes* (sources de la Fontaine bouillante, du Palétuvier);

4° *Eaux salines fortes* avec dépôts ferrugineux (sources Beauvallon, Bain-Jaune).

II. — *Sanatoria à installer.*

1° Cochinchine. — a) *Station du Cap Saint-Jacques.* — A l'embouchure du Donaï ; station marine comprenant plusieurs pavillons (*76 lits*) et un appareil hydrothérapique ; villas et hôtels confortables.

b) *Plateau de Lang-Sa* (dans l'Annam). — Altitude = 1.500 à 1.600 mètres ; plateau de 20 kilom. de diamètre ; brise constante ; air sec.

c) *Ile de Poulo-Condor.* — Altitude = 350 mètres d'altitude ; sanatorium *marin ;* plateau balayé par les moussons de N.-E. et S.-O. ; sources abondantes.

2° Tonkin. — a) Versant septentrional de la chaîne sino-annamite ;

b) Territoire de Then-Tou, dans le Set-Chouen ; climat méditerranéen ;

c) Région de Lang-Son.

Ile de la Cat-Ba (baie d'Along). — Altitudes de 300 à 800 mètres ; climat insulaire ; grands plateaux.

3° Annam. — Sources thermales sulfureuses faibles et chlorurées calciques moyennes de Thac-Tru, au voisinage de la mer.

4° Madagascar. — a) *Ilôt de Nossi-Comba*, en face de Nossi-Bé.

b) *Montagne d'Ambre*, près de Diego-Suarez ; *bonne station* de préservation et de traitement, peu utilisée.

c) *Ambozitra*, entre Tananarive et Fianarantsoa.

d) *Fianarantsoa.* — Altitude = 1.200 mètres ; température moyenne = 19° ; bonne *station* de préservation et de convalescence.

e) *Stations thermo-minérales.* — Très nombreuses ; les plus connues sont :

1° *Sources d'Antsirabé* (30° à 41°), bicarbonatées sodiques, analogues à Vichy ;

2° Sources Ramainandro (près Tananarive), bicarbonatées sodiques, riches en CO^2 ;

3° Sources sulfureuses nombreuses.

5° Afrique française occidentale. — La configuration du sol se prête peu à l'installation de sanatoria au voisinage de la mer.

a) Le Sénégal possède des camps de dissémination en mauvais état sur le littoral et en plaine.

L'îlot de *Gorée* et les monticules de *Thiés* sont utilisables comme *stations de préservation.*

b) *Massifs de Kita.* — Altitude = 650 mètres ; à *1.500 kilomètres* de Saint-Louis ; sources d'eau potable abondantes.

Station de *traitement* et de *préservation* utilisable pour les postes du Haut-Sénégal.

c) Les colonies du *Soudan*, des *Rivières du Sud*, de la *Côte d'Ivoire*, du *Dahomey* n'ont encore fait aucune tentative d'installation de sanatorium; les hauteurs situées dans l'intérieur à 300 et 400 kilom. du littoral (montagnes du Fouta-Djallon, Kong, etc.) fourniront des stations utilisables. A signaler : *Timbo*, capitale actuelle du Fouta-Djallon, à 850 mètres d'altitude ; le *Mont Kakoulina*, à 1000 mètres d'altitude et à 40 kilom. de Konakry, sur la route du Niger ; l'*ilôt de Konakry*, dont la salubrité est très grande ; *Kadiokofy ;* la *région de Kong*, avec des altitudes de 1400 mètres.

Le poste de *Kouandé* dans le Haut-Dahomey (Dr Mul).

d) *Dans le Congo français* il y a lieu de signaler les postes de *Raffaï* et de *Ouango* dont la salubrité a été reconnue (Dr Spire).

La pacification et l'occupation plus effective du Tonkin, de Madagascar, du Congo, du Soudan, de la région du Tchad feront certainement découvrir des stations favorables à l'établissement de sanatoria dans les chaînes de partage des grands cours d'eau.

3. Sanatoria dans les colonies étrangères (1).

I. — Sanatoria dans les colonies anglaises.

1° *Hindoustan*. — Sur cette immense péninsule aux climats si variés, la chaîne de l'Himalaya, au nord, séparant le Thibet de l'Hindoustan, dressant ses cimes jusqu'au-dessus de 8.000 mètres, présente sur les puissants contreforts qui s'étendent vers le sud de nombreux gradins propices à l'établissement des stations sanitaires de tous les degrés. Plus au sud, les 2 chaînes des Ghattes, orientales et occidentales, partant du cap Comorin, remontent vers le nord, se divisent dans le Coïmbatore, vers les Nilghirries, en 2 chaînes : l'une qui constitue la chaîne des Ghattes occidentales, avec des sommets de 3.000 mètres, l'autre formant la chaîne des Ghattes orientales, avec des sommets de 1.000 mètres. La chaîne des Nilghirries les relie transversalement l'une à l'autre, terminant ainsi un immense triangle.

Grâce à cette distribution des chaînes de montagnes sur toute l'étendue de la péninsule, des stations d'altitude ont pu être établies dans le voisinage immédiat des principaux centres de l'Inde. Depuis 1830 les Anglais ont commencé la création d'un ensemble de postes et de villes de santé désignés sous les noms de *Hill stations* et *Hill convalescents depots*, ou parfois de *Health resorts*.

Ces stations, dont l'altitude varie de 563 mètres (Pounah) à 2.325 mètres (Simla), peuvent être réparties en 3 groupes suivant leur altitude :

(1) Voir : *la Question des sanatoria dans les colonies*, par le Dr Dryepondt, médecin de l'Etat indépendant du Congo.

	Station	Altitude		Présidence	
a) Stations de faible altitude.	Pounah.	Altitude : 563 mètres ;		présidence de	Bombay
	Matheran....	— 749	—	id.	id.
	Maïsour.....	— —	—	id.	Madras
	Bangalore...	— 924	—	id.	id.
	Harazibahg..	— —	—	id.	Calcutta
	Kandy......	— 518	—	id.	Ceylan
b) Stations de moyenne altitude.	Sabathii.....	— 1300	—	id.	Bengale et Pendjab
	Pachmarhi...	— 1100	—	id.	id.
	Shevaroys...	— 1700	—	id.	Madras
	Romandroog.	— 1100	—	id.	id.
	Malcompet...	— 1500	—	id.	Bombay
	Mount Abii..	— 1300	—	id.	id.
	Almora......	— 1300	—	id.	versant sud de l'Himalaya
	Ranikhet....	— 1815	—	id.	versant sud de l'Himalaya
c) Stations de grande altitude.	Darjeeling...	— 2400	—	Présidence du Bengale et du Pendjab	
	Maini-Tal....	— —	—	Présidence du Bengale et du Pendjab	
	Chakrata....	— —	—	Présidence du Bengale et du Pendjab	
	Simla.......	— 2325	—	Présidence du Bengale et du Pendjab	
	Dalhousie....	— 1900	—	Présidence du Bengale et du Pendjab	
	Darhmsala...	— 1950	—	Présidence du Bengale et du Pendjab	
	Docomarund.	— 2300	—	présidence de Madras	
	Wellington ..	— —	—	id.	
	Landour.....	— 2190	—	Himalaya central	
	Nouvera-Elia.	— 1890	—	Ceylan	

Les stations ont été reliées, dès le début, avec les ports et les villes principales par de belles voies de communication. Toutes ces stations ne sont pas des postes militaires ; mais, dans la plupart d'entre elles, autour de l'établissement militaire sont venues se grouper les maisons d'été des commerçants, colons, administrateurs, qui abandonnent en masse la plaine dès que tombent les premières pluies de l'hivernage. Bon nombre de ces villes de santé ont, sous la protection des batteries de canon qui en font des centres stratégiques importants, des jardins d'essai pour la culture des espèces exotiques.

NOMS des stations	Altitude en mètres	Moyenne annuelle de la température	Différence entre le mois le plus froid et le mois le plus chaud	Moyenne d'eau tombée en millimètres	Moyenne de l'humidité annuelle	OBSERVATIONS GÉNÉRALES
Pounah	563	25°5	7°8	771 millim.	—	Grande ville de l'Inde; aux sources de la Bhima :
Matheran	749	—	—	—	—	A 4 heures de Bombay.
Bangalore	894	22°7	7°2	900	—	Une des meilleures; résidence permanente.
Harazibag	—	—	—	—	—	A quelques heures de Calcutta.
Handy	518	—	—	—	—	Sur le fleuve Mahavelly; villégiature pour Ceylan.
Sabathié	1300	—	18°9	1770	—	— — — —
Pachmarhi	1 100	—	14°4	1980	57 centièmes	— — — —
Schevaroys	1700	—	3°3	1010	—	— — — —
Romandroog	1100	—	7°4	1160	—	— — — —
Malcompet	1500	—	6°1	6630	—	Très ancienne; séjour des colons de Bombay.
Mount Abii	1300	—	11°7	1600	50	— — — —
Almora	1650	—	—	—	—	Très recherchée; magnifique panorama.
Ranikhet	1815	—	—	—	—	(Himalaya) près de la précédente; sources très abondantes;
Simla (1831)	2325	12 7	14° 50	1780	62	Capitale d'été de tout l'empire; 35.000 habitants.
Darjeeling	2400	—	12°2	3220	85	A 680 kilomètres de Calcutta; station fréquentée. très saine.
Dalhousie	1900	—	19°4	1650	—	Station essentiellement militaire.
Dharmsala	1950	—	—	—	—	Chef-lieu de district; plantations de thé.
Doctoramund	2300	—	7°8	1140	71	De création récente; nombreuses villas espacées.
Landour	2190	—	—	—	—	Station militaire et de santé.
Nouvera-Elia	1890	—	—	—	—	Dans l'île de Ceylan.

N. B. — Dans les hautes stations, principalement celles du Bengale, le climat rappelle celui des régions européennes. Les gelées commencent vers la fin d'octobre et la neige tombe de décembre à février. Avec le mois d'avril commence le printemps. Le mois de juin voit débuter les jours de pluie avec brouillards épais qui ne prennent fin qu'en septembre en même temps que la mousson de S.-O. Pendant cette période de l'année les habitants sont plongés dans les nuages venus de l'Océan Indien.

La mortalité annuelle de Simla, comparée à celle du Pendjab, est la suivante:

	SIMLA		PENDJAB
	Recensement gouvernemental de 1891	Recensement municipal de 1898	Sanitary commission report
Européens..	2,5 pour mille.	1,107 pour mille.	10,55 pour mille.
Indigènes...	33,2 id.	13,9 id.	31,05 id.

Les familles qui viennent résider à Simla y restent habituellement 6 mois.

Les maladies qu'on rencontre le plus fréquemment dans les grandes stations d'altitude sont: les inflammations des poumons et de la plèvre, les maladies du cœur et de la circulation en général, les rhumatismes, l'arthritisme, le goître, quelquefois la fièvre typhoïde et surtout la dysenterie et la diarrhée causées par le refroidissement nocturne qui détermine ce frisson, le « Chill », que Moore appelle pittoresquement : « The King of tropical deseases ». Le paludisme y est rare et peu grave.

Les observateurs s'accordent pour proclamer les avantages que les Anglais ont retirés de la règle adoptée de caserner leurs troupes sur les hauteurs au moins pendant la saison chaude.

La diminution de la mortalité et de la morbidité à mesure qu'on s'élève du niveau de la mer vers les hauteurs en donne la preuve.

Localités.	Déchets de l'armée anglaise pour 1000 h. d'effectif.
Beilary	94
Aruée et Arcot	56
Cananou	52
Trichinopoli	40
Bangalore	29
Nilghirries	20

Les *Hill convalescents depots* ont donné des résultats moins favorables pour les malades que les *Hill stations* pour les valides.

La cause de cet insuccès relatif est dans l'altitude excessive des dépôts de convalescents. Les refroidissements brusques causés par le transport rapide dans les grandes montagnes froides, humides, nuageuses, déterminent des réactions vives qui sont funestes aux paludéens, aux dysentériques, aux hépatiques, aux rhumatisants.

2° *Poulo-penang*. — Dans le détroit de Malacca, les Anglais ont installé des casernes, des hôpitaux et une ville de santé sur le piton très boisé de *Poulo-Penang*.

3° *Ile Maurice*. — Dans cette ancienne colonie, toute la garnison, les hôpitaux et les cottages des commerçants de Port-Louis sont réunis sur les plateaux de *Curepipe*, à l'abri du paludisme.

4° *Amérique*. — a) *Jamaïque*. — Sur différents points des *Blue Mountains*, on a édifié des stations d'hivernage qui offrent des températures moyennes inférieures de 10 à 12 degrés à celles du littoral. Les troupes anglaises tiennent garnison en permanence dans la station de Stony Hill, où, d'après Donnet, la mortalité s'est abaissée jusqu'à 1,5 p. 1000, tandis qu'elle était de 130 p. 1000 alors qu'elles séjournaient dans les terres basses.

b) *Bermudes*. — Ces îles (32° latitude nord et 67° longitude ouest), de formation madréporique, dont le point le plus élevé ne mesure pas plus de 80 mètres au-dessus du niveau de la mer, constituent un sanatorium marin bienfaisant pour les Européens ayant séjourné aux Antilles. Moyenne annuelle de la température = 21°6; saisons très tranchées; hivers, de 19°4 à 15° 5; été, de 25°5 à 27°8. La quantité annuelle de pluies est, en moyenne, de 59 pouces. La mortalité, en temps ordinaire, ne dépasse pas 14 p. 1000.

5° *Afrique*. — a) *Sainte-Hélène* (16° latitude sud). — Utilisée par les Anglais comme sanatorium pendant la guerre des Zoulous. — Les colons de Jamestown ont des cottages très confortables sur les plateaux où la moyenne annuelle de température (16°5) est inférieure de 4 à 6° à celle du littoral. Le thermomètre y varie de 13°3 en septembre à 18°9 en février; la moyenne annuelle des pluies est de 1165 millimètres. Il n'existe aucune endémie. Même sur le littoral, malgré les mauvaises conditions de la population noire ou métis, la mortalité n'a été que de 15 p. 1000, de 1873 à 1883.

L'île de Sainte-Hélène est à la fois un bon sanatorium marin et un sanatorium de faible altitude.

b) *Ile de l'Ascension* (9° latitude sud). — On y trouve 2 hôpitaux et une station de convalescence située sur les hauteurs (600 mètres), où se rétablissent les officiers et matelots trop éprouvés par le climat de la côte d'Afrique, surtout de Sierra-Leone. C'est un lieu de convalescence recherché où se trouvent réunis en moyenne de 400 à 500 Anglais. Il réunit les avantages du climat marin et du climat d'altitude.

II. — Indes Hollandaises.

Les principales stations sont dans l'île de Java. Quelques-unes, moins importantes sont à Sumatra.

a) *Java*. — Les sanatoria de Java peuvent être répartis en 3 catégories suivant les zones qu'ils occupent sur les gradins présentés par les massifs montagneux de Java, qui s'élèvent jusqu'à 3500 mètres et au-dessus.

1re zone.	*Torride:* du niveau de la mer jusqu'à 700 mètres environ. Températures de 27°5 centigr. à 23°. Humidité excessive et paludisme.	Buitenzorg........	300 mètres
		Mageland.........	380 —
		Tjaudi............	100 —
		Strondol.........	330 —
		Jokja............	100 —
		Oengaran.........	300 —
		Malang...........	450 —
		Boekaboemi.......	650 —
		Pelang-Toengang..	693 —
		Camp-Guillaume Ier	510 —
		Palatiga.........	575 —
		Poespo...........	600 —

Zone	Caractères	Stations	Altitude
2e zone.	*Tempérée:* de 700 à 1300 mètres. Température de 23° à 18°7. Humidité moindre. Changements de saison peu marqués.	Garoit..........	710 mètres.
		Sindanglaya......	1074 —
		Bandoeng.........	714 —
		Tjimahi...........	757 —
		Selabintama.......	950 —
		Tjiseroepan......	1180 —
		Patjet............	1214 —
3e zone.	*Fraîche:* de 1300 à 2300 mètres. Température moyenne de 18°5 à 13°. Zone nuageuse; épais brouillards, vents de S.-E. dominants.	Tosari...........	1777 —
		Ngadiwono........	1800 —

Quelques-unes de ces stations ont un grand développement.

1re Zone. — *Buitenzorg* n'est en réalité que la partie haute de la ville de Batavia. Toutes les endémies s'y retrouvent, quoique atténuées.

Oengaran (300 m.) (température ne s'élevant pas au-dessus de 30° et ne descendant pas au-dessous de 20°; 177 jours de pluie par an; 3185 millimètres de pluie) jouit d'un climat très agréable et favorable à l'acclimatement des Européens, malgré sa faible altitude. La mortalité y est très faible. Cette localité fournit l'exemple de l'influence exercée par un sol déclive et perméable sur la salubrité. On y trouve un grand hôpital et un hôtel où les habitants de Semarang viennent se rétablir.

Sokaboemi (650 mètres). — Température variant de 21° à 29°, avec moyenne de 23°3 (1100 millimètres de pluie); possède un sanatorium-hôpital des mieux construits. Ce poste est très sain.

Palatiga (575 mètres; — 2500 millim. de pluie) possède des hôtels, des médecins et une garnison. Cette station jouit d'une excellente réputation.

Pelangtoengang serait supérieure à Oengaran malgré une humidité excessive (4657 millim.). Cette station possède des sources thermales à 48° C.

2e Zone. — *Tjimahi* (757 mètres; température moyenne,

23°18; écart moyen de température 7°66; 2713 millim. de pluie; brouillards intenses et fréquents), dans un cirque de montagne, est une station très importante possédant un grand hôtel, un grand hôpital militaire de 478 lits. Sur 739 militaires traités en 1899, en provenance de Batavia ou Buitenzorg pour la plupart, il y a eu 4 décès; 90 p. 100 de guérisons de maladies paludéennes.

Sindanglaya (1074 mètres; température moyenne toujours au-dessous de 20°, de 19° en saison des pluies à 18° en saison sèche; écarts diurnes de 10 à 15°; 3865 millimètres de pluie) était le sanatorium militaire avant la construction de Tjimahi. L'état sanitaire des populations est excellent. Sur 1997 malades, traités de 1894 à 1898.

1229 ont été guéris (soit 60,6 p. 100 de guérisons);
767 améliorés;
1 est décédé.

Les Européens y séjournent en moyenne pendant 3 mois, c'est une excellente station.

3e Zone. — *Tosari* (1777 mètres; température moyenne de 17°1, 16°2 en juillet, 17°8 en septembre; amplitudes journalières de 6°8 en moyenne; 1400 à 2100 millimètres d'eau pour 127 jours de pluie) est le meilleur sanatorium de Java bien que l'installation des établissements laisse à désirer, c'est un lieu de traitement pour les malades et les convalescents. La race blanche s'y est très bien acclimatée.

b) ***Ile de Sumatra***. — Il y a lieu de mentionner :

La station de *Payacombo* (550 m. d'altitude), avec des moyennes de température de 26 à 27°, passe pour être saine et possède un hôpital.

Le fort de *Kock* (927 m. d'altitude), avec une moyenne annuelle de 23° et des variations diurnes de 12°, 2069 millimètres d'eau pour 199 jours de pluie; paraît salubre puisque la mortalité des Européens n'est que de 5 p. 1000 (Drycpondt).

A 12 kilom. de distance et à 1200 m. d'altitude au-dessus de la mer est la station de *Padang-Pandyang* qui possède des hôpitaux.

Il résulte de cet exposé succinct que les Hollandais ont systématiquement appliqué le principe du casernement et du traitement hospitalier des troupes européennes sur des hauteurs d'altitudes diverses. Des monticules de très faible altitude, mais à sol perméable et déclive, assurent une salubrité qu'il faut savoir utiliser.

III. — Autres colonies étrangères.

1o *Colonies belges. — État libre du Congo.* — L'état libre du Congo ne possède pas encore de sanatoria comparables à un titre quelconque à ceux que nous venons de passer en revue.

Parmi les localités utilisables à cet effet, on peut signaler quelques plateaux ou gradins situés sur la ceinture montagneuse qui délimite le gigantesque bassin du Congo, à l'ouest les « monts de Cristal » ; au nord la chaîne de partage des eaux du Nil et du Congo, dont l'altitude ne dépasse guère 600 mètres ; à l'est les massifs des monts Mitumba et la haute région montagneuse, dite des grands lacs, avec des sommets de 1.200 à 5.800 mètres.

Le plateau de *Kimuenza*, près de Léopoldville (478 m. d'altitude; moyenne annuelle de la température, 24o5 ; 1250 millim. d'eau pour 80 jours de pluie ; ventilation excellente) où une colonie scolaire a été déjà établie par la Compagnie de Jésus, depuis 1892, représente une bonne station sanitaire de faible altitude.

A signaler aussi le poste de *Bamboa* (650 mètres), celui de *Kasongo* (580 mètres) dans le district des Stanley Falls.

Les hauts plateaux du *Katanga*, très fertiles, ayant deux saisons très tranchées et des pluies de courte durée pendant la seule saison humide, une chaleur médiocre, des brises de sud-est constantes, présentent les avantages d'un climat remarquablement sain se rapprochant sous plusieurs rapports d'un climat tempéré (Dr Briart, Dr Amerlinck).

La mission catholique fondée par les RR. PP. Blancs, en 1893, dans la zone du Tanganika, à 1130 m. d'altitude, sur des plateaux déboisés appartenant au massif septentrional des monts Mitumba, montre tout le parti qu'on pourra tirer des gradins qui s'élèvent jusqu'à la région des grands lacs.

2° ***Colonies Hispano-Portugaises.*** — Les Espagnols et les Portugais ne possèdent ni villes de santé, ni sanatoria proprement dits.

Cependant, il convient de mentionner quelques îlots ou îles échelonnés sur la côte occidentale d'Afrique et que les colonies européennes de cette côte pourraient utiliser comme sanatoria.

a) ***San Thomé :*** sommets de 2000 mètres; température de 25° à 28° sur le littoral; à mille mètres, aux environs de Monte-Café, la température est de 24° comme maximum et 14° comme minimum; il pleut rarement et il n'y a pas de moustiques. A cette altitude le climat est tempéré, le sol est salubre et le nombre des malades portugais qui s'y sont rétablis est considérable. A 250 mètres plus bas est une source d'eau minérale rappelant la composition des eaux de Condillac.

b) ***Fernando-Po*** (3°28 de latitude nord); température moyenne annuelle de 25o4 sur le littoral, à peu près constante; 3057 millimètres d'eau; brises incessantes.

Sur les hauteurs, à 2500 mètres, la température moyenne diurne est de 19° à 20°. L'Européen pourrait parfaitement y vivre (Dr Rey).

c) ***Iles Canaries.*** — Vers 1898 une commission belge a fait le choix, sur les hauteurs de la Grande-Canarie, à quelque distance de Las Palmas, d'un emplacement pour un sanatorium destiné aux colons du Congo. Les anciennes « îles

Fortunées » méritent ce choix par leur salubrité et la douceur de leur climat.

Les moyennes mensuelles de température sur le littoral vont de 17°70 en janvier à 26°15 en juillet. Les oscillations journalières sont en moyenne de 6°, mais à mesure qu'on s'élève dans les montagnes les variations sont plus grandes (de 1°1, à minuit, à 10°, à 1 heure du soir, à la ferme du pic de Ténériffe, à 3246 mètres). Les chutes d'eau sont insignifiantes. La pathologie de ces îles est très peu chargée.

Les différents étages des pentes des montagnes offrent tous les types de climats, très propices aux rétablissements des convalescents, des anémiés, de tous ceux qui ont à redouter le retour brusque en Europe pendant la saison d'hiver.

d) *Ile Madère.* — Depuis 10 ans environ les Anglais ont installé dans l'île de Madère un sanatorium destiné aux officiers atteints de paludisme et revenant de la côte occidentale d'Afrique ou de l'Amérique du Sud.

Nul site n'est plus favorable au traitement de ces maladies. Le mois le plus froid a une moyenne de 15°4; le plus chaud a une moyenne de 22°6; les écarts moyens journaliers sont de 5°7 seulement; 688 millimètres d'eau par an pour 78 jours de pluie seulement, ciel clair, pas d'humidité. vents régnants du N.-N.-O. et S.-O., pas d'endémies. Enfin stations graduées pouvant s'élever dans les montagnes jusqu'à 2000 mètres.

Cette revue sommaire des sanatoria et villes de santé des colonies étrangères, inventaire très incomplet des ressources de leur sol, montre suffisamment le parti que les Anglais et les Hollandais ont su tirer de ces institutions pour la colonisation des régions tropicales.

Les sanatoria et les villes de santé constituent, en effet, des éléments inséparables de tout système de colonisation. On ne peut faire d'établissement durable et prospère si on est dans la nécessité de rentrer en Europe tous les ans ou tous les deux ans ; et, d'autre part, il est absolument nécessaire d'échapper périodiquement aux influences climatériques déprimantes des saisons chaudes ou de pouvoir traiter sur place des affections passagères ou de se préparer au rapatriement. Les sanatoria et les camps de préservation répondent à ce besoin. Ils représentent les citadelles d'où les Européens commandent le pays et autour desquelles ils étendent peu à peu leur influence féconde et la salubrité.

Rapatriements (1).

Tous les médecins spécialistes des pays chauds sont d'accord pour déclarer que le moyen le plus sûr d'obtenir la guérison des maladies endémiques intertropicales est le rapatriement des *malades*. C'est aussi par le rapatriement que les Européens restés valides après un séjour de deux, trois et quatre ans ou plus encore, dans les climats chauds, rétablissent leur santé dans l'état intégral.

Pour répondre à ce besoin qui s'impose, *les périodes régulières de séjour* dans les colonies réputées malsaines ont été réduites respectivement à un nombre d'années ou de mois représentant la limite moyenne de résistance des Européens au pays en cause. C'est ainsi que la limite de durée du séjour est de trois ans aux Antilles et au Tonkin, de deux ans au Congo Belge et au Sénégal, de douze à dix-huit mois dans le golfe de Guinée, etc., etc., variant ainsi suivant le degré d'insalubrité des régions.

Quant aux malades, ils sont rapatriés dès que leur maladie, résistant aux traitements rationnels, se prolonge au-delà d'une certaine limite. La tendance actuelle des administrations coloniales publiques ou particulières est de hâter le rapatriement des malades.

1. *Epoques de départ.* — Cependant l'arrivée des ma-

(1) Voir : *les Sanatoria pour malades coloniaux en France*, par G. Reynaud, in *Revue d'hygiène et de police sanitaire*, tome XXIII, nº 12, 1901.

lades en Europe implique quelques précautions qu'il faut sommairement indiquer.

L'époque d'élection pour l'arrivée en Europe serait le printemps, vers le commencement de mai ; la date de départ de la colonie serait calculée, d'après cette donnée et suivant la distance. Mais l'état des malades, l'encombrement des hôpitaux, les nécessités d'une expédition ne permettent pas toujours d'attendre la saison favorable.

Les convalescents et malades, arrivant en hiver dans les régions tempérées, seront exposés à des réactions excessives et à des dépressions subites produites par le froid. En outre, leur traitement en Europe exige des soins spéciaux qui ne peuvent pas être administrés partout. Pendant le voyage ou à l'arrivée ils auront à prendre des précautions qu'il est bon d'indiquer.

2. *Navires. Transports. Traversées.* — Les rapatriements hâtifs ou périodiques produisent les meilleurs effets lorsqu'ils sont effectués avec des navires réunissant des conditions d'habitabilité telles que l'hygiène les réclame pour les valides et les malades, au *retour* comme à *l'aller*.

Ces navires sont des paquebots affrétés ou des transports-hôpitaux de la marine d'État. Nous ne les décrirons pas ici (1). Nous rappellerons seulement leurs principales caractéristiques en ce qui concerne le cubage individuel assuré à chaque passager, et les moyens de ventilation en usage sur chacun de ces types de navire.

Les *transports-hôpitaux* du type *Tonkin* donnent de 7 mètres à 4 mètres cubes à chaque malade alité dans la batterie haute, et 4 mètres cubes dans la batterie basse.

La ventilation artificielle, si l'on suppose tous les sabords fermés, est assurée par le système Edmund, modifié par Bertin, qui débite environ 32 à 33 mètres cubes d'air par homme et par heure. Cette ventilation énergique corrige en

(1) Voir : *l'Hygiène de l'armée coloniale*, par G. Reynaud, 1 vol. O. Doin, éditeur, 1881.

partie, mais non complètement, l'encombrement excessif qui existe ordinairement sur ces navires. Faits pour transporter 600 passagers environ, ils ont souvent à recevoir 1200 et jusqu'à 1400 passagers.

Les *paquebots affrétés*, du type *Colombo*, donnent de 8 mètres cubes à 3 mètres cubes 400 par homme. En moyenne, chaque passager ne dispose pas de plus de 4 mètres cubes. Deux ventilateurs à vapeur, débitant chacun 20.000 mètres cubes par 24 heures, fonctionnent pendant la traversée, l'un aspirant l'air vicié des spardecks et l'autre refoulant l'air frais dans les entreponts. Ces navires transportant d'ordinaire *mille* hommes, cette ventilation ne représente guère que 40 mètres cubes d'air renouvelé au maximum par 24 heures et par homme. C'est tout à fait insuffisant avec un cubage individuel de 4 m. cubes.

Les *paquebots-postes* n'ont ni hôpital, ni ventilation artificielle et les passagers tels que les soldats sont logés dans des entreponts sans aération.

En bonne règle, chaque passager devrait avoir environ 7 m.c. de cubage individuel et un renouvellement artificiel d'air de 32 à 33 mètres cubes d'air par homme et par heure indépendamment de l'aération naturelle qui doit s'effectuer par des sabords et non par de simples hublots.

Les navires du type *Tonkin* sont les transports désirables.

3. *Hygiène du passager.* — Avant l'embarquement, les hommes sont sélectionnés par un examen médical qui élimine ceux qui sont trop malades ou qui sont atteints de maladies transmissibles.

Ils seront pourvus de leur *équipement* colonial et en plus de vêtements de laine, capote, tricots, chaussettes, gilet de chasse, képis ou bérets, couvertures de laine, pour se protéger contre les refroidissements qui se produiront dès l'arrivée à Suez ou à Madère. Le casque est indispensable à l'aller et au retour.

Le matin, après le lavage du pont, des bailles d'eau douce doivent être distribuées avec du savon aux passagers de pont pour *le lavage* des parties découvertes. Le soir les hommes valides prendront un bain ou une douche d'eau salée dans un local fermé. L'eau sera chauffée aux approches des régions tempérées. Une fois par semaine au moins on donnera une plus grande quantité d'eau douce chauffée, au moins 20 litres par passager de pont, pour les bains-douches de propreté.

Les malades prendront des bains dans l'enceinte de l'hôpital. Il faut de l'eau douce à profusion. L'eau salée ne peut lui être substituée parce qu'elle a l'inconvénient de ne pas dissoudre les matières grasses qui recouvrent la peau et aussi d'exaspérer les bourbouilles.

Le lavage du linge sera fait deux fois par semaine avec de l'eau douce : une moitié contenant une lessive de soude pour faire tremper le linge, l'autre pour faire le dernier rinçage.

Le savonnage pourra être fait à l'eau salée.

Le gros linge est nettoyé avec les lessiveuses mécaniques ; tous les linges ayant subi une infection quelconque passent au préalable dans les étuves à vapeur. Tout le linge sera lavé avant le débarquement.

Les objets de *literie*, couvertures, hamacs, matelas, seront montés sur le pont une fois par semaine et ensoleillés.

Le mode de *couchage* est le hamac ou la couchette pour les valides ; la couchette à roulis pour les malades. Pour ces derniers, il est désirable qu'il n'y ait qu'un étage de couchettes et jamais deux étages de couchettes qui entravent la circulation de l'air.

Le passager militaire valide reçoit la *nourriture* du marin en campagne. Complétée par des légumes et des fruits frais, par du pain frais, cette nourriture est très suffisante. Pour les malades il y aura lieu de distribuer des aliments légers et d'avoir de l'eau refroidie dans des appareils à glace. L'approvisionnement de glace doit être abondant et doit profiter à tous les passagers.

Le nettoyage du poste des passagers doit être fait à sec ou avec le faubert humide, trempé dans une solution désinfectante.

Les *doubles tentes* seront établies en permanence tant que dure le voyage dans les zones chaudes.

L'eau distillée sera employée de préférence pour l'alimentation.

Le navire sera pourvu d'une étuve à vapeur, d'un hôpital et de cabines d'isolement.

A l'approche des zones froides il faut être en garde contre des abaissements brusques de température qui peuvent se produire du matin au soir, en raison de la grande vitesse des navires franchissant plus de 300 milles en 24 heures.

Il est donc nécessaire de munir les navires d'appareils de chauffage.

Dans les relâches. — Les passagers se trouvent aux prises avec des dangers très divers : insolation, accès de fièvre, intempérance, syphilis. Il ne faut pas permettre la descente à terre aux malades ou convalescents. Les valides ne descendront qu'aux heures fraîches de la journée et munis de leurs casques, de ceintures de flanelle. Ils doivent s'abstenir de courir au soleil, de boire des liqueurs frelatées et de faire des repas copieux. Ceux qui restent à bord devront se mettre à l'abri du soleil sous les tentes et dans les entreponts.

Le jour de l'*arrivée dans la colonie*, on doit débarquer avant 9 heures du matin et après 4 heures du soir et il est bon de prendre une dose de quinine préventive si on débarque en pays palustre.

A l'*arrivée en Europe*, les paludéens auront le soin de prendre pendant une semaine avant et après leur débarquement une dose journalière de quinine préventive (0 gr. 30 à 0 gr. 40 de quinine).

Le Dr Kermorgant, inspecteur général du service de santé des colonies, est venu déclarer devant le Xe congrès international d'hygiène que la morbidité et la mortalité des troupes européennes dans nos différentes colonies ont considérablement diminué et que cet heureux résultat est dû, en partie, aux rapatriements anticipés pour les malades.

4. *Sanatoria pour coloniaux en France* (1). — Mais pour que le rapatriement produise tous ses effets utiles dans le temps le plus court, il faut que les malades à leur arrivée en Europe séjournent dans un climat approprié à l'affection dont ils sont atteints et dans les conditions d'habitation et d'alimentation nécessitées par leur état.

Des sanatoria spéciaux sont indispensables en Europe pour parfaire l'œuvre excellente des rapatriements hâtifs.

Ces sanatoria seront situés en dehors des agglomérations urbaines importantes.

Pour permettre le retour dans toutes les saisons aux invalides coloniaux de toutes provenances, ces sanatoria doivent être situés dans les régions les plus tempérées de l'Europe, de préférence dans le midi de la France, au voisinage des ports d'arrivée.

Il y a lieu, en raison des indications diverses fournies par les états divers des « invalides coloniaux », d'établir des stations basses (1er degré) et des stations d'altitude (2e degré). Tous les rapatriés invalides feront un stage dans les stations du 1er degré et y subiront une sélection avant d'être envoyés dans les stations du 2e degré. Dans les grandes villes, des dispensaires, véritables maisons de coloniaux, compléteront ce système d'assistance.

Les stations d'altitude ne seront pas situées au-dessus de 1400 mètres environ. Les stations basses auront avantage à être au voisinage de la mer et en pleine campagne. Le

(1) Dr G. A. Reynaud. *Revue d'hygiène*, décembre 1901.

sud-est de la France continentale et la Corse offrent la plus grande somme d'avantages climatériques.

Les sanatoria pour coloniaux seront édifiés, aménagés et administrés avec le souci du confort nécessaire, mais aussi avec la simplicité qui permettra de ne pas dépasser le prix moyen de 2500 francs par lit pour frais de premier établissement et de 2 fr. 50 par jour de frais de traitement individuel.

L'urgence des sanatoria coloniaux s'impose à tous les gouvernements comme conséquence de l'expansion coloniale.

INSTRUCTIONS POUR EMPÊCHER LA PROPAGATION DES MALADIES TRANSMISSIBLES

I. — Le bureau d'hygiène a la charge de faire appliquer les instructions suivantes, extraites, pour le plus grand nombre, de la circulaire du 7 janvier 1902 et des instructions du Comité consultatif d'hygiène de France.

II. — Les moyens de transmission des maladies contagieuses sont :

1° Le malade, ses déjections et ses produits de sécrétion;

2° L'eau et les aliments;

3° Les personnes qui sont ou ont été en rapport avec le malade;

4° Les objets ayant servi aux malades (vêtements, linges, meubles, etc.);

5° Les pièces occupées par le malade;

6° Les cadavres.

III. — Toutes les affections contagieuses n'exigent pas l'emploi des mêmes moyens; mais, dans toutes, on cherche à obtenir le même résultat : empêcher le premier malade de transmettre sa maladie et de devenir ainsi le foyer d'une épidémie.

Pour cela il faut obtenir le plus rapidement possible :

1° L'isolement du malade;

2° La désinfection de ses déjections, de ses produits de sécrétion, de ses linges, des objets qui l'entourent et de son logement.

IV. — Dès qu'un cas de maladie transmissible est signalé, on prend les mesures suivantes :

Si le malade ne peut être isolé et s'il ne peut recevoir chez lui les soins convenables, il doit être, quand il y consent, transporté à l'hôpital et son logement immédiatement désinfecté. Dans le cas où le malade ne sera pas transporté à l'hôpital, il sera nécessaire de l'isoler complètement dans une chambre spéciale. Les personnes appelées à lui donner des soins pénètrent seules près de lui.

a) Isolement du malade.

V. — La durée de l'isolement du malade varie suivant la nature de la maladie. Jusqu'à la guérison complète pour certaines affections (fièvre typhoïde. typhus, diphtérie, suette, choléra, fièvre jaune, dysenterie, infection puerpérale, ophtalmie, lèpre) ; elle doit être de quarante jours à partir du début de la maladie pour la scarlatine et de trois semaines pour la rougeole ; elle durera jusqu'à la disparition complète et totale des croûtes pour la variole ; jusqu'à la guérison des bubons pour la peste.

Pendant toute la durée de l'isolement, le malade est tenu dans un état constant de propreté. Les personnes appelées à lui donner des soins pénètrent seules près de lui. Elles s'astreignent aux règles suivantes :

Ne prendre aucune boisson ni aucune nourriture dans la chambre du malade ;

Ne jamais manger sans s'être lavé les mains avec du savon et une solution désinfectante ;

Se rincer la bouche avant de manger, avec une solution désinfectante ;

Sortir plusieurs fois par jour au grand air et ne pas séjourner nuit et jour dans la chambre du malade, qui devra être aérée si possible ;

Les rideaux, tentures, tapis et tous les meubles qui ne sont pas indispensables sont enlevés ;

Le lit est placé au milieu de la chambre ;

Les poussières du sol sont enlevées chaque jour ;

Avant le balayage, on projettera sur le sol de la sciure de bois humectée avec une solution désinfectante. Si le sol est en terre battue, on l'arrosera avec une solution désinfectante (lait de chaux de préférence) ;

Les poussières recueillies seront immédiatement brûlées. Ces dernières prescriptions relatives aux poussières du sol s'appliquent surtout aux cas de variole, rougeole, scarlatine, suette, diphtérie, peste, fièvre jaune, lèpre.

b) Désinfection.

VI. — La désinfection a pour but d'empêcher les maladies contagieuses, en détruisant les germes ou en les rendant inoffensifs.

Une instruction spéciale pour chaque maladie indiquera le procédé de désinfection à employer.

Il est nécessaire d'ajouter à la désinfection la propreté rigoureuse du malade, de son entourage et du milieu dans lequel il est placé.

Les germes morbides sont détruits :

1° Par l'exposition des objets dans une étuve à vapeur sous pression ;

2° Par l'immersion dans l'eau bouillante;

3° Par l'action d'une solution désinfectante.

Les désinfectants principalement recommandés sont :

Le sulfate de cuivre;

Le chlorure de chaux fraîchement préparé ;

Le lait de chaux fraîchement préparé;

Le sublimé ;

Le permanganate de potasse.

On fera usage de deux solutions suivant les circonstances indiquées plus bas :

L'une forte :

Sulfate de cuivre, chlorure de chaux, 5 p. 100, c'est-à-dire 50 gr. de sulfate de cuivre, de chlorure de chaux dans un litre d'eau ; lait de chaux, 20 p. 100.

L'autre faible :

Sulfate de cuivre, chlorure de chaux, 2 p. 100, c'est-à-dire 20 gr. de ces substances dans un litre d'eau ; lait de chaux, 7 p. 100.

La solution de sublimé sera employée à 1 p. 1000 (forte) ou à 1/2 p. 1000 (faible), suivant les cas. La solution de sublimé sera colorée avec la fuschine ou l'éosine et additionnée de 10 gr. d'acide chlorhydrique par litre. La solution de permanganate de potasse à 1 p. 1000 sera associée à la solution de sublimé à 1 p. 1000. L'emploi de ces divers procédés variera suivant la nature de l'objet à désinfecter.

VII. — Lavage des mains et des objets ayant servi aux malades. Pour le lavage des mains on se sert de la solution faible. Les cuillers, tasses, verres, etc., ayant servi au malade, devront aussitôt après leur usage être plongés dans l'eau bouillante.

Matières rendues par les malades.

VIII. — Les déjections ou produits de sécrétion des malades seront désinfectés avec la solution forte :

Dans le choléra, la fièvre jaune, le typhus :

Matières de vomissements ;

Selles ;

Urines.

Dans la diphtérie, la scarlatine, la variole, la suette, la rougeole :

Matières de l'expectoration et de vomissements ;

Mucus nasal ;

Urines.

Dans la fièvre thyphoïde et la dysenterie :

Selles.

Dans la lèpre :

Matières de l'expectoration.

Mucus nasal. Sanie et pus provenant de diverses ulcérations. Un verre de l'une des solutions fortes est versé préalablement dans le vase destiné à recevoir les matières rendues par le malade.

Ces matières sont immédiatement jetées dans les cabinets qui sont également désinfectés deux fois par jour avec l'une de ces solutions. Le lait de chaux est particulièrement recommandé. S'il n'y a pas de cabinets d'aisances, il faut les enfouir dans un trou creusé à cet effet (en les recouvrant d'une dose convenable de substance désinfectante), loin de tout puits et de tout cours d'eau. Il est absolument interdit de les jeter dans un cours d'eau ou sur les fumiers.

Cabinets d'aisances. — Eviers.

IX. — Comme les cabinets d'aisances, les éviers sont lavés deux fois par jour avec une des solutions fortes.

Linge de corps (voir : chapitre X. Désinfection).

XI. — La maladie terminée, on fera porter à l'établissement de désinfection les vêtements, les lits, oreillers, matelas et couvertures, les tapis, etc.

On s'abstiendra de trop les remuer et on les placera dans un drap imbibé d'une solution désinfectante. S'il n'y pas d'établissement de désinfection, les habits seront désinfectés par l'acide sulfureux de la façon indiquée ci-après :

Habits (voir : chapitre X. Désinfection).

Matelas, literies, couvertures.

Après désinfection à l'étuve, ou à l'acide sulfureux à son défaut, la literie devra être exposée, avant d'être remise en usage, pendant quarante-huit heures au moins au grand air et à la grande lumière. Les matelas et les oreillers devront être refaits La laine et le crin seront exposés à l'air pendant quarante-huit heures. Les matières de moindre valeur seront brûlées, surtout dans les cas de typhus, de fièvre jaune et de peste.

Cadavres.

XII. — Les cadavres sont le plus promptement possible placés dans un cercueil étanche, c'est-à-dire bien joint, bien clos, et contenant une épaisseur de 5 à 6 centimètres de sciure de bois, de façon à empêcher la filtration des liquides. Ils seront immédiatement enterrés (1).

Désinfection des logements infectés.

a) *Désinfection par l'acide sulfureux* (voir : chapitre X, Désinfection.

. . . .

La chambre n'est ouverte qu'au bout de vingt-quatre heures.

b) *Désinfection par le sublimé.* — La désinfection des murs crépis, blanchis à la chaux, couverts de papiers, de tentures, sera faite méthodiquement sur toute la surface des parois des chambres, à l'aide de pulvérisations, avec la solution forte de sublimé. On commencera à pulvériser cette solution à la partie supérieure de la paroi, suivant une ligne horizontale et l'on descendra successivement de telle sorte que toute la surface soit couverte de liquide pulvérisé en fines gouttelettes.

Les planchers, carrelages, boiseries ou pisés seront lavés à l'eau bouillante, balayés, essuyés et arrosés avec la même solution.

. . . .

L'Administration municipale veillera à la désinfection et, à défaut des habitants, y procédera d'office.

Il est de son devoir d'assurer un abri aux habitants du logement pour procéder à une purification sérieuse. La chambre n'est réhabitée qu'après avoir subi une ventilation d'au moins quarante-huit heures.

Il est de la plus grande utilité de faire reblanchir dans tous les cas les murs et les plafonds de l'appartement infecté, avec un lait de chaux mélangé de chlorure de chaux.

(1) Voir plus haut les inhumations : — Hygiène urbaine.

Eau potable. — Hygiène privée.

On doit veiller, avec un très grand soin, à la pureté de l'eau potable ;

En cas d'épidémie, boire de l'eau bouillie.

L'eau provenant des puits susceptibles d'être souillés est prohibée.

Les boulangers ne doivent jamais, dans la fabrication du pain, se servir de l'eau de ces puits.

Sont interdits, dans les cours d'eau, le lavage des linges contaminés, ainsi que la projection de toute matière des déjections.

Déclaration obligatoire.

Tout cas de maladie contagieuse doit être immédiatement déclarée à la mairie.

Transport à l'hôpital ou dans une ambulance spéciale. — Lorsqu'un cas de maladie transmissible se déclare dans une chambre renfermant plusieurs habitants, si l'isolement n'est pas possible, le malade est transporté à l'hôpital ou dans une ambulance spéciale, avec la literie et les vêtements qu'il a récemment portés, afin de les désinfecter.

Les chances de guérison sont alors plus grandes et la transmission n'est pas à redouter.

Voitures (voir : chapitre X. Désinfection).

....

Hygiène publique.

Toutes les causes d'insalubrité qui préparent le terrain à l'invasion des épidémies doivent être écartées lorsqu'il s'agit d'une maladie contagieuse.

Aussi les règles de l'hygiène générale, applicables en tout temps, seront plus rigoureusement observées en temps d'épidémie, surtout en ce qui concerne :

La pureté de l'eau potable ;

Les agglomérations d'individus, les fêtes, les foires, les pèlerinages ;

La surveillance et l'approvisionnement des marchés

La propreté du sol ;

Le contrôle minutieux des puits et la recherche des causes d'infection ;

L'enlèvement régulier des immondices (1);

La propreté des habitants ;

La surveillance particulière des locaux, ateliers, chantiers, etc., destinés à la population ouvrière et industrielle;

La propreté et la désinfection régulière des cabinets d'aisances publics et privés ;

La surveillance et la désinfection des fosses d'aisances ;

L'entretien et le lavage des égouts, etc. (2).

La sollicitude de l'Administration doit surtout porter sur la salubrité des quartiers et des habitations qui, lors des épidémies antérieures, ont été frappés.

INSTRUCTIONS SPÉCIALES

POUR CHACUNE DES MALADIES TRANSMISSIBLES

En dehors des mesures générales indiquées ci-dessus, qui doivent être prises toutes les fois que l'on est en présence d'une maladie transmissible, il existe pour chacune de ces affections quelques indications particulières de nature à préserver de leurs atteintes et qu'il est indispensable de connaître.

Fièvre typhoïde.

Le germe de la fièvre typhoïde est contenu dans les déjections des malades. Il se transmet surtout par l'eau, les linges et les vêtements.

Dans le cas d'une épidémie, il y aura donc lieu de veiller à la pureté de l'eau de boisson et de chercher les causes qui ont pu la souiller.

(1) *Ordures ménagères.* — Les ordures ménagères, placées dans une caisse bien fermée, sont arrosées deux fois par jour avec l'une des solutions fortes en quantité suffisante.

Fumiers, amas d'immondices. — Les fumiers et amas d'immondices ne sont enlevés qu'après avoir été largement arrosés avec une des solutions désinfectantes fortes.

(2) Si l'on craint l'invasion d'une épidémie, pendant la période qui peut précéder cette épidémie, les égouts, les canaux, etc., sont complètement curés, les fosses d'aisances vidées, de façon qu'il y ait moins de mouvement de matières en putréfaction pendant l'épidémie.

Typhus exanthématique.

Cette affection est éminemment contagieuse. Les déjections, sécrétions, selles et urines en particulier sont les moyens principaux de la transmission. Le contact direct des malades est très dangereux.

L'évacuation du malade sur un hôpital d'isolement doit être, plus que dans aucune autre affection, recommandée ; quand elle est impossible, l'isolement rigoureux s'impose.

Dès que la maladie est déclarée, le local contaminé doit être abandonné, désinfecté minutieusement et aéré pendant plusieurs jours avant d'être réhabité.

Les personnes qui donnent des soins aux typhiques doivent, autant que possible, ne soigner qu'eux et ne pas approcher d'autres malades. Elles porteront un costume spécial qui ne sortira pas du service hospitalier et sera l'objet des mêmes mesures de désinfection que les objets des malades. Elles prendront pour elles-mêmes les précautions antiseptiques indiquées plus haut.

Variole.

Il n'y a qu'un seul moyen, et ce moyen est infaillible, de prévenir et d'arrêter les épidémies de variole : c'est la vaccination et la revaccination.

La première mesure à prendre est donc de rendre la vaccination obligatoire pour tous ceux qui ont des chances d'être contaminés.

Les personnes appelées à donner des soins aux varioleux doivent être vaccinées ou revaccinées récemment.

Les habitants de la maison dans laquelle s'est déclaré un cas de variole ou de varioloïde doivent être immédiatement revaccinés.

Il en est de même des habitants des maisons voisines et, en cas d'épidémie, tous les habitants de la ville ou du village doivent être immédiatement revaccinés.

Il est faux de dire que la vaccination et la revaccination sont dangereuses en cas d'épidémie de variole ; la pratique de ces opérations est, au contraire, le seul moyen d'arrêter l'épidémie.

Scarlatine.

La durée de l'isolement doit être de quarante jours à partir du début de la maladie. Eloigner toutes les personnes, les enfants en particulier, qui n'ont pas été atteintes.

Diphtérie.

Le germe de la diphtérie est contenu surtout dans les fausses membranes et les urines. Il se propage par des produits de l'expectoration et par l'urine. La maladie se transmet aussi par le linge et les vêtements. On devra accorder une sérieuse attention aux maux de gorge les plus légers, le germe de la diphtérie ne se développant que sur une muqueuse déjà malade.

Aussi doit-on traiter d'emblée toute angine par des irrigations et des applications antiseptiques.

Les personnes en contact avec le malade doivent éviter de l'embrasser, de respirer son haleine et de se trouver en face de sa bouche pendant les quintes de toux. Si elles ont des crevasses ou des petites plaies, soit aux mains, soit au visage, elles auront soin de les recouvrir d'une couche de collodion.

Deux lavages de la bouche et du nez avec la solution boriquée à 4 p. 100 sont à recommander. Une injection préventive de sérum de cinq centimètres cubes pour les enfants de moins de dix ans, et de dix centimètres cubes au-dessus de cet âge, est recommandée quand l'isolement n'a pas été appliqué dès les débuts.

Suette miliaire.

La suette miliaire est contagieuse ; les linges en contact avec le malade et ses déjections sont surtout à désinfecter.

Choléra et maladies cholériformes.

Le germe du choléra est contenu dans les déjections et les matières de vomissements des malades. Il se transmet surtout par l'eau, les linges et les vêtements.

Prophylaxie personnelle. — Suivre une hygiène sévère.

Eviter toutes les causes de fatigue, les refroidissements, surtout lorsque le corps est en sueur ; les excès de toute nature, de vins, liqueurs alcooliques, l'usage exagéré de l'eau glacée.

S'abstenir de fruits verts, de crudités.

L'eau potable doit être l'objet d'une attention toute particulière ; elle devra être bouillie, si son origine inspire des doutes.

Les eaux minérales naturelles dites eaux de table sont recommandées.

Il est recommandé de se rincer la bouche plusieurs fois par

jour avec une solution d'acide chlorhydrique au 4 p. 1000 (4 gr. d'acide chlorhydrique pour 1 litre d'eau).

Diarrhée prodromique. — Il y a lieu d'accorder une attention toute spéciale à l'état de la santé publique, afin d'empêcher que les maladies accidentelles et peu graves par elles-mêmes, notamment celles des organes digestifs, ne créent des dispositions individuelles favorables au développement du choléra.

Il est donc prudent d'instituer, en temps d'épidémie, des visites médicales préventives.

Les médecins désignés à cet effet exercent une surveillance sur la santé des habitants de leur quartier et insistent près des familles sur la nécessité de traiter immédiatement les dérangements intestinaux.

Peste.

Le germe de la peste est contenu dans les déjections des malades (selles, urines et crachats), dans le pus des bubons.

La contagion se fait par trois voies : la voie cutanée, la voie respiratoire, et la voie stomacale.

Son mode de propagation paraît être le suivant : épizootie sévissant sur les rats et certains animaux vivant dans le sol ; le virus passe de ceux-ci à l'homme et se transmet ensuite d'homme à homme : M. le médecin des colonies Yersin a rencontré le microbe dans le sol à une profondeur de huit à dix centimètres, ainsi que les cadavres des mouches. Celles-ci doivent être souvent l'agent de transmission. Il est nécessaire de prendre, dès les premiers cas, des mesures excessivement sévères, si on veut empêcher l'épidémie d'éclater. Elles peuvent se résumer de la façon suivante :

1° Organiser des visites domiciliaires journalières pour découvrir les nouveaux cas de peste ;

2° Dès qu'un cas de peste sera signalé dans une maison, isoler le malade que l'on traitera par le sérum, s'il est encore temps;

3° Inoculer préventivement, par le sérum, tous les habitants de la maison et les mettre, si possible, en observation pour dix jours dans un camp isolé ;

4° Désinfecter soigneusement la maison infectée, la blanchir à la chaux. Ne pas toucher les rats morts sans les avoir au préalable inondés d'eau bouillante pour tuer les puces qui inoculent le virus pesteux par leurs piqûres;

5° La période d'observation étant terminée pour les habitants de la maison contaminée, leur faire une nouvelle injection préventive de sérum, avant de les autoriser à rentrer chez eux ;

6° Pratiquer largement les injections préventives pour tous ceux qui voudront s'y soumettre.

Il y aurait lieu d'ajouter ; la destruction par le feu de tout ce qui a servi au malade, et de l'habitation lorsqu'elle ne peut être facilement désinfectée.

Lorsque le bâtiment a été désinfecté, il faut retourner le sol, le mélanger avec de la chaux vive et l'arroser abondamment d'une solution désinfectante.

Les vêtements et tous les objets à l'usage des voisins devront être désinfectés et exposés au soleil pendant plusieurs jours.

Le bacille de la peste n'a qu'une faible résistance ; il est facilement détruit par l'action de la vapeur d'eau sous pression, l'ébullition, les pulvérisations au sublimé, les lavages au sulfate de cuivre et au sublimé.

La destruction des rats doit être la principale préoccupation.

Fièvre jaune.

Le germe de la fièvre jaune, d'après les découvertes les plus récentes, se transmet par les moustiques et peut-être aussi par l'eau et surtout par l'air.

Les déjections des malades, et les matières de vomissements en particulier, doivent être profondément désinfectées.

Les linges, la literie des malades ont souvent donné lieu à de nouvelles contagions.

Il est démontré que les cas de fièvre jaune se succèdent avec une fréquence particulière dans les habitations dont les conditions hygiéniques laissent à désirer au point de vue de la lumière, de l'aération et de l'humidité. Il faut donc détruire les foyers domiciliaires, détruire ou améliorer les habitations sordides, humides et remplies de moisissures, ces dernières favorisant le développement du microbe de la fièvre jaune.

Dans les pays où cette affection est endémique, elle frappe en particulier les nouveaux arrivés. Ceux-ci, étant très souvent atteints d'un léger catarrhe des voies digestives, donnent plus facilement prise à l'élément infectieux. Il faut, par suite, éviter tout excès pouvant affaiblir l'organisme.

Le climat d'altitude paraît empêcher le développement de l'agent spécifique, d'où le principe d'envoyer sur les hauteurs les nouveaux débarqués en pays contaminé.

Les mesures de désinfection prescrites pour la peste s'appliquent dans leur intégralité quand il s'agit de la fièvre jaune.

Dans les établissements hospitaliers, la destruction par le feu des literies mises à l'usage des contagieux s'impose à la fin d'une épidémie.

Ophtalmie des nouveau-nés.

L'ophtalmie des nouveau-nés est une maladie des yeux qui peut entraîner la perte complète de la vision et qui est très contagieuse; elle se montre, en général, du premier au dixième jour après la naissance, se manifestant par de la rougeur de la conjonctive, du gonflement des paupières et une sécrétion qui, d'abord citrine et transparente, se transforme bientôt en un pus jaunâtre et abondant.

En attendant l'avis du médecin, il convient de nettoyer, chaque heure, les yeux ou l'œil de l'enfant en se servant d'un linge propre et d'eau boriquée froide à 2 p. 100.

On applique également des compresses froides qui restent en permanence sur les yeux.

L'ophtalmie des nouveau-nés est due au contact de l'œil de l'enfant avec le pus provenant des parties génitales de la mère au moment de l'accouchement. Aussi convient-il de surveiller avec soin la mère et de combattre cet écoulement avant l'accouchement par des injections antiseptiques.

Il existe un moyen préventif de l'ophtalmie des nouveau-nés d'une efficacité à peu près certaine : ce moyen consiste dans l'instillation, entre les paupières, de deux gouttes d'une solution de nitrate d'argent à 2 p. 100 ou mieux dans le lavage des yeux aussitôt après la naissance avec une solution contenant 5 grammes d'acide citrique pour 100 gr. d'eau.

Ces moyens ne seront pas appliqués d'une façon uniforme, mais on y aura recours lorsque la mère aura présenté un écoulement du côté des organes génitaux pendant les derniers mois de la grossesse, quand les enfants mis au monde antérieurement auront eu de l'ophtalmie, ou quand il s'agira d'un enfant venu avant terme et que cet enfant sera chétif.

L'entourage sera prévenu de la nature contagieuse de l'ophtalmie des nouveau-nés et du danger de transport du pus provenant de l'enfant atteint de l'ophtalmie.

Les linges salis par le pus doivent être détruits ou désinfectés.

Fièvre puerpérale.

La condition fondamentale est de ne laisser arriver au contact des organes aucun germe infectieux.

La sage-femme prendra les soins les plus complets de propreté; elle prendra les mêmes précautions pour tous les instruments dont elle pourra avoir besoin.

La femme en travail doit être touchée le moins possible. Tout médecin ou sage-femme soignant une femme atteinte de fièvre puerpérale doit s'abstenir absolument d'assister d'autres femmes en travail.

Les vêtements que le médecin et la sage-femme portaient pendant leur visite aux malades atteints de fièvre puerpérale devront être désinfectés et non pas seulement lavés.

Tout médecin ou sage-femme ayant une suppuration quelconque (écorchure, furoncle, panaris, onyxis, etc.), devra s'abstenir d'assister une femme en travail avant guérison complète.

Les instruments devront être passés à l'eau bouillante ou trempés dans une solution antiseptique, ou mieux encore flambés.

Les objets de pansement dont on se sera servi seront détruits ou désinfectés.

Le lit et la chambre qui auront été occupés par une femme atteinte de fièvre puerpérale ne pourront servir de nouveau qu'après une désinfection complète.

L'Académie de médecine a préconisé le sublimé comme désinfectant et indiqué les formules suivant lesquelles il devra être employé.

Formule A (en paquet).

Sublimé corrosif........................	25 centigrammes.
Acide tartrique..........................	1 gramme.
Solution alcoolique de carmin d'indigo......	1 goutte.

Ces paquets seront dissous dans un litre d'eau.

La même solution sera employée pour l'antisepsie des mains et des instruments.

Formule B (en pommade).

Vaseline au sublimé à 1 p. 1000.............	30 grammes.

Dysenterie confirmée.

Le germe de la dysenterie est contenu dans les déjections

des malades. Il se transmet surtout par l'eau, les linges et les vêtements.

Eviter, en temps d'épidémie, les crudités et les fruits verts.

Rougeole.

La rougeole est une maladie qui est déjà contagieuse dans les quelques jours qui précèdent l'éruption, alors que l'enfant a les yeux rouges et larmoyants, qu'il tousse et est enchifrené.

Il est nécessaire d'éloigner du malade les enfants de moins de 5 ans parce que chez eux la maladie est ordinairement plus grave. L'isolement devra durer au moins trois semaines, à partir du début de la maladie.

Lèpre.

La lèpre est une affection contagieuse contre laquelle il importe de prendre des mesures sévères pour arrêter son extension.

La transmission de la maladie se fait par contact direct ; la salive, les mucosités du nez, la sanie et le pus provenant des plaies sont particulièrement dangereux. Le bacille de Hansen a été trouvé dans les sécrétions des organes génitaux, des glandes mammaires et dans les follicules pilo-sébacés.

L'isolement rigoureux des lépreux est la première mesure à prendre pour arrêter la marche progressive de la maladie. La désinfection la plus complète de l'habitation où un cas de lèpre a été constaté est de toute nécessité.

Dans les maisons indigènes, le sol doit être l'objet d'une attention toute particulière. Comme pour la peste, il est indispensable de le désinfecter, en le remuant, en le mélangeant à la chaux vive et en l'arrosant abondamment d'une solution désinfectante.

Dans les locaux où les malades sont traités, il y aura lieu d'arroser tous les jours le sol avec un lait de chaux, ou d'y répandre de la sciure de bois mélangée d'une solution désinfectante.

Toutes les poussières, ordures, détritus, devront être brûlés.

Les objets en usage aux lépreux doivent leur être exclusivement réservés, ceux qui ne peuvent être facilement désinfectés seront détruits après leur mort.

Les personnes chargées de garder et de soigner ces malades devront s'astreindre aux mesures indiquées à l'instruction générale ; elles ne devront, en aucun cas, boire ou manger dans les ustensiles qui auront servi à ces derniers, elles éviteront de se servir de leur linge.

Lorsqu'un cas de lèpre est signalé, l'autorité doit faire transporter le malade, s'il y consent, dans un hôpital d'isolement avec tous les effets et la literie qui sont à son usage.

Si ce dernier refuse d'entrer à l'hôpital, il devra être isolé en dehors du village ou du centre qu'il habite.

Les personnes qui l'approchent seront l'objet d'une surveillance médicale toute spéciale.

Si le malade est porteur de plaies, d'ulcères, etc., on devra les recouvrir d'un pansement occlusif qui sera brûlé toutes les fois qu'on le renouvellera.

Les mesures à prendre contre cette maladie peuvent se résumer ainsi :

Organiser la surveillance médicale et l'inscription administrative des lépreux ;

Rendre obligatoire leur isolement effectif ;

Désinfecter les habitations, les vêtements, linges et objets à usage de toute espèce.

Les enfants de lépreux pourraient être l'objet d'une attention spéciale et élevés en dehors de leurs familles, restant soumis à une surveillance médicale fréquente.

Tuberculose (1).

La tuberculose, maladie commune à l'homme et aux animaux, peut envahir toutes les parties du corps, mais elle atteint plus souvent les personnes et s'appelle alors *tuberculose pulmonaire, phtisie pulmonaire* ou *maladie des poitrinaires*.

Elle fait mourir en France, chaque année, environ 150.000 personnes. La tuberculose est contagieuse; elle est apportée par un tuberculeux qui véhicule le germe.

Le microbe de la tuberculose, découvert par Koch, est un bacille allongé en forme de bâtonnet de 2 ou 3 millièmes de millimètre de long sur 3 dixièmes de millième de millimètre de large. Il vit dans l'obscurité et peut conserver pendant de longs mois ses propriétés contagionnantes. Logé dans le corps des malades il en est expulsé soit avec le pus des abcès (des os, jointures, ganglions, etc.), soit surtout avec les crachats des poi-

(1) Voir la brochure du Dr J. Weil-Mantou, publiée sous les auspices de la Société de préservation contre la tuberculose pour l'éducation populaire.

trinaires. En un seul jour un tuberculeux peut rejeter dans ses crachats un milliard deux cents millions de bacilles tuberculeux.

En se desséchant et en se mêlant aux poussières, ces crachats disséminent partout le bacille tuberculeux.

Il pénètre dans l'organisme : 1° *Par les voies respiratoires* avec les poussières mêlées à l'air que nous respirons ;

2° *Par les voies digestives* avec les fruits, pâtisseries ou autres aliments recouverts de poussières, avec le lait des vaches tuberculeuses ou avec la viande et surtout les organes des animaux tuberculeux;

3° *Par les déchirures de la peau.*

Pour rendre la tuberculose évitable il faut :

1° Faire la guerre aux *crachats;* c'est-à-dire, *dans la rue,* cracher au ruisseau, dans un crachoir de poche; *dans les habitations privées* ou collectives, disposer partout des crachoirs élevés et remplis d'un liquide antiseptique (sublimé à 1 p. 1000 lysol à 1 p. 100, etc., etc.) ;

2° Eviter de soulever des *poussières* par le balayage à sec, par l'époussetage au plumeau, qu'on remplacera par le balayage au chiffon mouillé, au sable mouillé et l'essuyage au linge humide.

On évitera dans la construction et l'ameublement des maisons tout ce qui peut servir de nids aux poussières : fentes et rainures des planchers; moulures et encoignures des plafonds et des murs; tentures, étoffes, rideaux.

Dans les professions à poussières, les ouvriers feront usage de masques protecteurs et une ventilation active sera exercée dans les ateliers à poussières.

Les matières alimentaires exposées dans les étalages seront préservées des poussières par des couvercles appropriés.

Le lait sera bouilli; les viandes seront soumises à une cuisson prolongée. Les animaux suspects de tuberculose et leurs viandes seront soumis à l'examen d'un vétérinaire.

Il y a lieu de désinfecter tout ce qui aura pu être souillé directement par les crachats et indirectement par les poussières. Elle devra porter sur les appartements habités antérieurement par un phtisique ou une personne inconnue ; sur les meubles, linges, vêtements, livres, jouets, objets quelconques ayant appartenu à un tuberculeux, ou même de provenance inconnue.

Les moyens varient suivant les objets : étuves à désinfection à vapeur sous pression ; sulfuration ; lessivage des murs et parquets avec solution de sublimé ; vaporisation de formol, réfection des peintures et des plafonds ; changement des papiers.

Le tuberculeux devra être envoyé dans un sanatorium, c'est-à-dire un établissement spécialement aménagé pour assurer aux malades le grand air, le repos, l'isolement des autres malades, une alimentation abondante, les soins médicaux constants.

Béribéri.

Le béribéri a les allures d'une névrite périphérique, caractérisée par des troubles de la sensibilité, de la motilité et de la trophicité, dont la nature microbienne et infectieuse n'est pas démontrée. Sa nature contagieuse est très contestée. Les avis sont encore partagés. — L'hypothèse d'une intoxication alimentaire paraît plus vraisemblable.

Quoi qu'il en soit, le béribéri sévissant chaque année sous forme épidémique dans la plupart de nos possessions coloniales, il est nécessaire, en raison de l'incertitude qui règne encore sur sa nature et sur son étiologie, de prendre d'urgence des mesures propres à enrayer l'extension de la maladie. Ces mesures consistent dans :

L'évacuation du foyer de la maladie et la dissémination des habitants ;

L'hospitalisation des suspects ou des individus anémiés ;

La désinfection des locaux contaminés ;

L'attribution d'une ration abondante comprenant : lait, viande fraîche, poisson frais, légumes verts;

Diminution des heures de travail ;

Élimination des individus les plus faibles.

Paludisme (1).

Le paludisme est une maladie infectieuse causée par l'introduction de l'hématozoaire de Laveran dans l'organisme.

Particulièrement fréquent et grave dans les pays chauds, il est contracté généralement dans les régions humides, marécageuses, près des fossés et flaques d'eau stagnante, dans les bas-fonds, dans les fourrés, dans les forêts, au voisinage des terres fraîchement remuées si elles sont incultes ; des moustiques du genre anophèles paraissent être ses véhicules principaux.

Les moyens de préservation sont de deux ordres : généraux ou individuels.

(1) Cette instruction est le résumé succinct des notions éparses dans divers chapitres.

a) *Prophylaxie générale*, applicable par les pouvoirs publics, les chefs d'industrie, d'exploitations agricoles ou d'expéditions.

1° *Suppression des collections d'eau à la surface du sol :*

Curage et régularisation des cours d'eau, suppression des réservoirs naturels, écoulement des eaux ménagères, assèchement et comblement des mares à eaux stagnantes ; substitution de l'eau courante à l'eau stagnante dans les réservoirs qui ne peuvent pas être supprimés ; suppression des puits perdus, fosses fixes, dépôts d'immondices ;

2° *Suppression de l'eau dans la profondeur du sol :*

Drainage ; assèchement ; sarclage du sol ; végétation dirigée et productive ;

3° *Adduction d'une eau potable :*

Amenées d'eau de bonne qualité ; réservoirs couverts ;

4° *Destruction des moustiques :*

Poissons dans les pièces d'eau ; libellula erytrea ; huile de pétrole répandue à la surface des pièces d'eau ou poudre de chrysanthème tous les 15 jours. Fumigations sur les chantiers ;

5° *Choix des saisons pour les travaux :*

Saison sèche ;

6° *Isolement et soin des malades :*

Hospitalisation précoce ; distributions gratuites de quinine dans les dispensaires.

b) *Prophylaxie individuelle.*

Maison sur une hauteur, habitation de l'étage, châssis à toile métallique à toutes les ouvertures, moustiquaires aux lits, fumigations dans la maison ;

Administration de la quinine préventive (0 gr. 50 à 0 gr. 75 tous les 3 jours) aux ouvriers et soldats travaillant en régions malsaines ;

Nourriture substantielle, très azotée ;

Soins de propreté répétés plusieurs fois par jour ;

Commencer le travail au lever du soleil et le cesser avant le crépuscule.

I

PRATIQUE DE LA POLICE SANITAIRE MARITIME A L'ARRIVÉE (1)

Les textes qui régissent actuellement la police sanitaire maritime à l'arrivée sont :

Le décret du 4 janvier 1896 (*J. O.*, 21 janvier);

Le décret du 15 avril 1897 (*J. O.*, 16 avril 1897);

Le décret du 15 juin 1899 (*J. O.*, 27 juin 1899).

La technique de la désinfection qu'ils prescrivent a fait l'objet d'un rapport du docteur A.-J. Martin au Comité consultatif d'hygiène publique de France.

Ce rapport a pour titre : Instruction sur la désinfection des navires à l'arrivée.

I. — Reconnaissance, arraisonnement.

Patente de santé.

Art. 48 (D. de 1896). Tout navire qui arrive dans un port doit, avant toute communication, être reconnu par l'autorité sanitaire.

Cette opération obligatoire a pour objet de constater la provenance du navire et les conditions sanitaires dans lesquelles il se présente.

Elle consiste en un interrogatoire et à la présentation, s'il y a lieu, d'une patente de santé.

Réduite à un examen sommaire pour les navires notoirement exempts de suspicion, elle constitue la *reconnaissance proprement dite;* dans les cas qui exigent un examen plus approfondi, elle prend le nom d'arraisonnement.

L'arraisonnement peut avoir pour conséquence (lorsque l'autorité le juge nécessaire) l'inspection sanitaire, comprenant, s'il y a lieu, la visite médicale des passagers et de l'équipage.

Art. 49 (D. de 1896). Les opérations de reconnaissance et d'arraisonnement sont effectuées sans délais même de nuit...

Cependant s'il y a suspicion sur la provenance ou sur les conditions sanitaires du navire, l'arraisonnement et l'inspection sanitaire ne peuvent avoir lieu que de jour.

(1) Dr Augier. *Annales d'hyg. et de médecine coloniales*, 1902.

Art. 54 (D. de 1896). Les navires dispensés de produire une patente de santé ou munis d'une patente de santé nette sont admis immédiatement à la libre pratique, après la reconnaissance ou l'arraisonnement, sauf dans les cas mentionnés ci-après :

a) Lorsque le navire a eu à bord pendant la traversée, des accidents certains ou suspects de choléra, de fièvre jaune ou de peste, ou d'une maladie grave transmissible et importable;

b) Lorsque le navire a eu en mer des communications de nature suspecte;

c) Lorsqu'il présente à l'arrivée des conditions hygiéniques dangereuses;

d) Lorsque l'autorité sanitaire a des motifs légitimes de contester la sincérité de la patente de santé;

e) Lorsque le navire provient d'un port qui entretient des relations libres avec une circonscription voisine contaminée;

f) Lorsque le navire, provenant d'une circonscription où régnait peu auparavant une maladie pestilentielle, a quitté cette circonscription avant qu'elle ait cessé d'être considérée comme contaminée.

Dans ces différents cas, le navire, bien que muni d'une patente nette, peut être assujetti aux mêmes mesures que s'il avait une patente brute.

II. — Régime sanitaire des navires arrivant avec une patente brute.

Art. 56 (D. de 1896) et art. 3 (D. de 1899). Le régime diffère selon que le navire est *indemne* ou *infecté*. Est considéré comme *indemne*, bien que venant d'une circonscription contaminée, le navire qui n'a eu ni décès ni cas de maladie pestilentielle à bord, soit avant le départ, soit pendant la traversée, soit au moment de l'arrivée.

Est considéré comme *suspect* le navire à bord duquel il y a eu un ou plusieurs cas, confirmés ou suspects, au moment du départ ou pendant la traversée, mais aucun cas nouveau de choléra depuis *sept jours*, de fièvre jaune depuis *neuf jours* ou de peste depuis *douze jours*.

Est considéré comme *infecté* le navire qui présente à bord un ou plusieurs cas, confirmés ou suspects d'une maladie pestilentielle ou qui en a présenté pour le choléra depuis moins de *sept jours*, pour la fièvre jaune depuis moins de *neuf jours* et pour la peste depuis moins de *douze jours*.

a) *Régime du navire indemne.*

Art. 57 (D. de 1896) et art. 3 (D. de 1899). Le navire *indemne* est soumis au régime suivant :

1° Visite médicale des passagers et de l'équipage;

2° Désinfection du linge sale, des effets à usage, des objets de literie, ainsi que de tous autres objets ou bagages que l'autorité sanitaire du port juge contaminés.

Si le navire a quitté la circonscription contaminée depuis plus de cinq jours en cas de fièvre jaune et de dix jours en cas de peste, les mesures ci-dessus sont immédiatement prises et le navire est admis en libre pratique.

Si le navire a quitté depuis moins de cinq jours une circonscription contaminée de choléra, il est délivré à chaque passager un passeport sanitaire indiquant la date du jour où le navire a quitté le port contaminé, le nom du passager et celui de la commune dans laquelle il déclare se rendre. L'autorité sanitaire donne en même temps avis du départ du passager au maire de cette commune et appelle son attention sur la nécessité de surveiller le dit passager au point de vue sanitaire jusqu'à l'expiration de cinq jours, date du départ du navire (surveillance sanitaire).

L'équipage est soumis à la même surveillance sanitaire. Si la circonscription, quittée par le navire depuis moins de sept jours, était contaminée de fièvre jaune ou, depuis moins de dix jours, était contaminée de peste, les mêmes précautions sont prises, sauf les modifications suivantes :

1° Le délai de surveillance est porté à sept jours, en cas de fièvre jaune, ou de dix jours en cas de peste;

2° Le déchargement des marchandises n'est commencé qu'après le débarquement de tous les passagers;

3° L'autorité sanitaire peut ordonner la désinfection de tout ou partie du navire; mais cette désinfection n'est faite qu'après le débarquement des passagers. Dans tous les cas, l'eau potable du bord est renouvelée et les eaux de cale sont évacuées après désinfection.

b) *Régime du navire suspect.*

Art. 58 (D. de 1896). Le navire suspect est soumis au régime suivant :

1° Visite médicale des passagers et de l'équipage;

2° Désinfection du linge sale, des effets à usage, des objets de literie, ainsi que de tous autres objets ou bagages que l'autorité sanitaire du port considère comme contaminés.

Les passagers sont débarqués aussitôt après l'accomplissement de ces opérations. Il est délivré à chacun d'eux un passeport sanitaire indiquant la *date de l'arrivée du navire*, le nom du passager et celui de la commune dans laquelle il déclare se rendre. L'autorité sanitaire donne en même temps avis du départ du passager au maire de cette commune et appelle son attention sur la nécessité de surveiller le dit passager au point de vue sanitaire, jusqu'à l'expiration d'un délai de cinq jours à partir de l'arrivée du navire.

L'équipage est soumis à la même surveillance sanitaire.

L'eau potable du bord est renouvelée et les eaux de cale sont évacuées après désinfection.

Si la maladie qui s'est manifestée à bord est le choléra et si la désinfection du navire ou de la partie contaminée n'a pas été faite conformément aux prescriptions du titre V (mesures sanitaires pendant la traversée), ou si l'autorité sanitaire juge que la désinfection n'a pas été suffisante, il est procédé à cette opération aussitôt après le débarquement des passagers.

Si la maladie qui s'est manifestée à bord est la fièvre jaune ou la peste, le déchargement des marchandises n'est commencé qu'après le débarquement de tous les passagers ; la désinfection du navire est obligatoire et n'a lieu qu'après le débarquement des passagers et le déchargement des marchandises.

c) *Régime du navire infecté.*

Art. 59 (D. de 1896) et art. 3 (D. de 1899). Le navire infecté est soumis au régime suivant :

1° Les malades sont immédiatement débarqués et isolés jusqu'à leur guérison ;

2° Les autres personnes sont ensuite débarquées aussi rapidement que possible et soumises à une observation dont la durée varie selon l'état sanitaire du navire et selon la date du dernier cas. La durée de cette observation ne pourra dépasser cinq jours pour le choléra, sept jours pour la fièvre jaune et dix jours pour la peste, après le débarquement ou après le dernier cas survenu parmi les personnes débarquées ; celles-ci sont divisées par groupes aussi peu nombreux que possible, de façon que si les accidents se montraient dans un groupe, la durée de l'isolement ne fût pas augmentée pour tous les passagers ;

3° Le linge sale, les effets à usage, les objets de literie, ainsi que tous les autres objets ou bagages que l'autorité sanitaire du port considère comme contaminés, sont désinfectés;

4° L'eau potable du bord est renouvelée. Les eaux de la cale sont évacuées après désinfection ;

5° Il est procédé à la désinfection du navire ou de la partie du navire contaminée après le débarquement des passagers et, s'il y a lieu, le déchargement des marchandises.

Si la maladie qui s'est manifestée à bord est la fièvre jaune ou la peste, le déchargement des marchandises n'est commencé qu'après le débarquement de tous les passagers et la désinfection du navire n'est opérée qu'après le déchargement.

TECHNIQUE DES OPÉRATIONS PRESCRITES CI-DESSUS

a) *Désinfection des bagages des passagers et de l'équipage.* — Les hardes, vieux chiffons, pansements infectés, les papiers et autres objets sans valeur seront détruits par le feu.

Pour la technique de la désinfection, voir *chapitre X*, DÉSINFECTION.

b) *Désinfection du navire.* — On videra la ou les cabines et toutes les parties du navires occupées par des malades ou des suspects, et les objets qu'elles renferment seront soumis aux mesures de désinfection ci-dessus indiquées.

Les parois et les planchers seront lavés avec la solution de sublimé salée projetée au moyen de pompes ou mélangeurs. La pulvérisation de liquides antiseptiques ne sera employée que dans les locaux et pour les parois qui ne pourraient supporter sans grande détérioration un jet un peu violent de liquide désinfectant.

Ces lavages seront faits dans toute la partie du navire où on les aura reconnus nécessaires. Ils seront obligatoirement pratiqués dans les postes d'équipage, les poulaines, les souillardes, les parcs à animaux et tous compartiments souillés. Les appareils et objets ayant reçu des déjections et des vomissements seront lavés avec la solution de sulfate de cuivre ou du lait de chaux fraîchement préparé.

Deux heures après ces lavages antiseptiques, on lavera à grande eau, grattera et brossera les parois et planchers.

Les postes d'équipage, poulaines, souillardes, parcs à animaux et tous compartiments souillés seront ensuite repeints au lait de chaux.

La *provision d'eau potable* sera de même évacuée et jetée à la mer, et les récipients qui la renfermaient, charniers, barils de galère, caisses à eau, bouteilles, carafes, etc., seront parfaitement vidés et nettoyés à l'eau bouillante.

c) *Désinfection de la cale.* — La cale sera désinfectée soit par lavage antiseptique, soit par dégagement de gaz désinfectant. Dans tous les cas, ses eaux seront vidées après mélange avec une des solutions antiseptiques pendant au moins vingt-quatre heures; elles ne seront pas déversées dans un port.

La désinfection de la cale par lavage peut se pratiquer soit par la solution de sublimé salée, soit avec les solutions de sulfate de cuivre; le lavage doit être largement pratiqué sur toutes les parois et répété au moins deux fois. Puis on assèche la cale au faubert et l'on passe du lait de chaux frais sur toutes ses surfaces et dans tous ses interstices.

La désinfection de la cale par dégagement de gaz sera faite, après que les parois auront été soigneusement humectées, à l'aide de jets de vapeur par l'appareil Clayton, par la combustion de 40 grammes de soufre par mètre cube, ou même par l'emploi de siphons d'acide sulfureux liquide à la dose d'un siphon par mètre cube (*voir chapitre X*, Désinfection par acide sulfureux) (1).

III. — Mesures concernant les marchandises.

Art. 70 (D. de 1896). Sauf les exceptions ci-après, les marchandises et objets de toutes sortes arrivant par un navire qui a patente nette et qui n'est dans aucun des cas prévus par l'article 54 sont admis immédiatement à la libre pratique.

Art. 71 (D. de 1896). Les peaux brutes, fraîches ou sèches, les crins bruts et, en général, tous les débris d'animaux peuvent, même en cas de patente nette, être l'objet de mesures de désinfection que détermine l'autorité sanitaire.

Lorsqu'il y a à bord des matières susceptibles de transmettre des maladies contagieuses, s'il y a impossibilité de les désinfecter et danger de leur donner libre pratique, l'autorité sanitaire en ordonne la destruction après avoir constaté par procès-verbal, conformément à l'article 5 de la loi du 3 mars 1822, la nécessité de la mesure et avoir consigné sur ledit procès-verbal les observations du propriétaire ou de son représentant.

(1) La désinfection par l'acide carbonique liquide amené et détendu dans la cale avant toute manipulation du chargement est un procédé sûr et commode si on emploie les bouteilles de CO^2 de l'ingénieur Lafond réunies en batteries sur un chaland.

Art. 72 (D. de 1896). La désinfection est dans tous les cas obligatoire :

1° Pour les linges de corps, hardes et vêtements portés (effets à usage) et les objets de literie ayant servi, transportés comme des marchandises ;

2° Pour les vieux tapis;

3° Pour les chiffons et les drilles, à moins qu'ils ne rentrent dans les catégories suivantes qui sont admises en libre pratique :

a) Chiffons comprimés par la force hydraulique transportés comme marchandise en gros par ballots cerclés de fer, à moins que l'autorité sanitaire n'ait des raisons légitimes pour les considérer comme contaminés ;

b) Déchets neufs provenant directement d'ateliers de filature, de tissage, de confection ou de blanchiment, laines artificielles et rognures de papier neuf.

Art. 73 (D. de 1896). Les marchandises débarquées de navires munis de patente brute peuvent être considérées comme contaminées et à ce titre l'autorité sanitaire peut en prescrire la désinfection, soit au lazaret, soit sur les allèges.

Art. 74 (D. de 1896). Les marchandises en provenance de pays contaminés sont admises en transit sans désinfection si elles sont pourvues d'une enveloppe prévenant tout danger de transmission.

Art. 75 (D. de 1896). Les lettres et correspondances, imprimés livres, journaux, papiers d'affaires (non compris les colis postaux) ne sont soumis à aucune restriction ni désinfection.

Art. 76 (D. de 1896). Les animaux vivants autres que les bestiaux ou ceux visés par la loi du 21 juillet 1881 sur la police sanitaire des animaux domestiques peuvent être l'objet de mesures de désinfection.

Des certificats d'origine peuvent être exigés pour les animaux embarqués sur un navire provenant d'un port au voisinage duquel règne une épizootie.

TECHNIQUE DES OPÉRATIONS PRESCRITES CI-DESSUS

d) **Désinfection des marchandises**. — a) *Désinfection des peaux, des crins, des débris d'animaux, des matières organiques*. — Les peaux brutes, fraîches ou sèches, seront désinfectées par des pulvérisations d'une solution de sublimé à 2 p. 1000 faites au moyen de pulvérisateurs à levier, système Geneste et Herscher. Les crins bruts seront désinfectés par les mêmes moyens que ci-dessus.

Les débris d'animaux : ces débris frais sont interdits s'ils viennent d'une localité où la peste aura été constatée ; les os secs, à la condition qu'ils soient absolument dépouillés de tous débris de chair, seront admis en toutes circonstances, mais arrosés avec du crésil ; cela pour les os entiers ; quant à la poudre d'os, on désinfecte au moyen de pulvérisations de sublimé les sacs qui la renferment au moment du déchargement.

Les matières organiques : elles comprennent toutes celles énumérées ci-dessus auxquelles on ajoute les cornes qui sont importées ; les cornes fraîches ou contenant des débris de chair fraîche sont à refuser absolument ; bien sèches et sans débris de chair fraîche, elles sont à désinfecter au moyen de pulvérisation de sublimé (Duval).

b) *Désinfection des linges, vêtements, literie, quand ils constituent le fret.* — On emploiera les mêmes procédés de désinfection que ceux indiqués plus haut en A, pour la désinfection des bagages des passagers et de l'équipage.

c) *Désinfection des marchandises en général.* — Il y a lieu de distinguer, au point de vue de la désinfection des marchandises admises ou des marchandises prohibées et qu'on trouverait néanmoins à bord des navires, celles qui ne peuvent être soumises à aucun de ces procédés sans détérioration.

Les premières sont : les tissus et étoffes en balles non comprimées et cerclées, si leurs dimensions leur permettent d'être introduites dans les étuves en service. Elles y subiront le traitement spécifié ci-dessus.

Les secondes sont : les tissus et étoffes de trop grandes dimensions, notamment les grands tapis, les balles comprimées et cerclées. Les deux faces des tapis ou les enveloppes extérieures des balles doivent, si pour ces dernières on l'a jugé nécessaire, être fortement imprégnées de la solution de sublimé salée à l'aide de pompes ou mélangeurs.

d) *Désinfection des animaux vivants et emplacements où ils ont séjourné.* — L'article 76 prévoit le cas où les animaux vivants pourraient transporter des maladies pestilentielles à l'homme. Il convient alors de laver à grande eau et d'immerger les animaux dont la laine a pu collecter avec les poussières des germes de contagion. Les emplacements où ont séjourné les animaux, les écuries, seront nettoyés avec soin ; la paille, les fumiers jetés à la mer. Le sol sera lavé et brossé à grande eau ainsi que les parois, et, s'il est possible, avec de l'eau très chaude à 70° au moins, puis convenablement séché, car l'humidité est à l'intérieur des navires un des phénomènes qui favorisent l'insalubrité.

On donnera ensuite une couche au lait de chaux frais; tous les objets, rateliers, etc., seront aussi passés au lait de chaux; les récipients seront soumis à l'eau bouillante.

Si les animaux sont suspects de contagion, on appliquera en plus les principes de désinfection rigoureuse par les moyens antiseptiques appropriés et des lavages abondants. (Extraits de la police sanitaire maritime du Dr H. Thierry.)

IV. — Mesures spéciales en cas de peste.

Art. 1 (D. de 1897). Est interdite, jusqu'à nouvel ordre, l'importation en France et en Algérie des drilles, des chiffons, des débris frais d'animaux, des onglons, des sabots, venant directement ou indirectement de toute localité où la peste aura été constatée.

Art. 3 (D. de 1897). Seront admis, après désinfection, les laines brutes ou manufacturées venant directement de toute localité contaminée de peste, les linges de corps ayant servi ou non, les hardes ou vêtements ayant servi ou n'ayant pas servi, les objets de literie ayant servi ou n'ayant pas servi, les cuirs verts et peaux fraîches venant directement ou indirectement de toute localité où la peste aura été constatée.

V. — Mesures concernant le personnel de désinfection.

Art. 6 (D. de 1896) et art. 3 (D. de 1899). Dans tous les cas, les personnes qui ont été chargées de la désinfection totale ou partielle du navire, qui ont procédé, avant ou pendant la désinfection du navire, au déchargement et à la désinfection des marchandises ou qui sont restées à bord pendant l'accomplissement de ces opérations, sont isolées pendant un délai que fixe l'autorité sanitaire et qui ne peut dépasser, à partir de la fin des dites opérations, cinq jours pour les navires en patente brute de choléra, sept jours pour les navires en patente brute de fièvre jaune ou dix jours pour les navires en patente brute de peste.

Le navire est soumis à l'isolement jusqu'à ce que les opérations de déchargement et de désinfection pratiquées à bord soient terminées.

III

POLICE SANITAIRE DES ANIMAUX

RÉSUMÉ

(Loi du 21 juillet 1881. — Règlement d'administration publique du 21 juin 1882. — Décret présidentiel du 21 juillet 1888.)

I. — *Déclaration à l'autorité.* — Tout propriétaire, toute personne ayant, à quelque titre que ce soit, la charge des soins ou la garde d'un animal *atteint ou soupçonné d'être atteint* d'une maladie contagieuse (voir chapitre IX) est tenu d'en faire immédiatement la déclaration au maire de la commune où se trouve l'animal. Sont également tenus de faire cette déclaration tous les vétérinaires qui seraient appelés à le soigner.

II. — *Isolement.* — L'animal atteint ou soupçonné d'être atteint d'une de ces maladies devra être aussitôt séquestré, séparé et maintenu isolé autant que possible des autres animaux susceptibles de contracter la maladie. Il est interdit de le transporter avant que le vétérinaire délégué par l'administration l'ait examiné. La même interdiction est applicable à l'enfouissement, à moins que le maire, en cas d'urgence, n'en ait donné l'autorisation spéciale.

Le maire ayant délégué un vétérinaire, celui-ci rend compte au préfet (au gouverneur de la colonie) qui statue sur les mesures à prendre et émet, s'il y a lieu, un arrêté portant *déclaration d'infection.* Cette déclaration d'infection peut entraîner, dans les localités qu'elle désigne, outre l'isolement déjà réalisé des animaux malades et suivant le genre de maladies :

1° La visite, le recensement, la marque des animaux et troupeaux, l'interdiction des localités désignées ;

2° L'interdiction momentanée ou la réglementation des foires et marchés de la région ;

3° L'abatage et l'enfouissement ;

4° La désinfection des écuries, étables,.... objets quelconques pouvant servir de véhicule à la contagion.

Des indemnités sont accordées aux propriétaires d'animaux abattus pour peste bovine, péripneumonie contagieuse, ou morts par suite de l'inoculation préventive de cette dernière maladie.

III. — *Abatage.* — 1° Il est obligatoire dans les cas de peste bovine, charbon, morve et farcin, rouget, péripneumonie et entérite infectieuse du porc, rage.

2° *Destruction du corps des animaux.* — Les cadavres sont ensuite transportés à l'atelier d'équarrissage ou enfouis. — L'emplacement choisi pour l'enfouissement sera éloigné des habitations et des lieux fréquentés par les animaux. Une clôture en haies les entoure pour empêcher la pâture.

La profondeur des fosses sera telle qu'il y ait 1 m. 50 de terre au-dessus du cadavre. Les fosses seront garnies de chaux vive. Les cadavres des animaux seront désinfectés par le lavage et leurs orifices naturels seront bourrés de chlorure de chaux avant le transport.

Le cadavre sera enfoui en entier s'il s'agit d'un animal atteint de peste bovine, de charbon, morve et farcin, rage.

S'il s'agit des autres maladies infectieuses, les organes malades des animaux abattus seront enfouis, les parties reconnues saines de la viande pourront être livrées à la consommation.

Le cadavre des petits animaux peut être détruit par le feu.

M. A. Girard a proposé de plonger le cadavre des animaux dans une cuve revêtue d'une feuille de plomb et contenant de l'acide sulfurique. En y ajoutant ensuite des phosphates naturels on obtient un engrais de premier ordre.

3° *Désinfection.* — Elle doit porter sur les locaux ou les lieux de pacage fréquentés par les animaux, sur les excréments, sur leur litière, sur les cadavres des animaux et les fosses d'enfouissement, sur tous les objets, toutes les personnes et tous les animaux ayant été en contact avec les malades.

Les agents et les procédés à mettre en œuvre ne diffèrent pas de ceux qui sont employés pour les maladies infectieuses de l'homme.

FIN

TABLE ET PLACEMENT

DES PLANCHES HORS TEXTE

TABLE DES MATIÈRES

ANNEXES

FIN DE LA TABLE DES MATIÈRES.

PRINCIPAUX TRAVAUX

PUBLIÉS

PAR LE Dr GUSTAVE REYNAUD

—

L'Armée Coloniale au point de vue de l'hygiène pratique, 1 volume in-8, 400 pages. O. Doin, éditeur. Paris, 1892.

Mesures pratiques contre les maladies contagieuses dans les colonies, brochure, 105 pages, A. Dubourg, éditeur. Saint-Denis (La Réunion), 1895.

La Variole à la Réunion, mémoire (*Annales d'hygiène et de médecine légale*, octobre 1896).

Considérations sanitaires sur l'expédition de Madagascar et sur quelques autres expéditions coloniales Anglaises et Françaises, 1 volume, 500 pages, H. May, éditeur. Paris, 1898.

Précautions hygiéniques à prendre dans les explorations et expéditions coloniales (en collaboration avec le Dr Kermorgant). O. Doin, éditeur. Paris, 1900, 100 pages.

Etudes diverses sur la pathologie, la thérapeutique et l'hygiène des pays chauds dans les *Archives de médecine navale*, les *Annales d'hygiène et de médecine coloniales*, la *Revue d'hygiène, le Caducée,* etc...

Poitiers. — Imprimerie Blais et Roy, 7, rue Victor-Hugo, 7.

sence de deux ennemis contre lesquels il doit être armé, les agents météoriques et les agents telluriques; atténuer les premiers dans la mesure du possible, détruire ou éloigner les seconds, tel est le but à poursuivre.

Parmi les mesures à prendre pour arriver à ce résultat, les unes, celles qui incombent aux collectivités et à ceux qui les administrent, sont exposées, ainsi que des notions générales de climatologie et d'épidémiologie, dans le *premier volume*. Les secondes, qui peuvent être réalisées par les particuliers, sont groupées dans le *deuxième volume*.

Dans son *premier volume*, M. Reynaud donne tout d'abord un aperçu du rôle que peut jouer l'hygiène dans la colonisation, puis il passe à la description des caractères principaux et distinctifs des climats chauds, à leurs limites et à leur classification.

Un chapitre est ensuite consacré à la description des types de chacune des catégories de climats chauds.

Cette étude est complétée par un résumé des transformations physiologiques opérées par ce milieu.

Le chapitre VII est consacré à l'étude des agents spécifiques des principales maladies endémiques englobés sous la rubrique d'agents telluriques. Ces considérations générales sont suivies (chap. VIII) de l'énoncé des principes qui doivent présider au choix de l'emplacement pour la construction des habitations collectives et des villes coloniales; l'étude des différents types d'habitations coloniales et des détails de leur construction figure dans le *deuxième volume*.

Les derniers chapitres (IX et X) contiennent en substance les règles à observer par les administrations coloniales pour préserver la santé publique dans les agglomérations urbaines et dans les territoires de leur ressort. Les questions de voirie, d'éloignement des immondices, d'organisation sanitaire de la commune et de la colonie, des établissements hospitaliers, y trouvent leur place ; en outre, de nombreuses pages sont consacrées à la désinfection et aux sanatoria appelés à jouer un rôle des plus importants dans la colonisation.

La question des eaux potables est traitée dans le *deuxième volume* avec toute l'ampleur désirable.

Cet exposé des moyens de défense est complété par la reproduction abrégée des *Instructions pour empêcher la propagation des maladies transmissibles* — de la *Pratique de la police sanitaire maritime à l'arrivée* et de la *Police sanitaire des animaux*, notions qu'il était indispensable de résumer pour les membres des conseils et des services sanitaires.

De nombreuses planches et diagrammes intercalés dans le texte et hors texte complètent cet ouvrage et contribuent à rendre plus explicites les descriptions qui y sont contenues.

En résumé, M. Reynaud a fait un livre des plus utiles qui pourra être consulté non seulement par les administrateurs, les colons et les militaires, mais aussi par les médecins, qui y trouveront des renseignements pratiques émanant d'un homme qui a vécu longtemps aux colonies, qui a beaucoup vu et qui met aujourd'hui à la portée de tous le fruit d'une longue expérience. Aussi les deux volumes de notre collègue sont-ils appelés à faire désormais partie de la bibliothèque de tous ceux qui devront résider aux pays chauds.

A. KERMORGANT,
Inspecteur général du service de santé des Colonies.
Membre de l'Académie de médecine.

Paris, le 25 mai 1903.

BIBLIOTHÈQUE COLONIALE

LES CULTURES COLONIALES, par H. JUMELLE, professeur à la Faculté des sciences de Marseille. 1901, 2 vol. in-18 de 350 pages, avec 205 figures, cart.............. **10 fr.**

Chaque volume se vend séparément :

I. — La culture des plantes alimentaires des Colonies, 1 vol. in-18, 104 figures, cartonné.... .... **5 fr.**

Les plantes à tige ou racine alimentaire. — Les céréales. — Les légumes et les plantes potagères. — Les fruits. — Les plantes à sucre. — Les plantes à épices et à aromates. — Le cafe, le cacao, le thé.

II. — La culture des plantes industrielles et médicinales des Colonies, 1 vol. in-18, avec 101 figures, cart.................................... **5 fr.**

Les plantes textiles. — Les plantes oléagineuses. — Les plantes à caoutchouc et à gutta. — Les plantes à parfums et à vernis. — Les plantes tinctoriales et tanantes. — Les plantes médicinales. — Le tabac, les plantes à narcotique et à masticatoires. — Les plantes fourragères.

LES PRODUITS COLONIAUX D'ORIGINE ANIMALE, par H. JACOB CORDEMOY, professeur à l'Ecole de médecine, chargé d'un cours de produits coloniaux de la Chambre de commerce de Marseille, 1903, 1 vol. in-18 jésus, avec 92 figures intercalées dans le texte, cart.......... **5 fr.**

I. — Les produits alimentaires.
II. — Les produits industriels.

a) Les matières utilisées par l'industrie du vêtement, de la parure, de l'ornement ;

b) Les matières grasses, les cires, les gélatines, les parfums ; les matières résineuses et les matières tinctoriales.

LES PRODUITS COLONIAUX D'ORIGINE MINÉRALE. Géologie et minéralogie des Colonies, par LOUIS LAUVENT, docteur ès-sciences, professeur aux cours coloniaux de la Chambre de commerce de Marseille, 1903, 1 vol. in-18 jésus, avec 12 photogravures hors texte, et 56 figures intercalées dans le texte, cart...................... **5 fr.**

Poitiers. — Imp. Blais et Roy, 7, rue Victor-Hugo. 1903

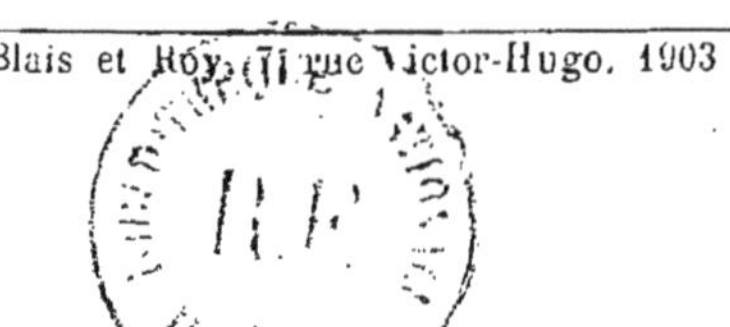

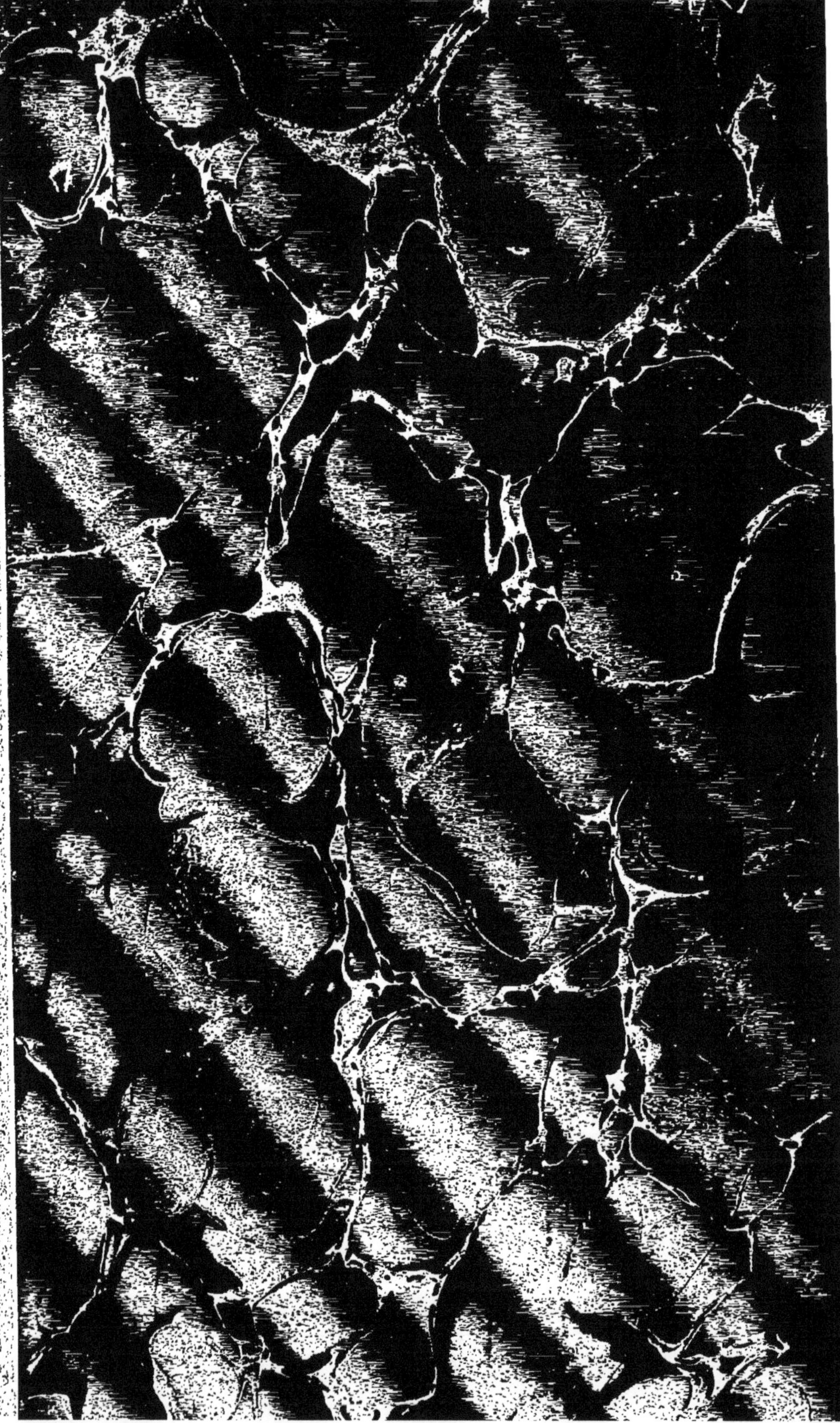

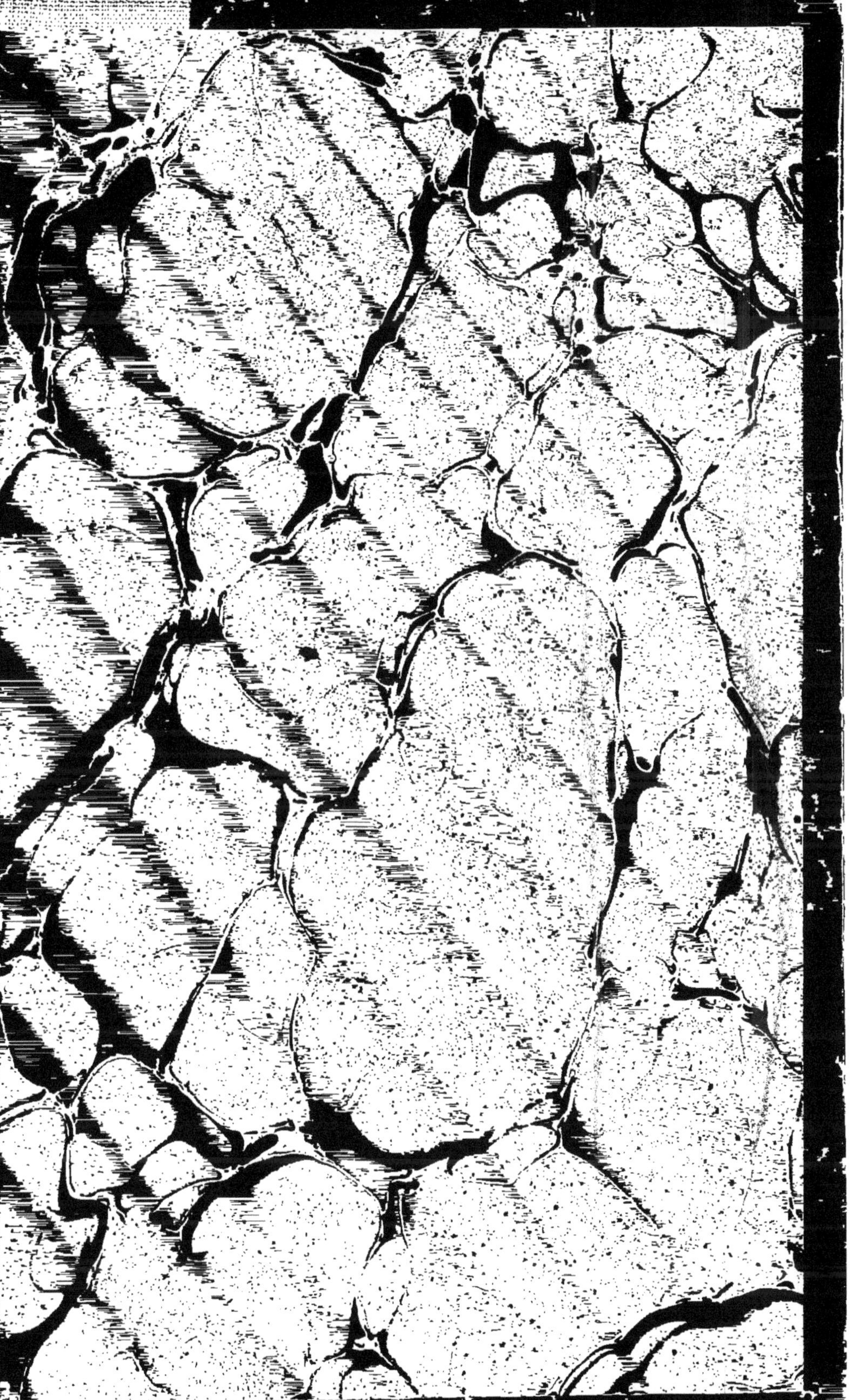

www.ingramcontent.com/pod-product-compliance
Ingram Content Group UK Ltd.
Pitfield, Milton Keynes, MK11 3LW, UK
UKHW021939200726
13856UKWH00005B/164